颞骨显微 CT 图谱

Micro-CT Atlas of Temporal Bone

于子龙　著

张　罗　审阅

人民卫生出版社

图书在版编目（CIP）数据

颞骨显微 CT 图谱 / 于子龙著 . —北京：人民卫生
出版社，2019

ISBN 978-7-117-27466-1

I. ①颞… Ⅱ. ①于… Ⅲ. ①颞骨－骨疾病－计算机
X 线扫描体层摄影－影象诊断－图谱 Ⅳ. ①R681.04-64

中国版本图书馆 CIP 数据核字（2019）第 210249 号

| 人卫智网 | www.ipmph.com | 医学教育、学术、考试、健康，购书智慧智能综合服务平台 |
| 人卫官网 | www.pmph.com | 人卫官方资讯发布平台 |

颞骨显微 CT 图谱

著　　者：于子龙
出版发行：人民卫生出版社（中继线 010-59780011）
地　　址：北京市朝阳区潘家园南里 19 号
邮　　编：100021
E - mail：pmph @ pmph.com
购书热线：010-59787592　010-59787584　010-65264830
印　　刷：北京盛通印刷股份有限公司
经　　销：新华书店
开　　本：889×1194　1/16　　印张：21
字　　数：650 千字
版　　次：2019 年 11 月第 1 版　2019 年 11 月第 1 版第 1 次印刷
标准书号：ISBN 978-7-117-27466-1
定　　价：180.00 元

打击盗版举报电话：010-59787491　E-mail：WQ @ pmph.com
（凡属印装质量问题请与本社市场营销中心联系退换）

作者简介

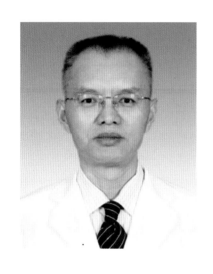

于子龙

医学博士，教授，主任医师
现于首都医科大学附属北京同仁医院工作

　　1989 年毕业于山东滨州医学院临床医学系，获学士学位，同年留校任耳鼻咽喉科临床教师；1996 年毕业于同济医科大学（现华中科技大学同济医学院），师从汪吉宝教授，获硕士学位；1999 年毕业于上海医科大学（现复旦大学上海医学院），师从王薇教授，获博士学位；1999—2001 年在首都医科大学、北京市耳鼻咽喉科研究所做博士后，师从韩德民教授，出站后留北京同仁医院耳鼻咽喉头颈外科工作；2004 年 1—12 月，在奥地利 Innsbruck 医科大学进行博士后研究，师从 Schrott-Fischer A. 教授。2005 年至今，于首都医科大学附属北京同仁医院工作。

　　主要致力于耳科学临床与基础研究，擅长耳畸形、炎症、外伤及肿瘤的外科治疗、听力重建，尤其是在外、中耳疾病的诊治方面做了大量工作，并取得良好效果。同时，在颞骨临床解剖、颞骨影像学有较深入研究。

　　2009 年入选北京市卫生系统高层次卫生技术人才（首批）。现任北京市东城知联会常务理事，《中华解剖与临床杂志》《中国耳鼻咽喉头颈外科》《国际耳鼻咽喉头颈外科杂志》编委，《中华耳鼻咽喉头颈外科杂志》和 *European Archives of ORL Head & Neck* 期刊审稿人。

　　近年来，以第一作者或通讯作者在 *Hearing Research*、*Acta Otolaryngologica*、*American Journal of Otolaryngology*、*The Journal of Laryngology & Otology*、《中华耳鼻咽喉头颈外科杂志》《中华解剖与临床杂志》《临床耳鼻咽喉头颈外科杂志》等专业期刊发表论文 30 余篇（含英语论文 8 篇），其中 SCI 收录论文 7 篇。主编专著《耳疾病与 CT》，副主编专著《颞骨断层解剖与 CT》，参编、参译专著 10 部，主持、参与完成北京市自然科学基金、国家自然科学基金 6 项，曾获北京市科技进步奖、中华医学科技奖等奖项。

审阅者简介

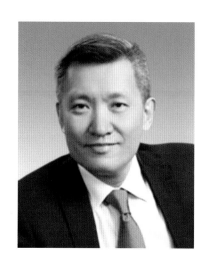

张 罗

医学博士和管理学博士，教授，主任医师
教育部"长江学者"特聘教授、国家杰出青年基金、中组部
"万人计划"和北京学者
首都医科大学附属北京同仁医院常务副院长

兼任中华医学会变态反应学分会第五届委员会主任委员、中国医师协会耳鼻咽喉科医师分会第三届委员会副会长、中国医疗保健国际交流促进会过敏科学分会主任委员。

主要从事慢性鼻窦炎、过敏性鼻炎和内翻性乳头状瘤等鼻病的发病机制和临床诊疗研究。以第一或通讯作者发表文章 460 余篇，其中英文文章 190 余篇。主持教育部"创新团队"发展计划、科技部"973"计划前期研究专项、国家自然科学基金重点项目和重点国际合作研究项目、"十五"国家科技攻关计划和"十二五"科技支撑计划等课题 21 项，入选教育部"长江学者奖励计划"、国家自然科学基金杰出青年基金、科技部"万人计划"（中青年科技创新领军人才）、"北京学者"、"新世纪百千万人才工程"国家级人选、教育部新世纪优秀人才、科技北京百名领军人才培养工程和北京市"高创"计划科技创新与科技创业领军人才等人才项目 14 项。

曾获"全国优秀科技工作者"荣誉称号和中国青年科技奖。

序

　　显微CT扫描是一种功能性成像技术，其分辨率可达微米级（5～80μm），所得图像具有类（半）组织学特点，可清晰显示扫描对象的细微结构，是当今重要的影像学研究方法之一。目前，显微CT扫描已用于医学、药学、生物材料、电子、地质学等研究领域。

　　颞骨内含人体最小的独立骨骼（听小骨）及司听觉和平衡觉的终末器官（内耳），又有面神经等脑神经、颈内动脉穿行其中，且与颈内静脉毗邻，同时它也是侧颅底的主要组成部分，因此，颞骨是人体最复杂的骨骼之一，了解其精细解剖具有重要的临床意义和科研价值。临床高分辨率CT扫描为颞骨（耳）疾病的诊断、治疗方案的拟定及预后判断提供了可靠依据，但其分辨率通常为1.0～0.5mm，像镫骨疾病、内耳疾病以及面神经疾病等，病变细微，临床高分辨率CT诊断存在较大的困难，常常需要手术探查方能确诊。显微CT具有极高的分辨率，在显示颞骨内部细微结构方面具有明显优势，已成为相关研究的重要工具之一。在耳科领域，有关面神经骨管及其裂缺、耳蜗形态及其电极植入、上半规管裂、镫骨形态、鼓索神经走形、乳突气房内微血管形态等显微CT研究日益增多。目前，国内、外尚无有关基于显微CT扫描的颞骨细微结构重建、三维成像及相关疾病模型的参考书。

　　作者长期从事耳科学的临床工作与基础研究，擅长耳外科及颞骨CT观察，并在欧、美学术期刊发表多篇相关论文，其主编的《耳疾病与CT》已由人民卫生出版社出版，受到读者广泛好评。在即将出版的《颞骨显微CT图谱》中，作者借助于显微CT扫描技术对颞骨二维、三维结构进行了详尽地重建、观察，同时制作了多种颞骨显微病变模型，观察这些改变在显微CT下的表现，并与这些模型的高分辨率CT所示进行比较。

　　本图谱制作精美、内容丰富，是准确理解颞骨精细解剖、认识相关疾病、提高颞骨高分辨率CT阅片能力的重要工具之一，同时也为颞骨教学提供了一个崭新的模式，因此愿将本图谱推荐给各位同仁，希冀它能对学科发展、进步有所裨益。

中国工程院院士　韩德民

2019年秋

前　言

颞骨是耳的主要组成部分，内含听觉和平衡觉的终末器官、人体最小的独立骨骼及其关节，面神经等众多的脑神经及颈内动脉穿行其中，因此，颞骨是人体最复杂的骨骼之一，对颞骨精细解剖与影像学的深入研究有着重要的临床意义。

耳疾病最常用的影像学检查方法之一是高分辨率CT（high resolution computed tomography，HRCT）扫描，它为耳疾病的诊断、手术方案的拟定及预后判断等提供了重要参考，但对颞骨精细结构（前庭窗、镫骨、蜗窗等）、微小病变（或称显微病变）（如镫骨足板病变、砧镫关节脱位、面神经骨管裂缺等）等分辨仍显不足。而显微CT（micro computed tomography，micro-CT）分辨率极高，可达到微米（5～80μm）级，弥补了HRCT的不足，它具有半（类）组织学、非破坏性和可反复扫描的特点，且无需组织切片、不破坏内部结构即可清楚了解样本的内部显微结构。和常规高分辨率CT（分辨率＞500μm）相比，显微CT分辨率更高，颞骨显微CT扫描是观察颞骨精细结构、微小病变及三维结构重建的重要手段，也是当今显示颞骨精细结构最好的影像学技术之一。

近年来，显微CT已在骨骼、牙齿、生物材料等研究方面得到较为广泛应用。在耳科领域，有关面神经骨管及其裂缺、耳蜗及其电极植入、前半规管裂、镫骨、乳突气房内微血管等显微CT的观察也日益增多，出版一本详细介绍颞骨微细结构的图谱势在必行。本图谱以近乎连续的层面对正常颞骨CT所对应的水平位、冠状位、矢状位图像进行观察，有利于对颞骨正常结构，特别是精细结构的理解，也是认识、理解颞骨高分辨率CT所示的基础；在此基础上，颞骨三维结构重建能更能清晰、准确显示其内各结构的空间关系；对颞骨微小病变的观察是显微CT的优势之一，它能清晰显示常规HRCT难以显示的疾病（或模型），因此，颞骨显微CT图谱将是耳鼻咽喉科、放射科医师理解颞骨解剖、颞骨影像的重要工具。

目前，因显微CT要求扫描的标本体积较小，仅能进行科学实验（离体及小动物在体研究），尚不能用于临床检查。显微CT虽可对修整成约直径5cm大小的单侧颞骨进行扫描，但对其内部结构的精确定位十分困难，要达到临床高分辨率颞骨CT所示的水平位、冠状位、矢状位，特别是相应结构的一一对应，并非易事，这与临床颞骨CT检扫描定位有较大区别（如水平位可通过同时定位双侧外半规管获得）。另外，图像中存在的伪影也有待于一步处理。

在本图谱即将出版之际，衷心感谢人民卫生出版社多年来给予的支持，从《颞骨断层解剖与CT》到《耳疾病与CT》，再到《颞骨显微CT图谱》，给我们提供了与各位同仁交流的良好平台，借此把我们的心得及研究成果展示出来与各位同仁共享，为学科发展尽一点绵薄之力。首都医科大学北京同仁医院耳鼻咽喉头颈外科2014级研究生解俊俊医师、2015级研究生赵晓畅医师参与本图谱有关颞骨三维结构的重建工作,同仁医院放射科刘云福医师参与颞骨 CT 扫描、定位等工作,在此表示感谢。尽管我们已竭尽全力去做好每一个细节,但因知识、能力所限,不尽完善之处恳请各位同仁斧正。

　　本图谱部分内容得到北京市卫生系统高层次技术人才培养基金资助(No 2009-3-35)。

首都医科大学附属北京同仁医院耳鼻咽喉头颈外科

于子龙

2019 年,北京

目　录

第一章 基于显微 CT 扫描的颞骨二维结构重建

第一节 颞骨标本的制作

　　颞骨为一复合骨块，由鳞部、鼓部、乳突部、岩部及茎突构成，位于头颅两侧，镶嵌于蝶骨、顶骨及枕骨之间，并构成侧颅底的一部分，其详细解剖见专著《耳疾病与 CT》第一章"耳临床解剖"（人民卫生出版社，2015）。因显微 CT 扫描条件所限，只能将颞骨主要部分（外耳道、中耳、内耳及内耳道等）取出用作扫描。取出颞骨之前，应先将尸头适当通风、晾置，让固定液经咽鼓管流出（常规 CT 扫描可了解固定液流出情况），以减少扫描时的液体伪影。切割电锯取出颞骨，上界：弓状隆起最高点平面；下界：骨性外耳道下壁、岩部下缘；后界：乙状窦前壁（保留完整内耳、内耳道）；前界：颞下颌关节后壁至破裂孔；外界：骨性外耳道口，内界：岩尖。多余部分予以修整，至约 5cm×4cm×3cm 大小的类长方体或近似四棱锥小块。

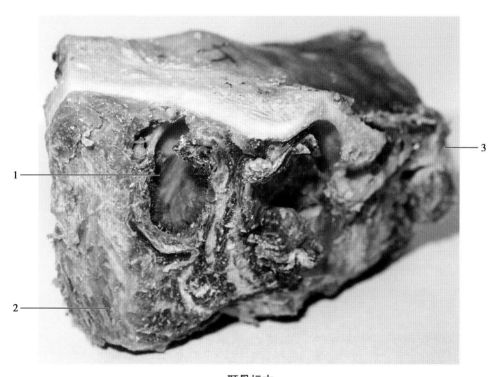

颞骨标本
1. 外耳道口　2. 乳突　3. 岩尖

第二节　颞骨显微 CT 扫描的原理和扫描条件

1. **显微 CT 成像原理**　显微 CT（micro-CT）成像原理是采用微焦点 X 线球管（与临床 CT 普遍采用的扇形 X 线束不同）对小动物或多种硬组织和相关软组织的各部位层面进行扫描投射，由探测器接受透过该层面的 X 射线，转变为可见光后，再由光电转换器转换为电信号，经模拟数字转换器转变为数字信号，输入计算机进行成像、三维结构重建。其分辨率可达几微米（µm），仅次于同步加速 X 线成像设备的水平，因而具有良好的"显微"作用，但其高分辨率的代价是要求扫描样本的体积很小，通常只有几厘米。

2. **扫描分辨率的确定**　经不同分辨率扫描测试后，以约 30µm（实际为 29.68µm）作为最佳扫描分辨率对所有标本依次进行扫描。

3. **扫描、定位及二维重建**　将标本按次序分左、右侧扫描，并将其长轴平行于扫描底板放入 Micro-CT 机（Siemens；Inveon）。扫描参数设置：采集时间为 20min，自动重建时间为 30min，电压为 80kV，电流为 500µA，X 线直径为 50µm，放射源大小为 30.6mm×45.9mm，曝光时间 2 000ms，接收器像素为 3 072×2 048，图像像素 1 024×1 024。参数设置完毕后进行扫描。扫描结束后，因仅能对一侧颞骨的结构进行单独定位，无对侧做参考，所以精确定位常规临床 CT 所显示的水平位、冠状位及矢状位显得尤为困难。首先识别某一结构后，通过反复旋转，找出外半规管（尽可能在一水平面显示，并与常规 CT 所示对照），进行水平位重建。以垂直于外半规管、同时显示外耳道及内耳道的层面作为冠状位，矢状位为平行于面神经水平段、垂直段所形成的平面重建（重建软件：Inveon Research Workstation），分辨率不变。

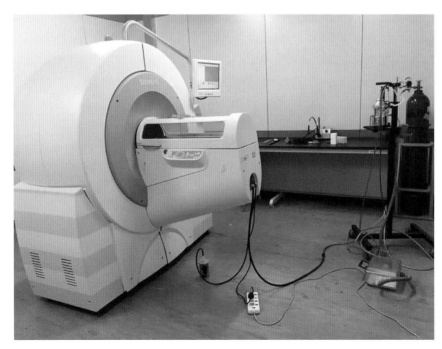

Siemens Micro-CT 扫描机

第三节　颞骨显微 CT 的二维结构重建

一、水平位颞骨显微 CT 的二维结构重建

以下水平位颞骨显微 CT 的二维结构重建标本为左耳,CT 扫描范围为前半规管弓至茎乳孔水平。

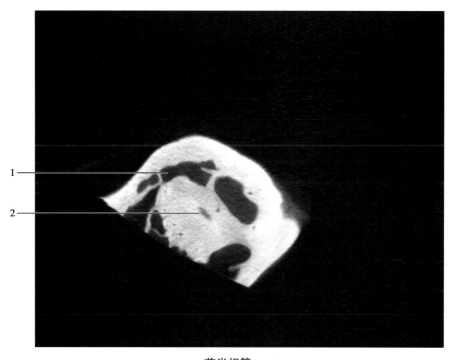

前半规管
1. 迷路周围气房　2. 前半规管弓(前半规管最高点)

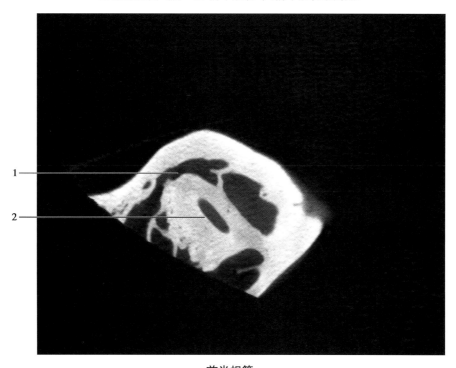

前半规管
1. 迷路周围气房　2. 前半规管弓

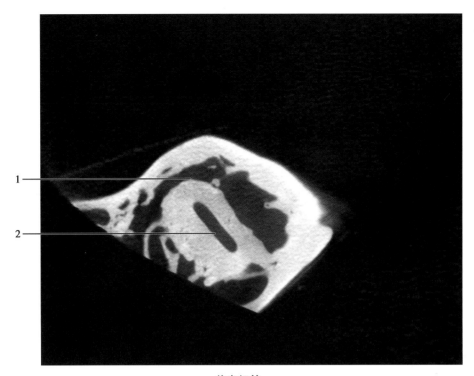

前半规管
1. 迷路周围气房　2. 前半规管弓

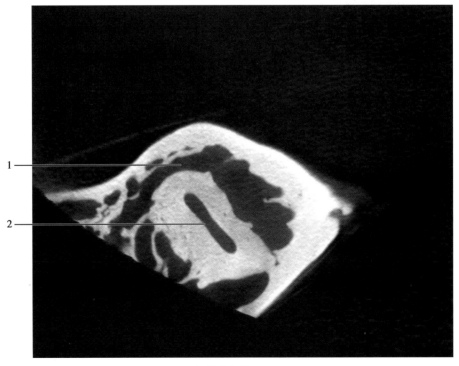

前半规管
1. 迷路周围气房　2. 前半规管弓

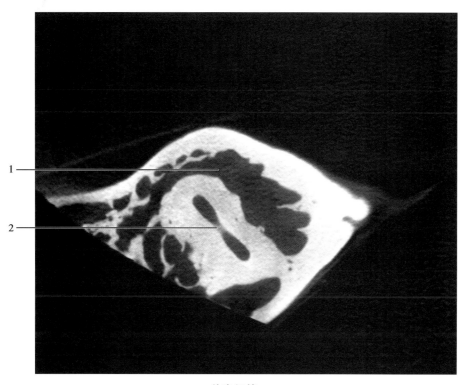

前半规管

1. 迷路周围气房 2. 前半规管弓

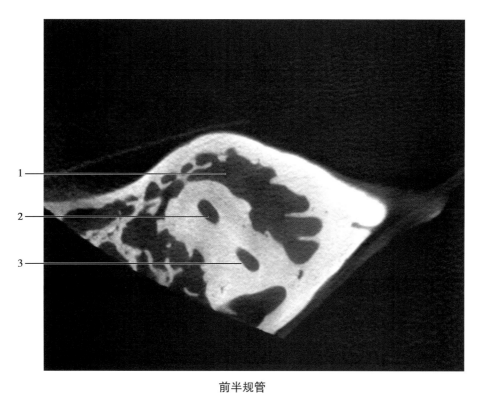

前半规管

1. 迷路周围气房 2. 前半规管前脚 3. 前半规管后脚

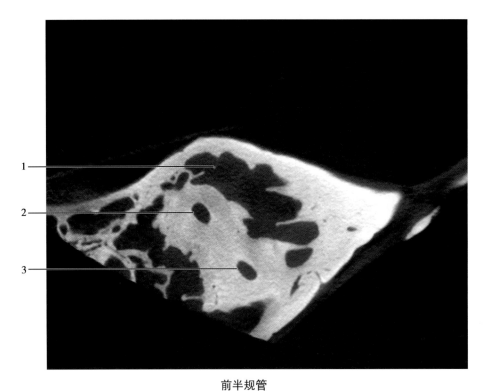

前半规管

1. 迷路周围气房　2. 前半规管前脚　3. 前半规管后脚

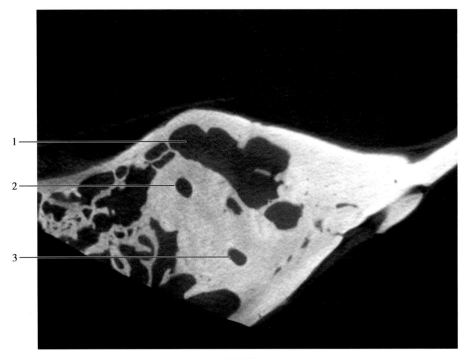

前半规管

1. 迷路周围气房　2. 前半规管前脚　3. 前半规管后脚

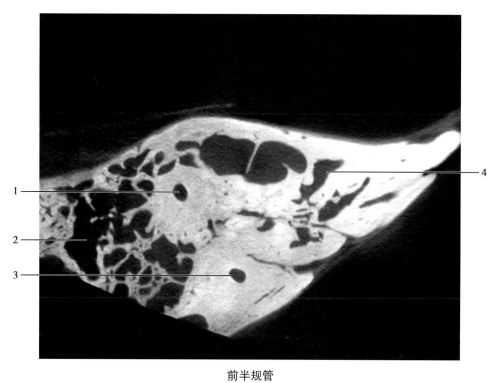

前半规管
1. 前半规管前脚 2. 鼓窦气房 3. 前半规管后脚 4. 岩尖气房

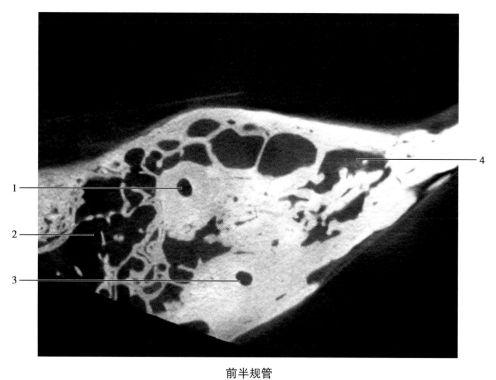

前半规管
1. 前半规管前脚 2. 鼓窦气房 3. 前半规管后脚 4. 岩尖气房

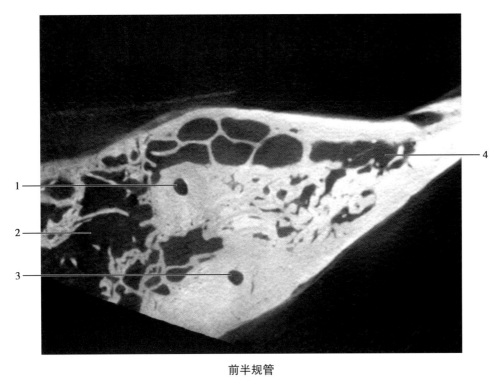

前半规管
1. 前半规管前脚　2. 鼓窦　3. 前半规管后脚　4. 岩尖气房

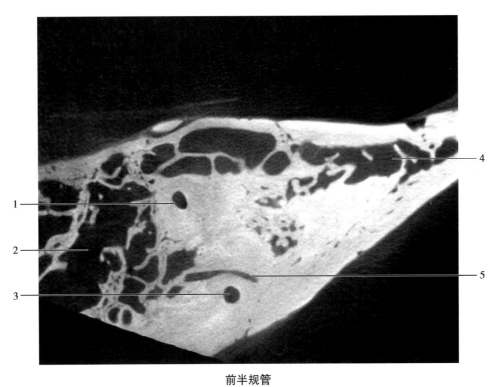

前半规管
1. 前半规管前脚　2. 鼓窦　3. 前半规管后脚　4. 岩尖气房　5. 岩乳管

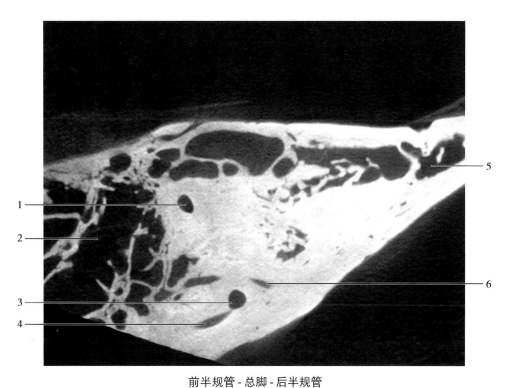

前半规管 - 总脚 - 后半规管
1. 前半规管前脚 2. 鼓窦 3. 总脚 4. 后半规管 5. 岩尖气房 6. 岩乳管

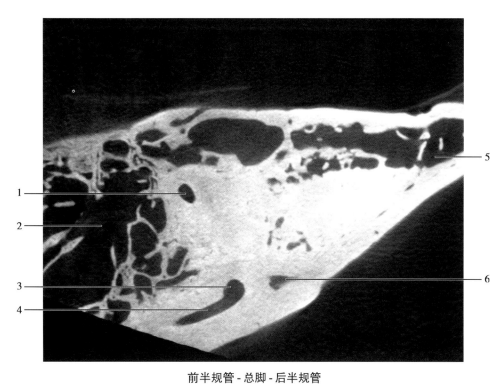

前半规管 - 总脚 - 后半规管
1. 前半规管前脚 2. 鼓窦 3. 总脚 4. 后半规管 5. 岩尖气房 6. 岩乳管

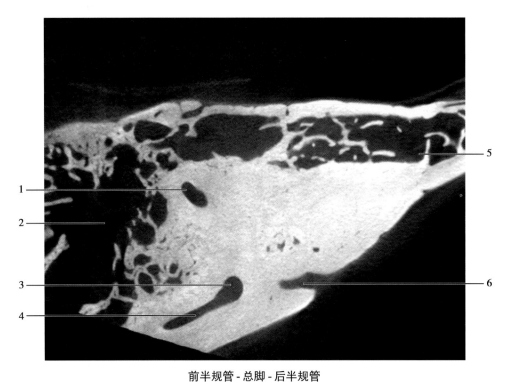

前半规管 - 总脚 - 后半规管
1. 前半规管前脚　2. 鼓窦　3. 总脚　4. 后半规管　5. 岩尖气房　6. 岩乳管

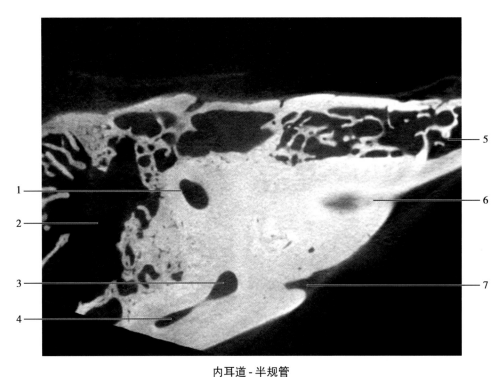

内耳道 - 半规管
1. 前半规管前脚　2. 鼓窦　3. 总脚　4. 后半规管　5. 岩尖气房　6. 内耳道顶壁　7. 岩乳管

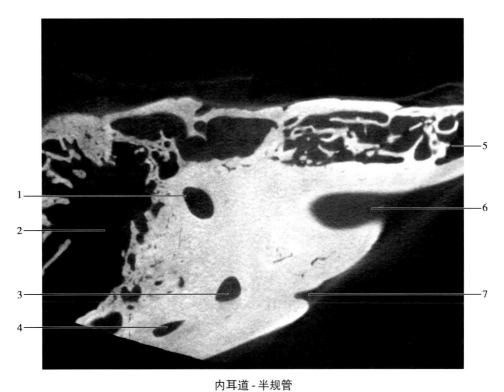

内耳道 - 半规管

1. 前半规管前脚 2. 鼓窦 3. 总脚 4. 后半规管 5. 岩尖气房 6. 内耳道 7. 岩乳管

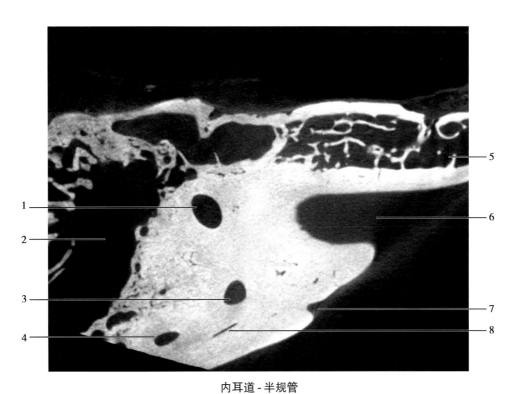

内耳道 - 半规管

1. 前半规管前脚 2. 鼓窦 3. 总脚 4. 后半规管 5. 岩尖气房 6. 内耳道 7. 岩乳管 8. 前庭水管

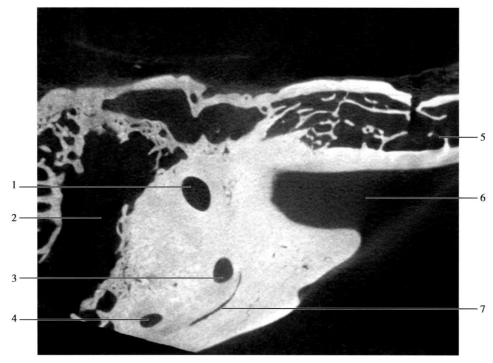

内耳道 - 半规管

1. 前半规管前脚　2. 鼓窦　3. 总脚　4. 后半规管　5. 岩尖气房　6. 内耳道　7. 前庭水管

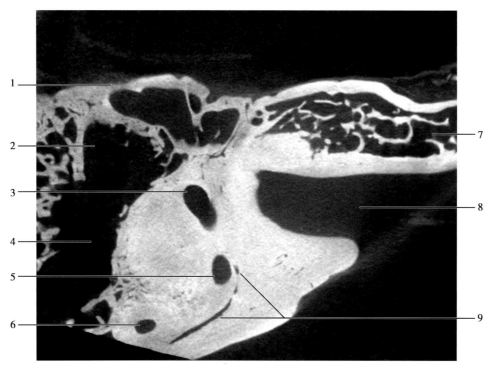

内耳道 - 半规管

1. 鼓室盖　2. 上鼓室　3. 前半规管壶腹　4. 鼓窦　5. 总脚　6. 后半规管
7. 岩尖气房　8. 内耳道　9. 前庭水管

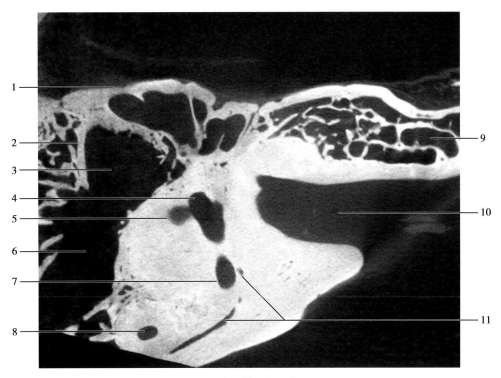

外半规管 - 内耳道

1. 鼓室盖 2. 鼓室盾板 3. 上鼓室 4. 前半规管壶腹 5. 外半规管壶腹 6. 鼓窦
7. 总脚 8. 后半规管 9. 岩尖气房 10. 内耳道 11. 前庭水管

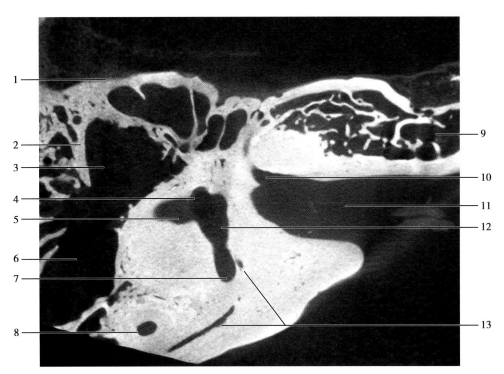

外半规管 - 内耳道

1. 鼓室盖 2. 鼓室盾板 3. 上鼓室 4. 前半规管壶腹 5. 外半规管壶腹 6. 鼓窦 7. 总脚
8. 后半规管 9. 岩尖气房 10. 面神经孔 11. 内耳道 12. 前庭 13. 前庭水管

13

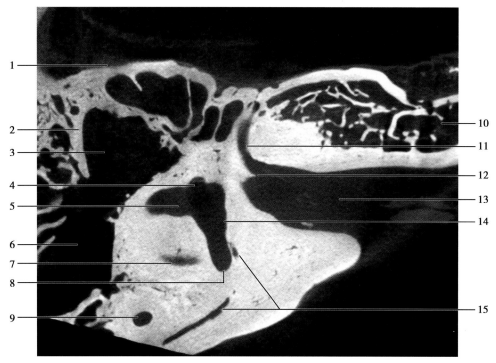

外半规管 - 面神经迷路段 - 内耳道

1. 鼓室盖　2. 鼓室盾板　3. 上鼓室　4. 前半规管壶腹　5. 外半规管壶腹　6. 鼓窦　7. 外半规管　8. 总脚
9. 后半规管　10. 岩尖气房　11. 面神经迷路段　12. Bill 嵴　13. 内耳道　14. 前庭　15. 前庭水管

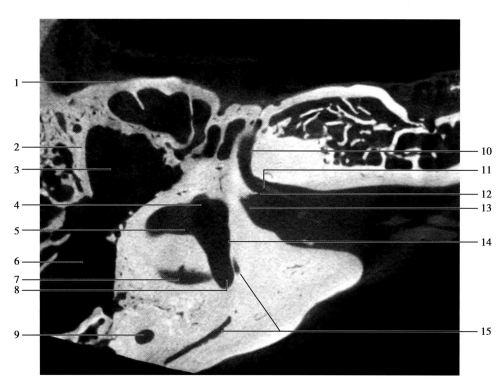

外半规管 - 面神经迷路段 - 内耳道

1. 鼓室盖　2. 鼓室盾板　3. 上鼓室　4. 前半规管壶腹　5. 外半规管壶腹　6. 鼓窦　7. 外半规管　8. 总脚
9. 后半规管　10. 面神经迷路段　11. 面神经孔　12. Bill 嵴　13. 前庭上神经孔　14. 前庭　15. 前庭水管

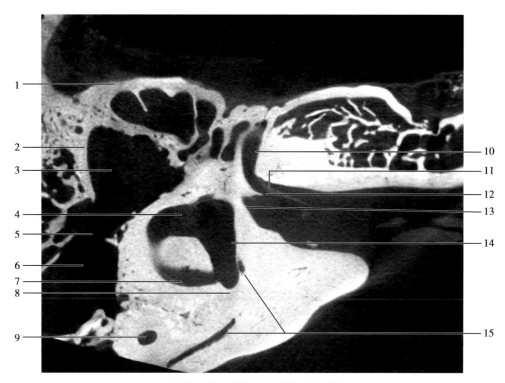

外半规管 - 面神经迷路段 - 内耳道

1. 鼓室盖　2. 鼓室盾板　3. 上鼓室　4. 外半规管壶腹　5. 鼓窦入口　6. 鼓窦　7. 外半规管　8. 总脚
9. 后半规管　10. 面神经迷路段　11. 面神经孔　12. Bill 嵴　13. 前庭上神经孔　14. 前庭　15. 前庭水管

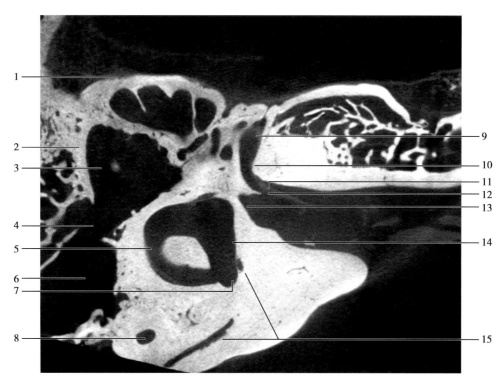

外半规管 - 面神经迷路段 - 内耳道

1. 鼓室盖　2. 鼓室盾板　3. 上鼓室　4. 鼓窦入口　5. 外半规管　6. 鼓窦　7. 总脚　8. 后半规管
9. 膝神经节　10. 面神经迷路段　11. 面神经孔　12. Bill 嵴　13. 前庭上神经孔　14. 前庭　15. 前庭水管

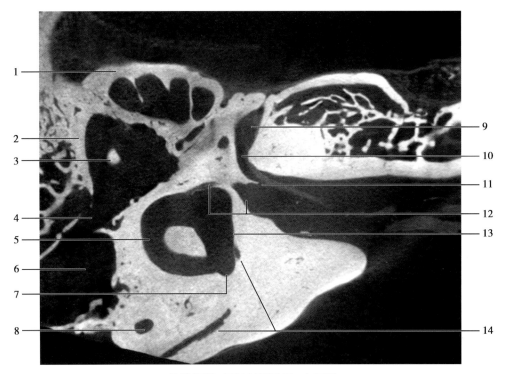

外半规管 - 面神经迷路段 - 内耳道

1. 鼓室盖 2. 鼓室盾板 3. 砧骨体 4. 鼓窦入口 5. 外半规管 6. 鼓窦 7. 总脚 8. 后半规管
9. 膝神经节 10. 面神经迷路段 11. Bill 嵴 12. 前庭上神经 13. 前庭 14. 前庭水管

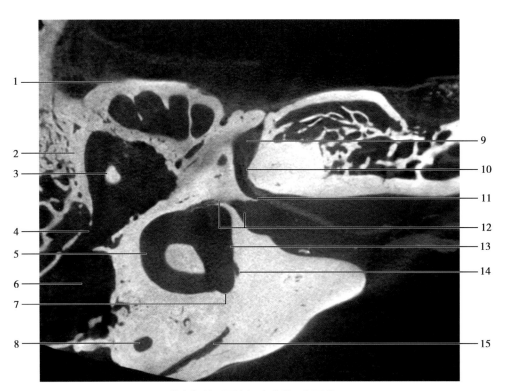

外半规管 - 面神经迷路段 - 内耳道

1. 鼓室盖 2. 鼓室盾板 3. 砧骨体 4. 鼓窦入口 5. 外半规管 6. 鼓窦 7. 总脚
8. 后半规管 9. 膝神经节 10. 面神经迷路段 11. Bill 嵴 12. 前庭上神经
13. 前庭 14. 前庭水管内口 15. 前庭水管

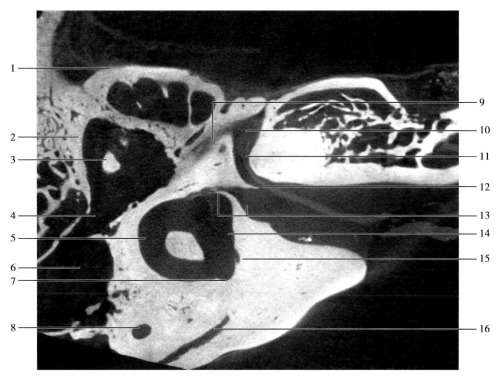

外半规管 - 面神经迷路段 - 内耳道

1. 鼓室盖　2. 鼓室盾板　3. 砧骨体　4. 鼓窦入口　5. 外半规管　6. 鼓窦　7. 总脚　8. 后半规管
9. 面神经水平段（鼓室段）　10. 膝神经节　11. 面神经迷路段　12. Bill 嵴　13. 前庭上神经
14. 前庭　15. 前庭水管内口　16. 前庭水管

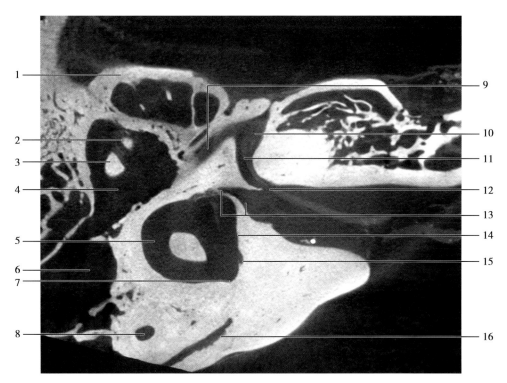

外半规管 - 面神经迷路段 - 内耳道

1. 鼓室盖　2. 锤骨头　3. 砧骨体　4. 上鼓室　5. 外半规管　6. 鼓窦　7. 总脚　8. 后半规管
9. 面神经水平段　10. 膝神经节　11. 面神经迷路段　12. Bill 嵴　13. 前庭上神经
14. 前庭　15. 前庭水管内口　16. 前庭水管

17

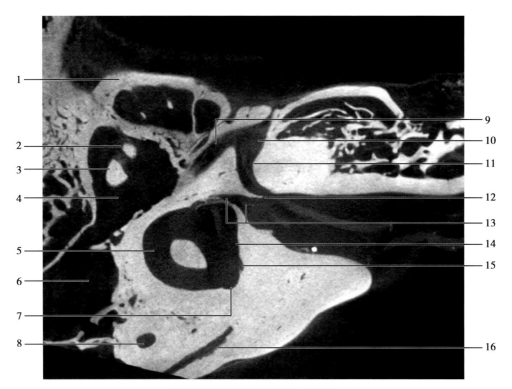

外半规管 - 面神经迷路段 - 内耳道

1.鼓室盖 2.锤骨头 3.砧骨体 4.上鼓室 5.外半规管 6.鼓窦 7.总脚
8.后半规管 9.面神经水平段 10.膝神经节 11.面神经迷路段 12.Bill嵴
13.前庭上神经 14.前庭 15.前庭水管内口 16.前庭水管

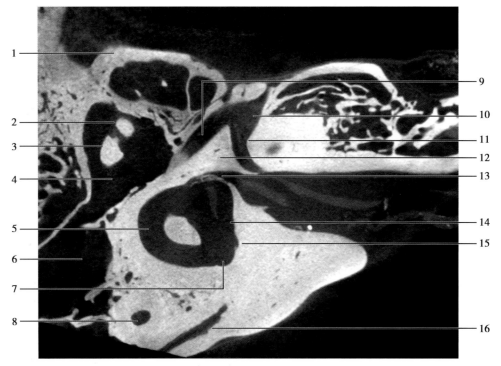

外半规管 - 面神经迷路段 - 内耳道

1.鼓室盖 2.锤骨头 3.砧骨体 4.上鼓室 5.外半规管 6.鼓窦 7.总脚 8.后半规管
9.面神经水平段 10.膝神经节 11.面神经迷路段 12.迷路前上区 13.前庭上神经
14.前庭 15.前庭水管内口 16.前庭水管

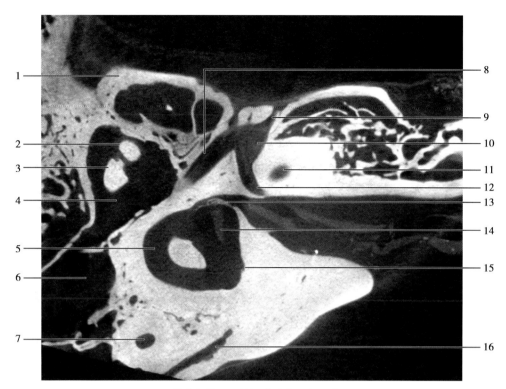

外半规管 - 面神经迷路段 - 内耳道

1. 鼓室盖　2. 锤骨头　3. 砧骨体　4. 上鼓室　5. 外半规管　6. 鼓窦　7. 后半规管
8. 面神经水平段　9. 面神经裂孔　10. 膝神经节　11. 耳蜗　12. 面神经迷路段
13. 前庭上神经　14. 前庭及其囊斑　15. 前庭水管内口　16. 前庭水管

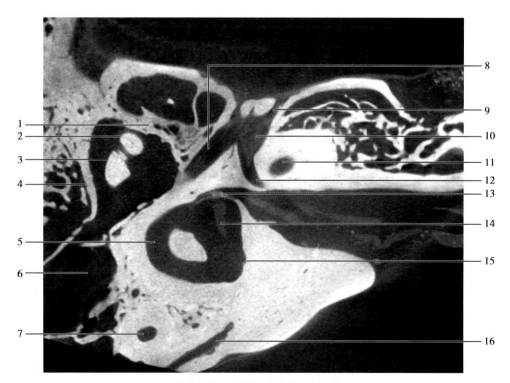

外半规管 - 面神经迷路段 - 内耳道

1. Cog 嵴　2. 锤骨头　3. 砧骨体　4. 鼓室盾板　5. 外半规管　6. 鼓窦　7. 后半规管
8. 面神经水平段　9. 面神经裂孔　10. 膝神经节　11. 耳蜗　12. 面神经迷路段
13. 前庭上神经　14. 前庭及其囊斑　15. 前庭水管内口　16. 前庭水管

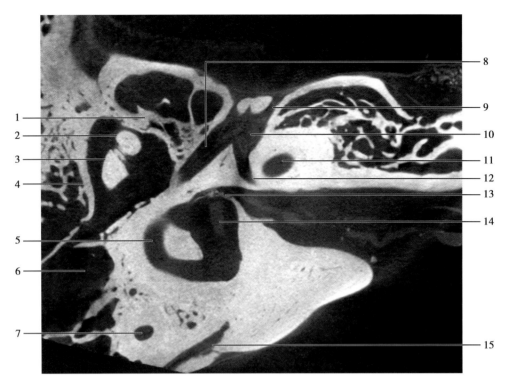

外半规管 - 面神经迷路段 - 内耳道

1. Cog 嵴　2. 锤骨头　3. 砧骨体　4. 鼓室盾板　5. 外半规管　6. 鼓窦　7. 后半规管
8. 面神经水平段　9. 面神经裂孔　10. 膝神经节　11. 耳蜗　12. 面神经迷路段
13. 前庭上神经　14. 前庭及其囊斑　15. 前庭水管（内淋巴囊裂隙）

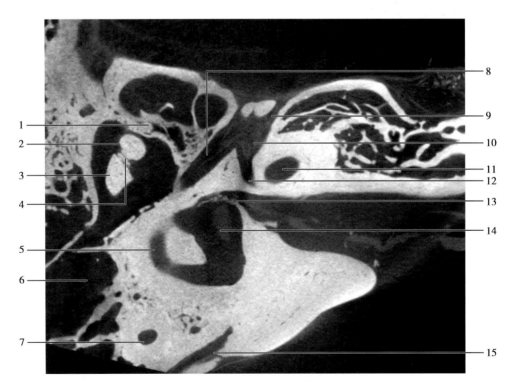

面神经水平段 - 锤砧关节

1. Cog 嵴　2. 锤骨头　3. 砧骨体　4. 锤砧关节　5. 外半规管　6. 鼓窦　7. 后半规管
8. 面神经水平段　9. 面神经裂孔　10. 膝神经节　11. 耳蜗　12. 面神经迷路段
13. 前庭上神经　14. 前庭及其囊斑　15. 内淋巴囊裂隙

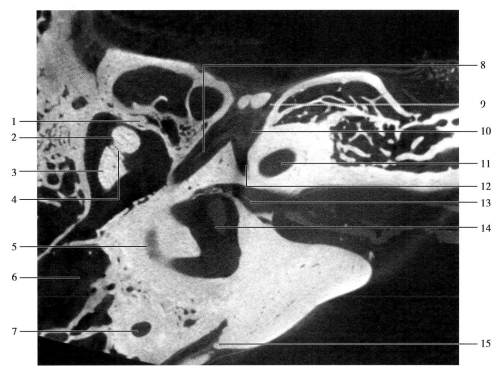

面神经水平段 - 锤砧关节

1. Cog 嵴　2. 锤骨头　3. 砧骨体　4. 锤砧关节　5. 外半规管　6. 鼓窦　7. 后半规管
8. 面神经水平段　9. 面神经裂孔　10. 膝神经节　11. 耳蜗　12. 面神经迷路段
13. 前庭上神经　14. 前庭及其囊斑　15. 内淋巴囊裂隙

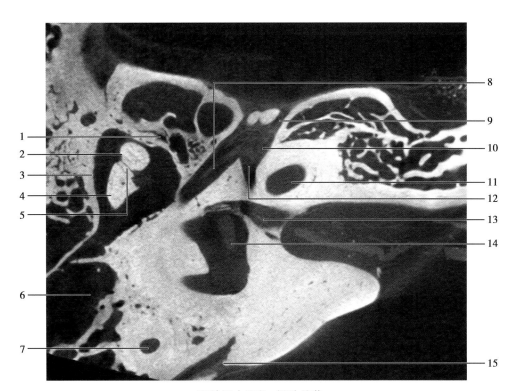

面神经水平段 - 锤砧关节

1. Cog 嵴　2. 锤骨头　3. 鼓室盾板　4. 砧骨体　5. 锤砧关节　6. 鼓窦　7. 后半规管
8. 面神经水平段　9. 面神经裂孔　10. 膝神经节　11. 耳蜗　12. 迷路前上区
13. 前庭上神经　14. 前庭及其囊斑　15. 内淋巴囊裂隙

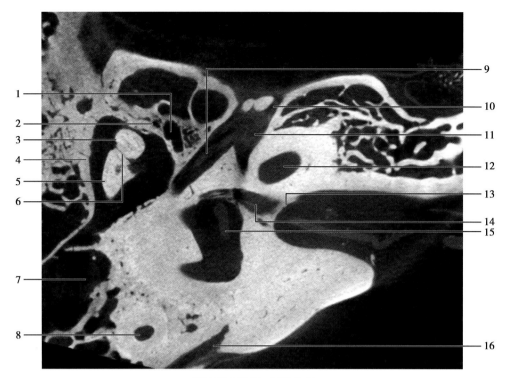

面神经水平段 - 锤砧关节

1. 上鼓室前隐窝（咽鼓管上隐窝） 2. Cog 嵴 3. 锤骨头 4. 鼓室盾板 5. 砧骨体 6. 锤砧关节
7. 鼓窦 8. 后半规管 9. 面神经水平段 10. 面神经裂孔 11. 膝神经节 12. 耳蜗
13. 横嵴 14. 前庭上神经 15. 前庭及其囊斑 16. 内淋巴囊裂隙

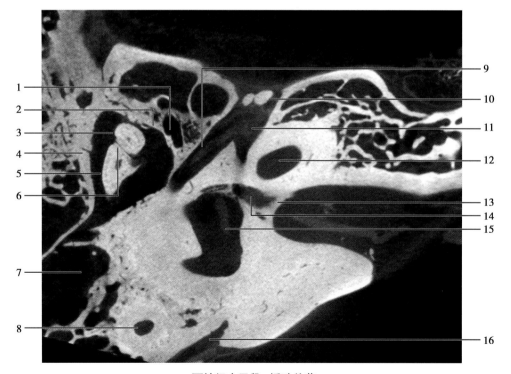

面神经水平段 - 锤砧关节

1. 上鼓室前隐窝 2. Cog 嵴 3. 锤骨头 4. 鼓室盾板 5. 砧骨体 6. 锤砧关节 7. 鼓窦
8. 后半规管 9. 面神经水平段 10. 面神经裂孔 11. 膝神经节 12. 耳蜗 13. 横嵴
14. 前庭上神经 15. 前庭及其囊斑 16. 内淋巴囊裂隙

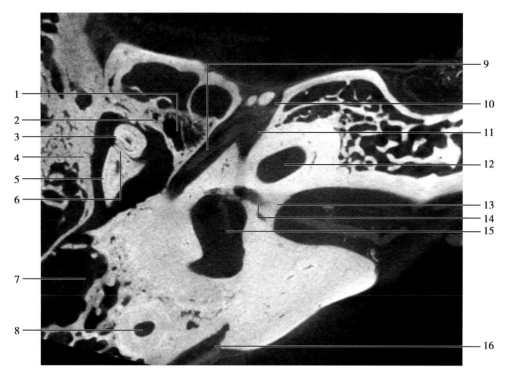

面神经水平段 - 锤砧关节

1. 上鼓室前隐窝　2. Cog 嵴　3. 锤骨头　4. 鼓室盾板　5. 砧骨体　6. 锤砧关节　7. 鼓窦
8. 后半规管　9. 面神经水平段　10. 面神经裂孔　11. 膝神经节　12. 耳蜗
13. 横嵴　14. 前庭上神经　15. 前庭及其囊斑　16. 内淋巴囊

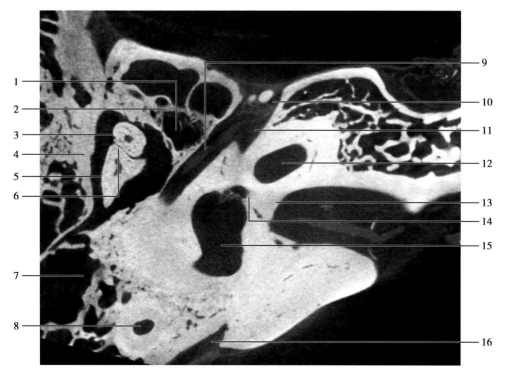

面神经水平段 - 锤砧关节

1. 上鼓室前隐窝　2. Cog 嵴　3. 锤骨头　4. 鼓室盾板　5. 砧骨体　6. 锤砧关节　7. 鼓窦
8. 后半规管　9. 面神经水平段　10. 面神经裂孔　11. 膝神经节　12. 耳蜗
13. 横嵴　14. 前庭上神经　15. 前庭　16. 内淋巴囊压迹

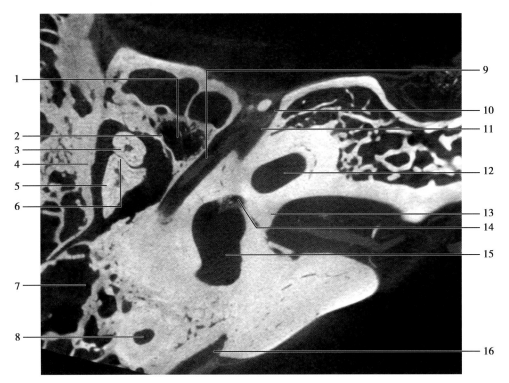

面神经水平段 - 锤砧关节

1. 上鼓室前隐窝　2. Cog 嵴　3. 锤骨头　4. 鼓室盾板　5. 砧骨体　6. 锤砧关节　7. 鼓窦
8. 后半规管　9. 面神经水平段　10. 面神经裂孔　11. 膝神经节　12. 耳蜗
13. 横嵴　14. 前庭上神经　15. 前庭　16. 内淋巴囊压迹

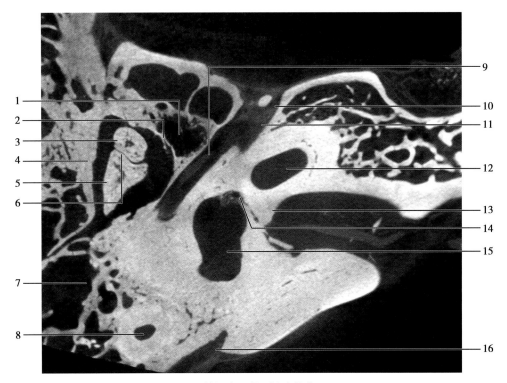

面神经水平段 - 锤砧关节

1. 上鼓室前隐窝　2. Cog 嵴　3. 锤骨头　4. 鼓室盾板　5. 砧骨体　6. 锤砧关节　7. 鼓窦
8. 后半规管　9. 面神经水平段　10. 面神经裂孔　11. 膝神经节　12. 耳蜗
13. 横嵴　14. 前庭上神经　15. 前庭　16. 内淋巴囊压迹

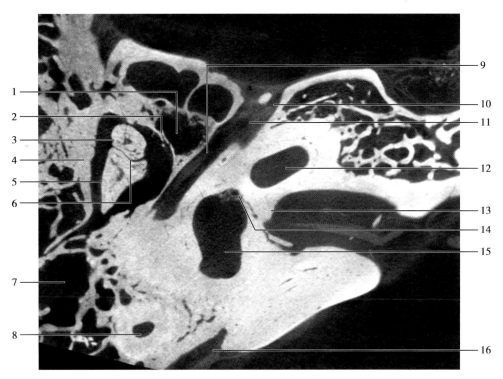

面神经水平段 - 锤砧关节

1. 上鼓室前隐窝　2. Cog 嵴　3. 锤骨头　4. 鼓室盾板　5. 砧骨体　6. 锤砧关节　7. 鼓窦
8. 后半规管　9. 面神经水平段　10. 面神经裂孔　11. 膝神经节　12. 耳蜗
13. 横嵴　14. 前庭上神经　15. 前庭　16. 内淋巴囊压迹

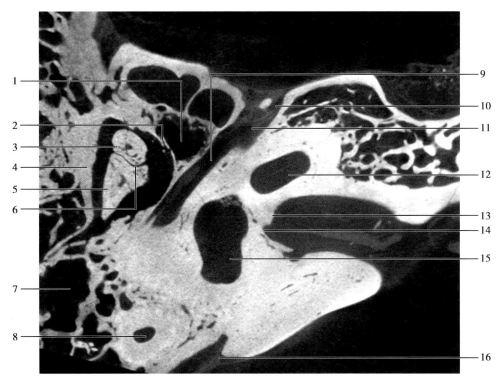

面神经水平段 - 锤砧关节

1. 上鼓室前隐窝　2. Cog 嵴　3. 锤骨头　4. 鼓室盾板　5. 砧骨体　6. 锤砧关节　7. 乳突腔
8. 后半规管　9. 面神经水平段　10. 面神经裂孔　11. 膝神经节　12. 耳蜗
13. 横嵴　14. 前庭下神经孔　15. 前庭及其囊斑　16. 内淋巴囊

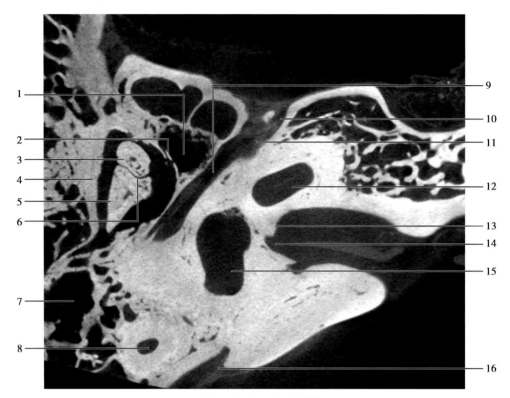

面神经水平段 - 锤砧关节

1. 上鼓室前隐窝　2. Cog 嵴　3. 锤骨头　4. 鼓室盾板　5. 砧骨体　6. 锤砧关节　7. 乳突腔

8. 后半规管　9. 面神经水平段　10. 面神经裂孔　11. 膝神经节　12. 耳蜗

13. 横嵴　14. 前庭下神经孔　15. 前庭　16. 内淋巴囊压迹

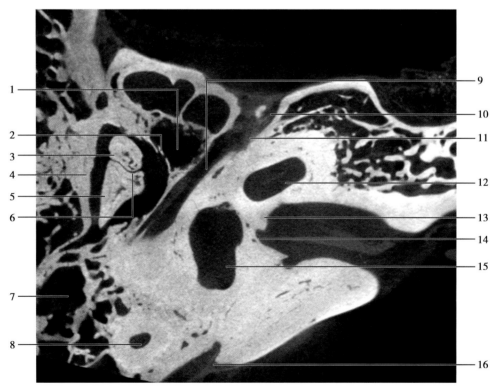

面神经水平段 - 锤砧关节

1. 上鼓室前隐窝　2. Cog 嵴　3. 锤骨头　4. 鼓室盾板　5. 砧骨体　6. 锤砧关节　7. 乳突腔

8. 后半规管　9. 面神经水平段　10. 面神经裂孔　11. 膝神经节　12. 耳蜗

13. 内耳道底　14. 前庭下神经孔　15. 前庭　16. 内淋巴囊压迹

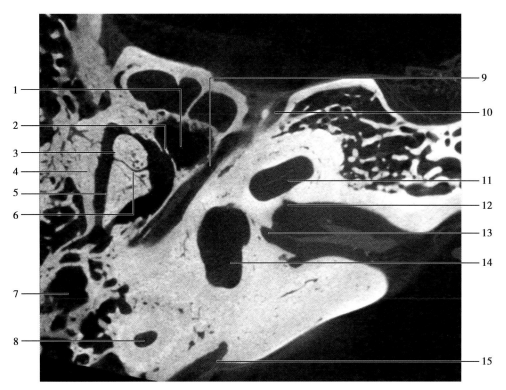

面神经水平段 - 锤砧关节

1. 上鼓室前隐窝　2. Cog 嵴　3. 锤骨头　4. 鼓室盾板　5. 砧骨体　6. 锤砧关节　7. 乳突腔
8. 后半规管　9. 面神经水平段　10. 面神经裂孔　11. 耳蜗　12. 蜗神经孔
13. 前庭下神经孔　14. 前庭　15. 内淋巴囊压迹

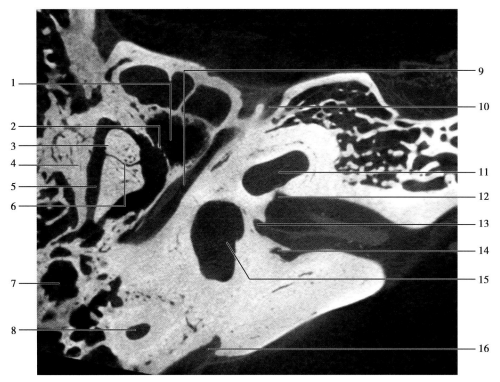

面神经水平段 - 锤砧关节

1. 上鼓室前隐窝　2. Cog 嵴　3. 锤骨头　4. 鼓室盾板　5. 砧骨体　6. 锤砧关节　7. 乳突腔
8. 后半规管　9. 面神经水平段　10. 面神经裂孔　11. 耳蜗　12. 蜗神经孔
13. 前庭下神经孔　14. 单孔　15. 前庭　16. 内淋巴囊压迹

27

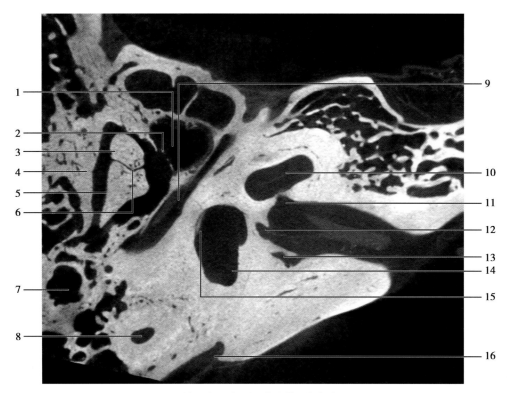

面神经水平段 - 锤砧关节 - 前庭窗

1. 上鼓室前隐窝　2. Cog嵴　3. 锤骨头　4. 鼓室盾板　5. 砧骨体　6. 锤砧关节　7. 乳突腔
8. 后半规管　9. 面神经水平段　10. 耳蜗　11. 蜗神经孔　12. 前庭下神经孔
13. 单孔　14. 前庭　15. 镫骨足板　16. 内淋巴囊压迹

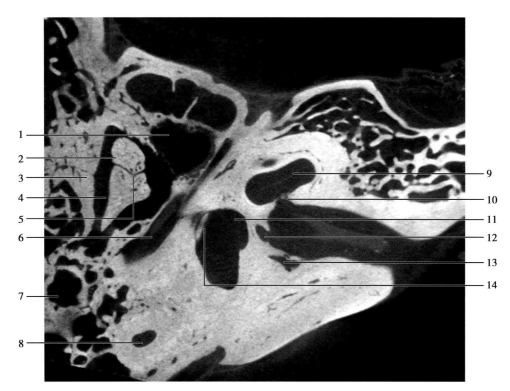

面神经水平段 - 锤砧关节 - 前庭窗

1. 上鼓室前隐窝　2. 锤骨头　3. 鼓室盾板　4. 砧骨体　5. 锤砧关节　6. 面神经水平段　7. 乳突气房
8. 后半规管　9. 耳蜗　10. 蜗神经孔　11. 前庭　12. 前庭下神经孔　13. 单孔　14. 镫骨足板

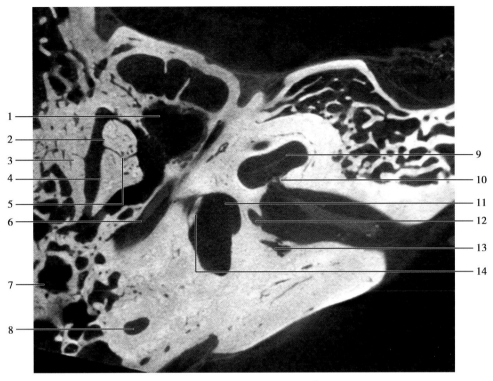

面神经水平段 - 锤砧关节 - 前庭窗

1. 上鼓室前隐窝　2. 锤骨头　3. 鼓室盾板　4. 砧骨体　5. 锤砧关节　6. 面神经水平段　7. 乳突气房
8. 后半规管　9. 耳蜗　10. 蜗神经孔　11. 前庭　12. 前庭下神经孔　13. 单孔　14. 镫骨足板

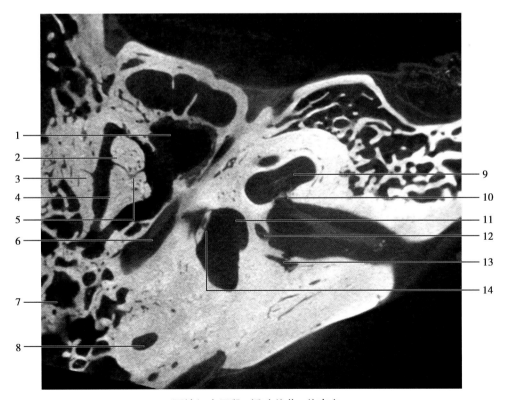

面神经水平段 - 锤砧关节 - 前庭窗

1. 上鼓室前隐窝　2. 锤骨头　3. 鼓室盾板　4. 砧骨体　5. 锤砧关节　6. 面神经水平段　7. 乳突气房
8. 后半规管　9. 耳蜗　10. 蜗神经孔　11. 前庭　12. 前庭下神经孔　13. 单孔　14. 镫骨足板

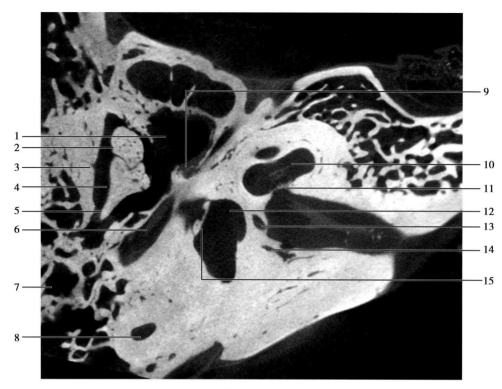

面神经水平段 - 锤砧关节 - 前庭窗

1. 上鼓室前隐窝　2. 锤骨头　3. 鼓室盾板　4. 砧骨体　5. 砧骨短脚　6. 面神经水平段　7. 乳突气房
8. 后半规管　9. 匙突　10. 耳蜗　11. 蜗神经孔　12. 前庭　13. 前庭下神经　14. 单孔　15. 镫骨足板

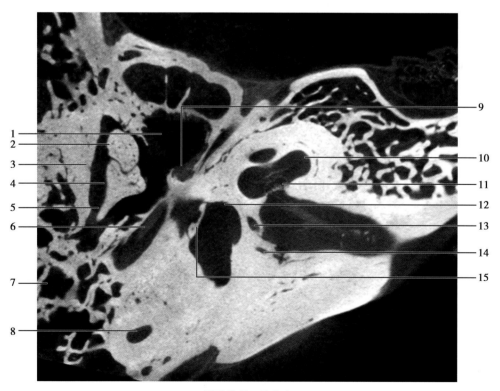

锤砧关节 - 前庭窗

1. 上鼓室前隐窝　2. 锤骨头　3. 鼓室盾板　4. 砧骨体　5. 砧骨短脚　6. 面神经水平段　7. 乳突气房
8. 后半规管　9. 匙突　10. 耳蜗　11. 蜗神经孔　12. 前庭　13. 前庭下神经　14. 单孔　15. 镫骨足板

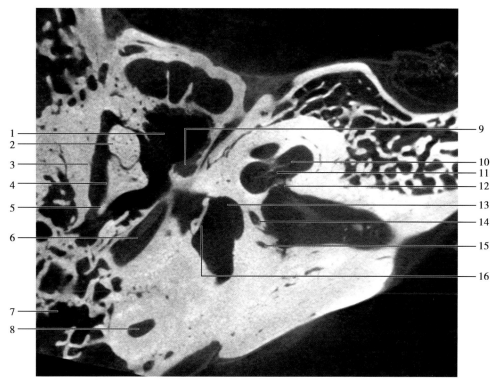

锤砧关节 - 前庭窗

1. 上鼓室前隐窝　2. 锤骨头　3. 鼓室盾板　4. 砧骨体　5. 砧骨短脚　6. 面神经水平段
7. 乳突气房　8. 后半规管　9. 匙突　10. 骨螺旋板　11. 蜗轴　12. 蜗神经孔
13. 前庭　14. 前庭下神经　15. 单孔　16. 镫骨足板

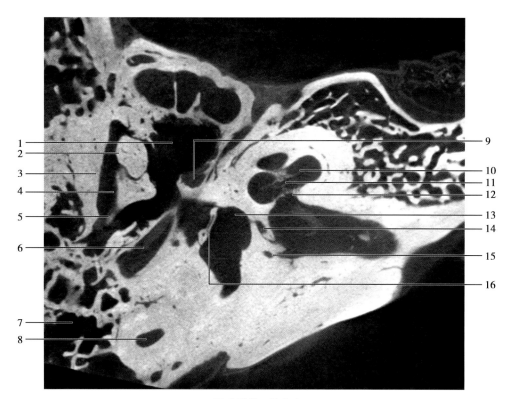

锤砧关节 - 前庭窗

1. 上鼓室前隐窝　2. 锤骨头　3. 鼓室盾板　4. 砧骨体　5. 砧骨短脚　6. 面神经水平段
7. 乳突气房　8. 后半规管　9. 匙突　10. 骨螺旋板　11. 蜗轴　12. 蜗神经孔
13. 前庭　14. 前庭下神经　15. 单孔　16. 镫骨足板

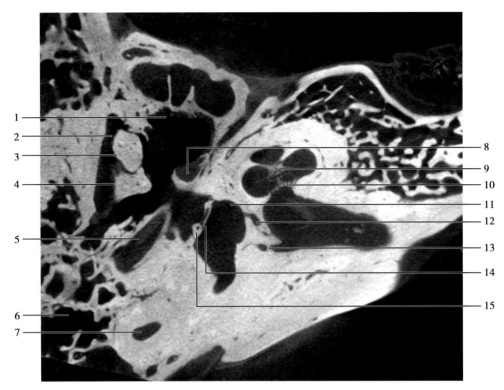

前庭窗 - 蜗神经孔

1. 上鼓室前隐窝　2. 鼓室上隐窝（Prussak's space）　3. 锤骨颈　4. 砧骨体　5. 面神经水平段
6. 乳突气房　7. 后半规管　8. 匙突　9. 蜗轴　10. 蜗神经孔　11. 前庭　12. 前庭下神经
13. 单孔　14. 镫骨足板　15. 镫骨后脚

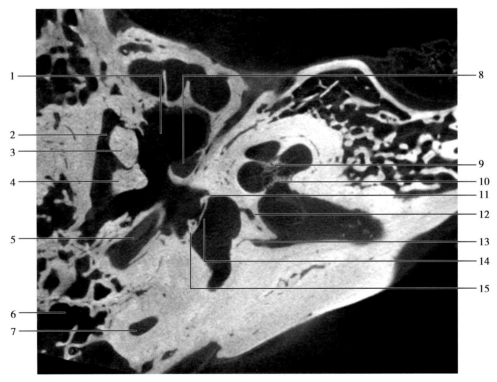

前庭窗 - 蜗神经孔

1. 上鼓室前隐窝　2. 鼓室上隐窝　3. 锤骨颈　4. 砧骨体　5. 面神经水平段　6. 乳突气房
7. 后半规管　8. 匙突　9. 蜗轴　10. 蜗神经孔　11. 镫骨环状韧带　12. 前庭下神经
13. 单孔　14. 镫骨足板　15. 镫骨后脚

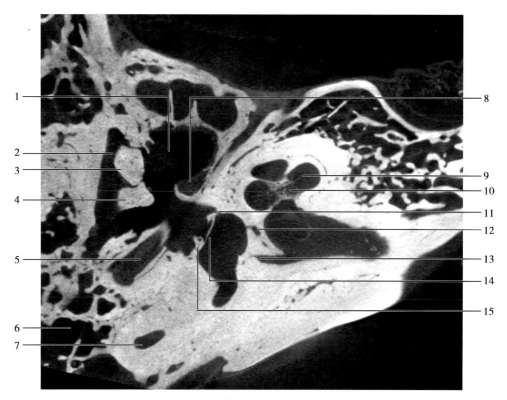

前庭窗 - 蜗神经孔

1. 上鼓室前隐窝　2. 鼓室上隐窝　3. 锤骨颈　4. 砧骨体　5. 面神经水平段　6. 乳突气房
7. 后半规管　8. 匙突　9. 骨螺旋板　10. 蜗轴　11. 镫骨环状韧带　12. 前庭下神经
13. 单孔　14. 镫骨足板　15. 镫骨后脚

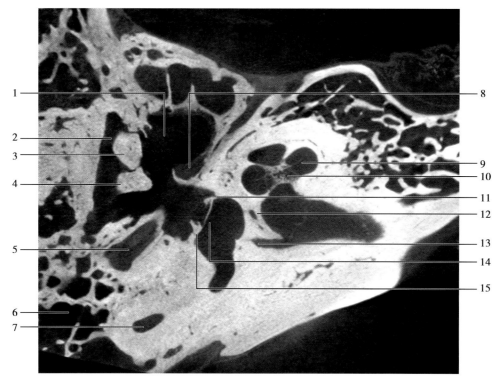

前庭窗 - 蜗神经孔

1. 上鼓室前隐窝　2. 鼓室上隐窝　3. 锤骨颈　4. 砧骨体　5. 面神经水平段　6. 乳突气房
7. 后半规管　8. 匙突　9. 骨螺旋板　10. 蜗轴　11. 镫骨环状韧带　12. 前庭下神经
13. 单孔　14. 镫骨足板　15. 镫骨后脚

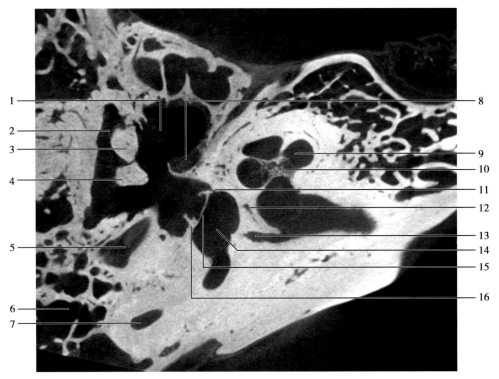

前庭窗 - 蜗神经孔

1. 上鼓室前隐窝　2. 鼓室上隐窝　3. 锤骨颈　4. 砧骨长脚　5. 面神经水平段　6. 乳突气房
7. 后半规管　8. 匙突　9. 骨螺旋板　10. 蜗轴　11. 镫骨环状韧带　12. 前庭下神经
13. 单孔　14. 前庭　15. 镫骨足板　16. 镫骨后脚

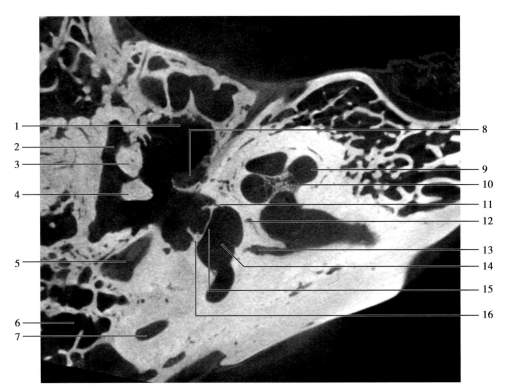

前庭窗 - 蜗神经孔

1. 上鼓室前隐窝　2. 鼓室上隐窝　3. 锤骨颈　4. 砧骨长脚　5. 面神经第二膝　6. 乳突气房
7. 后半规管　8. 匙突　9. 耳蜗　10. 蜗轴　11. 镫骨环状韧带　12. 前庭下神经
13. 单孔　14. 前庭　15. 镫骨足板　16. 镫骨后脚

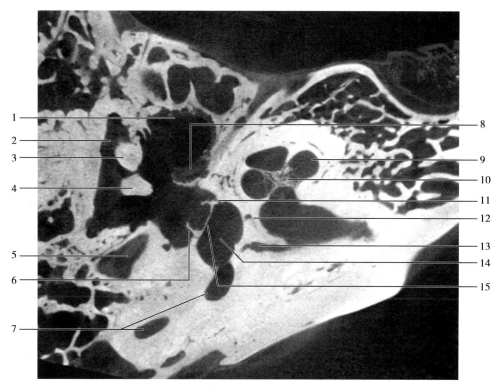

前庭窗 - 蜗神经孔

1. 上鼓室前隐窝　2. 鼓室上隐窝　3. 锤骨颈　4. 砧骨长脚　5. 面神经第二膝　6. 镫骨后脚
7. 后半规管　8. 匙突　9. 耳蜗　10. 蜗轴　11. 镫骨环状韧带　12. 前庭下神经
13. 单孔　14. 前庭　15. 镫骨足板

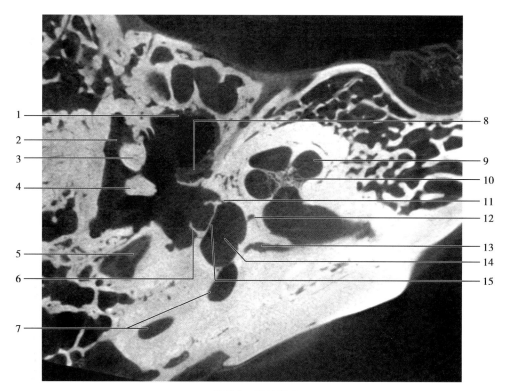

前庭窗 - 蜗神经孔

1. 上鼓室前隐窝　2. 鼓室上隐窝　3. 锤骨颈　4. 砧骨长脚　5. 面神经第二膝　6. 镫骨后脚
7. 后半规管　8. 匙突　9. 耳蜗　10. 蜗轴　11. 镫骨环状韧带　12. 前庭下神经
13. 单孔　14. 前庭　15. 镫骨足板

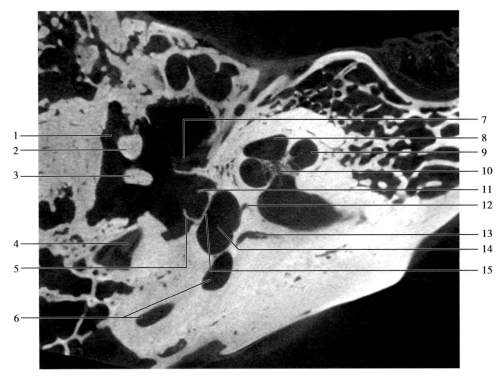

前庭窗 - 蜗神经孔

1. 鼓室上隐窝　2. 锤骨颈　3. 砧骨长脚　4. 面神经垂直段（乳突段）　5. 镫骨后脚　6. 后半规管
7. 匙突及鼓膜张肌腱　8. 耳蜗第二周　9. 耳蜗底周　10. 蜗轴及蜗神经　11. 镫骨前脚
12. 前庭下神经　13. 单孔　14. 前庭　15. 镫骨足板

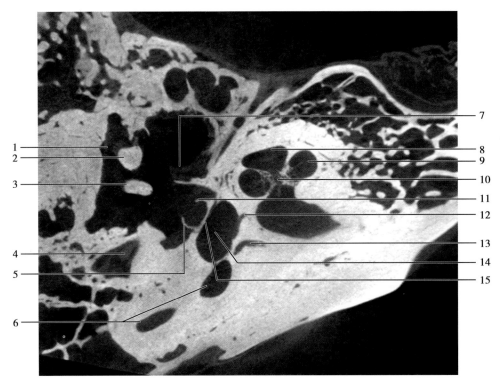

前庭窗 - 蜗神经孔

1. 鼓室上隐窝　2. 锤骨颈　3. 砧骨长脚　4. 面神经垂直段　5. 镫骨后脚　6. 后半规管
7. 匙突及鼓膜张肌腱　8. 耳蜗第二周　9. 耳蜗底周　10. 蜗轴及蜗神经　11. 镫骨前脚
12. 前庭下神经　13. 单孔　14. 前庭　15. 镫骨足板

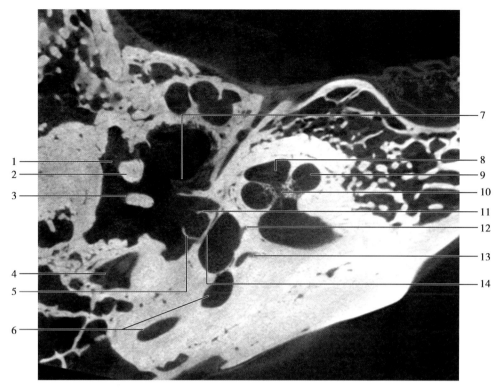

前庭窗 - 蜗神经孔

1. 鼓室上隐窝　2. 锤骨颈　3. 砧骨长脚　4. 面神经垂直段　5. 镫骨后脚　6. 后半规管
7. 匙突及鼓膜张肌腱　8. 耳蜗第二周　9. 耳蜗底周　10. 蜗轴及蜗神经　11. 镫骨前脚
12. 前庭下神经　13. 单孔　14. 镫骨足板

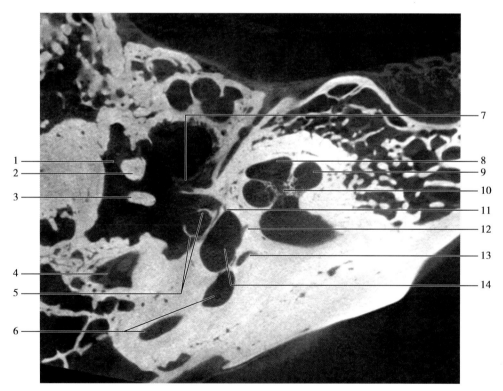

镫骨脚 - 蜗神经孔

1. 鼓室上隐窝　2. 锤骨颈　3. 砧骨长脚　4. 面神经垂直段　5. 镫骨前 - 后脚　6. 后半规管
7. 匙突及鼓膜张肌腱　8. 耳蜗第二周　9. 耳蜗底周　10. 蜗轴及蜗神经　11. 窗前裂
12. 前庭下神经　13. 单孔　14. 前庭

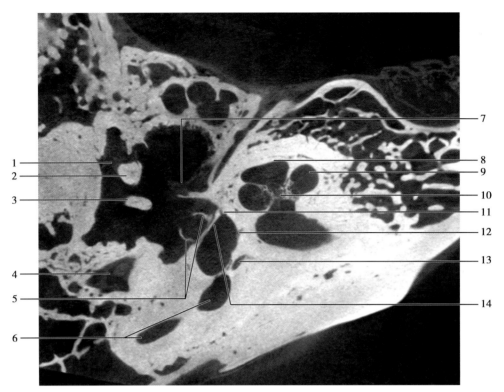

镫骨脚 - 蜗神经孔

1. 鼓室上隐窝　2. 锤骨颈　3. 砧骨长脚　4. 面神经垂直段　5. 镫骨前 - 后脚　6. 后半规管
7. 匙突及鼓膜张肌腱　8. 耳蜗第二周　9. 耳蜗底周　10. 蜗轴及蜗神经　11. 窗前裂
12. 前庭下神经　13. 单孔　14. 前庭窗下缘处鼓岬

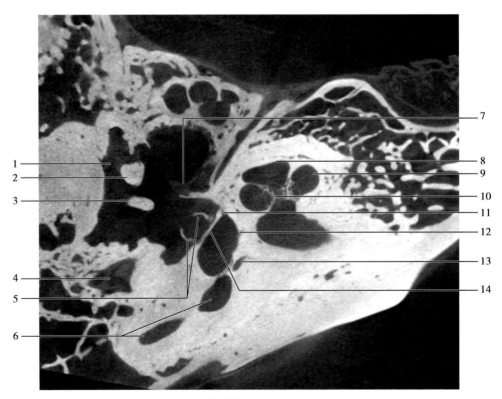

镫骨脚 - 蜗神经孔

1. 鼓室上隐窝　2. 锤骨颈　3. 砧骨长脚　4. 面神经垂直段　5. 镫骨前 - 后脚　6. 后半规管
7. 匙突及鼓膜张肌腱　8. 耳蜗第二周　9. 耳蜗底周　10. 蜗轴及蜗神经　11. 窗前裂
12. 前庭下神经　13. 单孔　14. 鼓岬

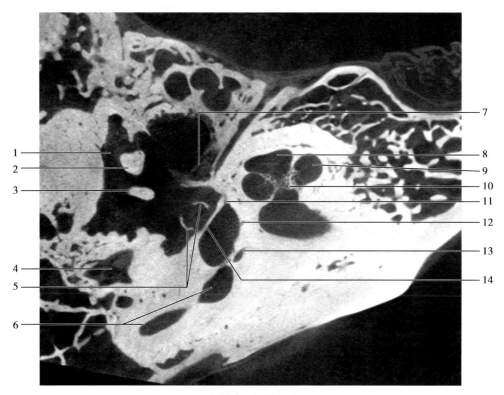

镫骨脚 - 蜗神经孔

1. 鼓室上隐窝　2. 锤骨颈　3. 砧骨长脚　4. 面神经垂直段　5. 镫骨前 - 后脚　6. 后半规管
7. 鼓膜张肌　8. 耳蜗第二周　9. 耳蜗底周　10. 蜗轴及蜗神经　11. 窗前裂
12. 前庭下神经　13. 单孔　14. 鼓岬

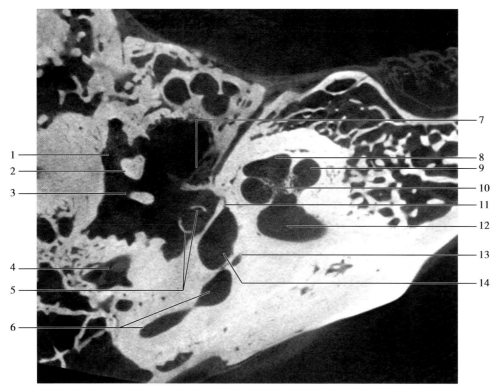

镫骨脚 - 蜗神经孔

1. 鼓室上隐窝　2. 锤骨颈　3. 砧骨长脚　4. 面神经垂直段　5. 镫骨前 - 后脚　6. 后半规管
7. 鼓膜张肌　8. 耳蜗第二周　9. 耳蜗底周　10. 蜗轴及蜗神经　11. 窗前裂
12. 内耳道　13. 单孔　14. 前庭

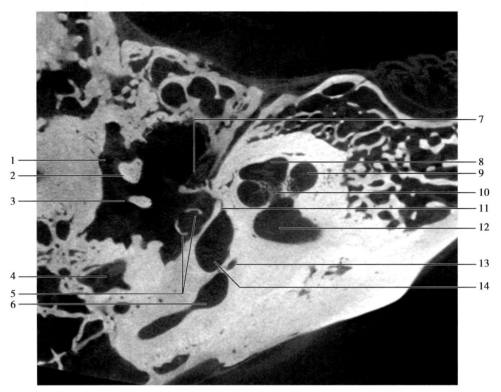

镫骨脚 - 蜗神经孔

1. 鼓室上隐窝　2. 锤骨颈　3. 砧骨长脚　4. 面神经垂直段　5. 镫骨前 - 后脚　6. 后半规管壶腹
7. 鼓膜张肌　8. 耳蜗第二周　9. 耳蜗底周　10. 蜗轴及蜗神经　11. 窗前裂
12. 内耳道　13. 单孔　14. 前庭

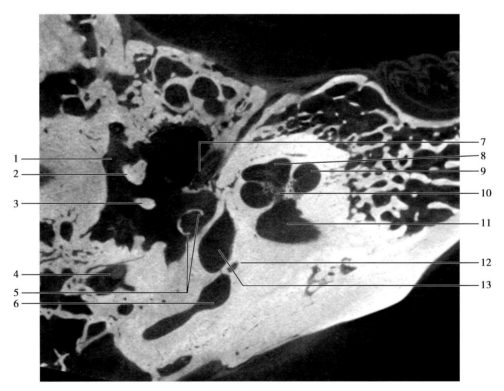

镫骨脚 - 蜗神经孔

1. 鼓室上隐窝　2. 锤骨颈　3. 砧骨长脚　4. 面神经垂直段　5. 镫骨前 - 后脚　6. 后半规管壶腹
7. 鼓膜张肌　8. 耳蜗第二周　9. 耳蜗底周　10. 蜗轴及蜗神经　11. 内耳道　12. 单孔　13. 前庭

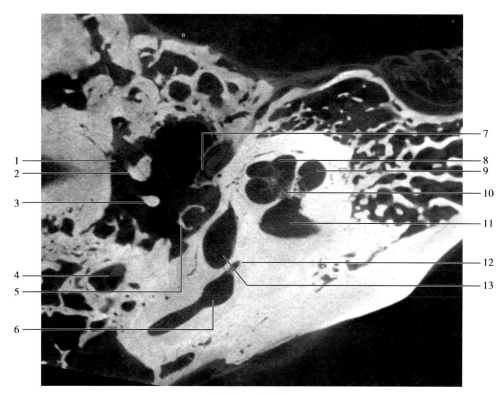

镫骨脚 - 蜗神经孔

1. 鼓室上隐窝　2. 锤骨颈　3. 砧骨长脚　4. 面神经垂直段　5. 镫骨弓　6. 后半规管壶腹　7. 鼓膜张肌
8. 耳蜗第二周　9. 耳蜗底周　10. 蜗轴及蜗神经　11. 内耳道　12. 单孔　13. 前庭

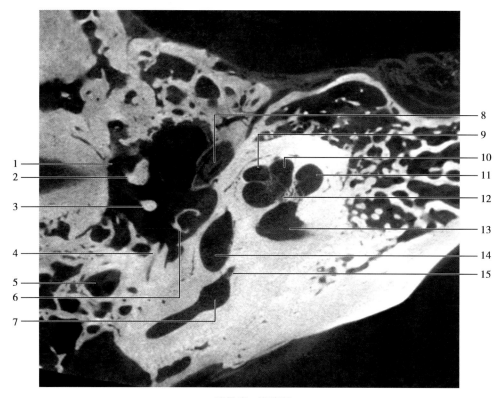

镫骨脚 - 锥隆起

1. 鼓室上隐窝　2. 锤骨颈　3. 砧骨长脚　4. 锥隆起及面神经镫骨肌支　5. 面神经垂直段　6. 镫骨弓
7. 后半规管壶腹　8. 鼓膜张肌　9. 耳蜗第三周　10. 耳蜗第二周　11. 耳蜗底周
12. 蜗轴及蜗神经　13. 内耳道　14. 前庭　15. 单孔

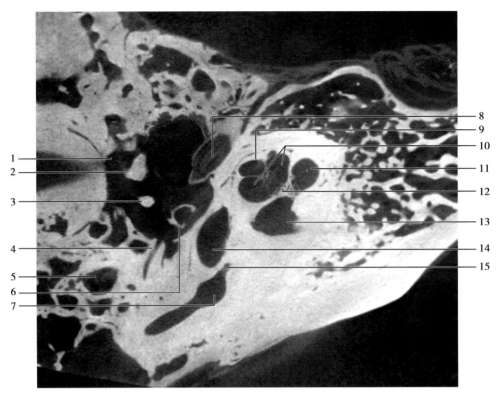

镫骨脚 - 锥隆起

1. 鼓室上隐窝　2. 锤骨颈　3. 砧骨长脚　4. 锥隆起及面神经镫骨肌支　5. 面神经垂直段　6. 镫骨
7. 后半规管壶腹　8. 鼓膜张肌　9. 耳蜗第三周　10. 耳蜗第二周　11. 耳蜗底周
12. 蜗轴及蜗神经　13. 内耳道　14. 前庭　15. 单孔

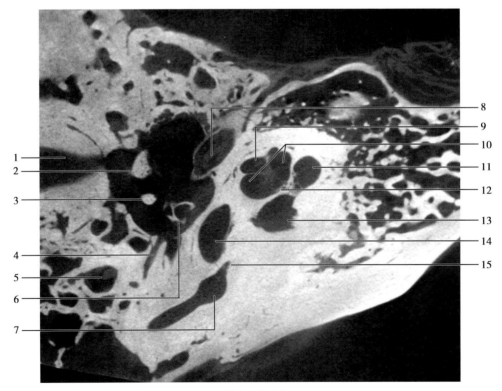

镫骨脚 - 锥隆起

1. 外耳道　2. 锤骨柄　3. 砧骨长脚　4. 锥隆起及面神经镫骨肌支　5. 面神经垂直段　6. 镫骨
7. 后半规管壶腹　8. 鼓膜张肌　9. 耳蜗第三周　10. 耳蜗第二周　11. 耳蜗底周
12. 蜗轴及蜗神经　13. 内耳道　14. 前庭　15. 单孔

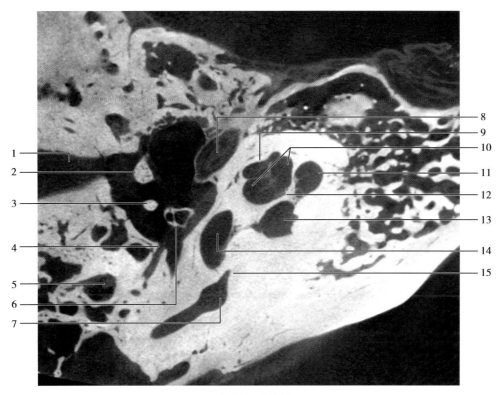

镫骨颈 - 锥隆起

1. 外耳道　2. 锤骨柄　3. 砧骨长脚　4. 锥隆起及面神经镫骨肌支　5. 面神经垂直段　6. 镫骨颈
7. 后半规管壶腹　8. 鼓膜张肌　9. 耳蜗第三周　10. 耳蜗第二周　11. 耳蜗底周
12. 蜗轴及蜗神经　13. 内耳道　14. 前庭　15. 单孔

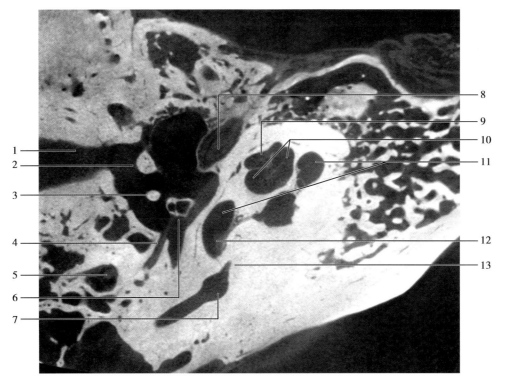

镫骨颈 - 锥隆起

1. 外耳道　2. 锤骨柄　3. 砧骨长脚　4. 锥隆起及面神经镫骨肌支　5. 面神经垂直段　6. 镫骨颈
7. 后半规管壶腹　8. 鼓膜张肌　9. 耳蜗第三周　10. 耳蜗第二周
11. 耳蜗底周　12. 前庭　13. 单孔

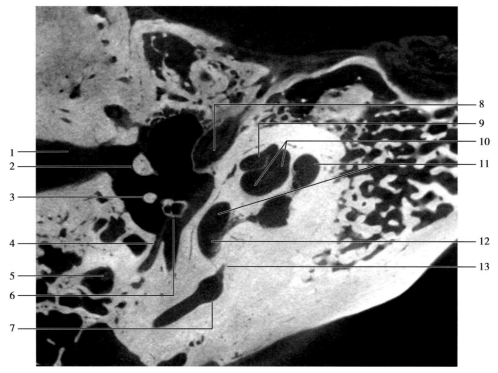

镫骨颈 - 锥隆起

1. 外耳道　2. 锤骨柄　3. 砧骨长脚　4. 锥隆起及面神经镫骨肌支　5. 面神经垂直段　6. 镫骨颈
7. 后半规管壶腹　8. 鼓膜张肌　9. 耳蜗第三周　10. 耳蜗第二周　11. 耳蜗底周　12. 前庭　13. 单孔

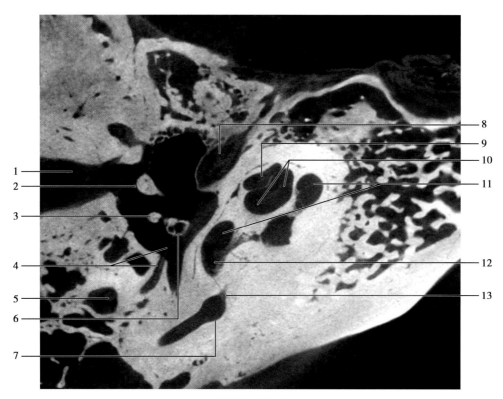

镫骨颈 - 锥隆起

1. 外耳道　2. 锤骨柄　3. 砧骨长脚　4. 锥隆起及面神经镫骨肌支　5. 面神经垂直段　6. 镫骨颈
7. 后半规管壶腹　8. 鼓膜张肌　9. 耳蜗第三周　10. 耳蜗第二周　11. 耳蜗底周　12. 前庭　13. 单孔

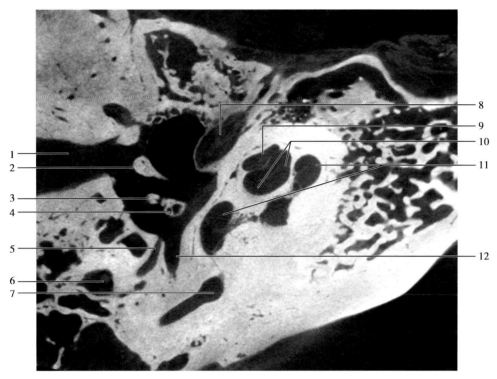

镫骨头 - 锥隆起

1. 外耳道　2. 锤骨柄　3. 砧骨长脚　4. 镫骨头　5. 锥隆起及面神经镫骨肌支　6. 面神经垂直段
7. 后半规管壶腹　8. 鼓膜张肌　9. 耳蜗第三周　10. 耳蜗第二周　11. 耳蜗底周　12. 后鼓室窦

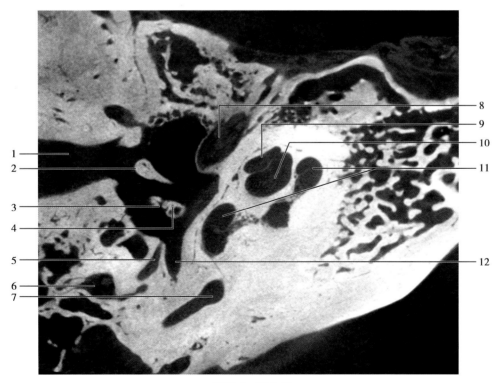

镫骨头 - 锥隆起

1. 外耳道　2. 锤骨柄　3. 豆状突　4. 镫骨头　5. 锥隆起及面神经镫骨肌支　6. 面神经垂直段
7. 后半规管壶腹　8. 鼓膜张肌　9. 耳蜗第三周　10. 耳蜗第二周　11. 耳蜗底周　12. 后鼓室窦

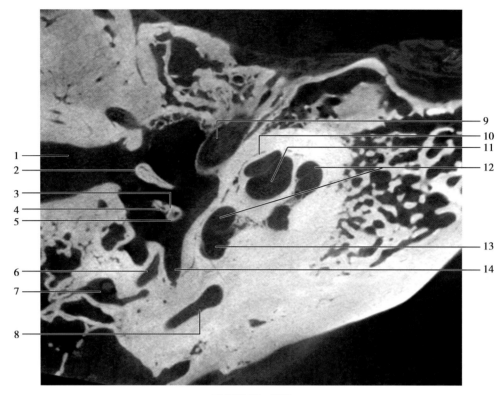

砧镫关节 - 蜗窗

1. 外耳道　2. 锤骨柄　3. 砧镫关节　4. 豆状突　5. 镫骨头　6. 锥隆起　7. 面神经垂直段　8. 后半规管
9. 鼓膜张肌　10. 耳蜗第三周　11. 耳蜗第二周　12. 耳蜗底周　13. 蜗窗　14. 后鼓室窦

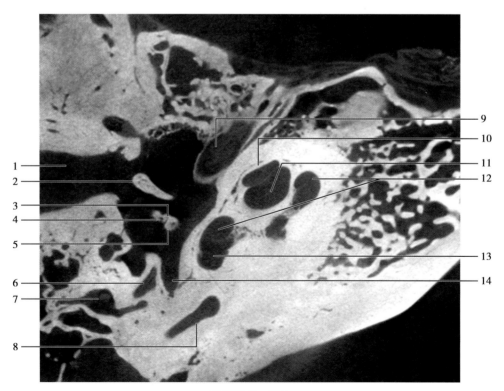

砧镫关节 - 蜗窗

1. 外耳道　2. 锤骨柄　3. 砧镫关节　4. 豆状突　5. 镫骨头　6. 锥隆起　7. 面神经垂直段　8. 后半规管
9. 鼓膜张肌　10. 耳蜗第三周　11. 耳蜗第二周　12. 耳蜗底周　13. 蜗窗　14. 后鼓室窦

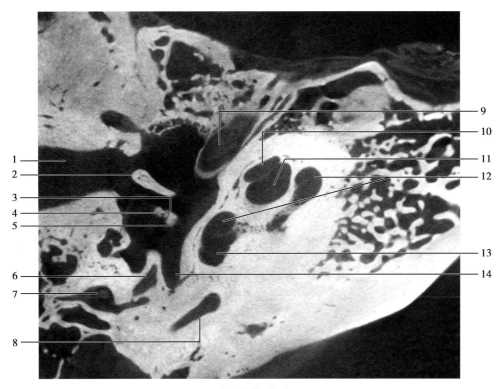

砧镫关节 - 蜗窗

1. 外耳道　2. 锤骨柄　3. 砧镫关节　4. 豆状突　5. 镫骨头　6. 锥隆起　7. 面神经垂直段　8. 后半规管
9. 鼓膜张肌　10. 耳蜗第三周　11. 耳蜗第二周　12. 耳蜗底周　13. 蜗窗　14. 后鼓室窦

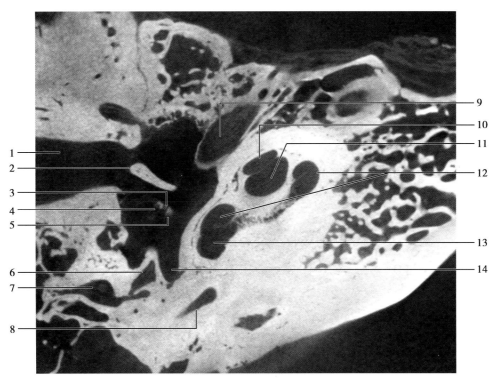

砧镫关节 - 蜗窗

1. 外耳道　2. 锤骨柄　3. 砧镫关节　4. 豆状突　5. 镫骨头　6. 锥隆起　7. 面神经垂直段　8. 后半规管
9. 鼓膜张肌　10. 耳蜗第三周　11. 耳蜗第二周　12. 耳蜗底周　13. 蜗窗　14. 后鼓室窦

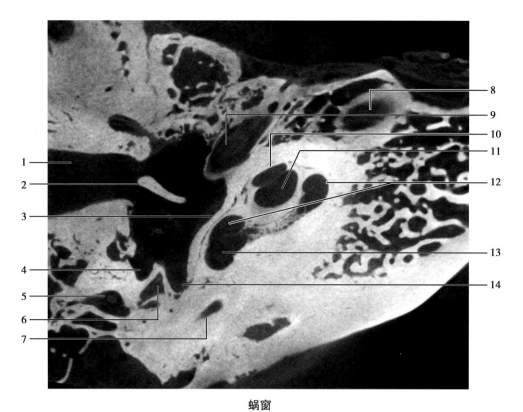

蜗窗

1. 外耳道　2. 锤骨柄　3. 鼓岬　4. 面神经隐窝　5. 面神经垂直段　6. 锥隆起　7. 后半规管　8. 颈动脉管
9. 鼓膜张肌　10. 耳蜗第三周　11. 耳蜗第二周　12. 耳蜗底周　13. 蜗窗　14. 后鼓室窦

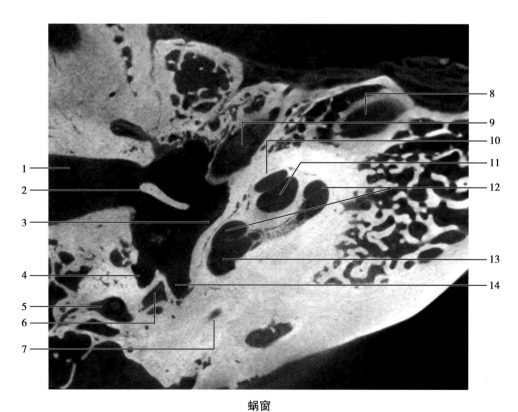

蜗窗

1. 外耳道　2. 锤骨柄　3. 鼓岬　4. 面神经隐窝　5. 面神经垂直段　6. 锥隆起　7. 后半规管　8. 颈动脉管
9. 鼓膜张肌　10. 耳蜗第三周　11. 耳蜗第二周　12. 耳蜗底周　13. 蜗窗　14. 后鼓室窦

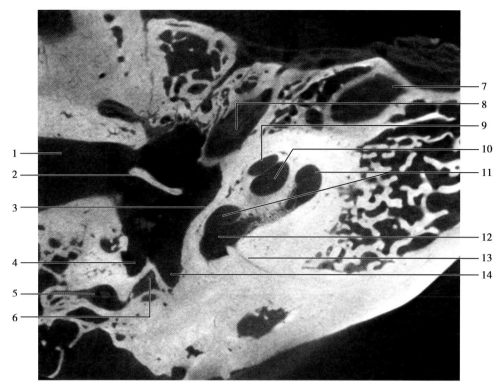

蜗窗 - 蜗水管

1. 外耳道 2. 锤骨柄 3. 鼓岬 4. 面神经隐窝 5. 面神经垂直段 6. 锥隆起 7. 颈动脉管 8. 鼓膜张肌
9. 耳蜗第三周 10. 耳蜗第二周 11. 耳蜗底周 12. 蜗窗 13. 蜗水管 14. 后鼓室窦

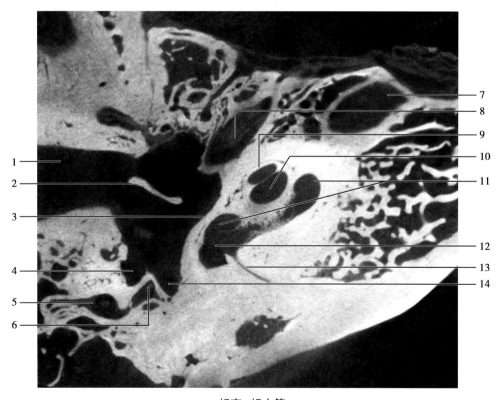

蜗窗 - 蜗水管

1. 外耳道 2. 锤骨柄 3. 鼓岬 4. 面神经隐窝 5. 面神经垂直段 6. 锥隆起 7. 颈动脉管 8. 鼓膜张肌
9. 耳蜗第三周 10. 耳蜗第二周 11. 耳蜗底周 12. 蜗窗 13. 蜗水管 14. 后鼓室窦

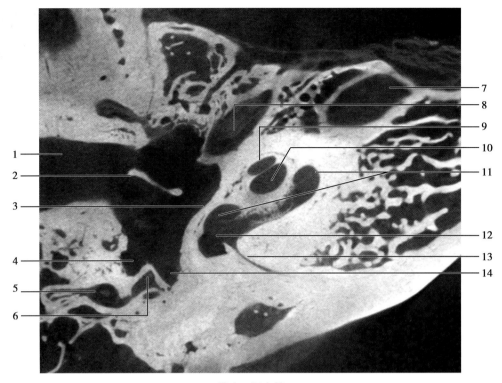

蜗窗 - 蜗水管

1. 外耳道 2. 锤骨柄 3. 鼓岬 4. 面神经隐窝 5. 面神经垂直段 6. 锥隆起（镫骨肌） 7. 颈动脉管
8. 鼓膜张肌 9. 耳蜗第三周 10. 耳蜗第二周 11. 耳蜗底周 12. 蜗窗 13. 蜗水管 14. 后鼓室窦

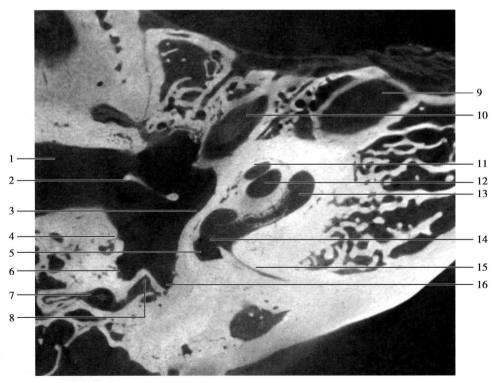

蜗窗 - 蜗水管

1. 外耳道 2. 锤骨柄 3. 鼓岬 4. 鼓索神经 5. 蜗窗龛 6. 面神经隐窝 7. 面神经垂直段
8. 镫骨肌 9. 颈动脉管 10. 鼓膜张肌 11. 耳蜗第三周 12. 耳蜗第二周
13. 耳蜗底周 14. 蜗窗 15. 蜗水管 16. 后鼓室窦

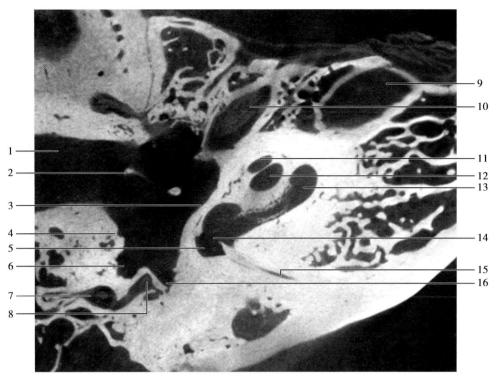

蜗窗 - 蜗窗龛

1. 外耳道　2. 锤骨柄　3. 鼓岬　4. 鼓索神经　5. 蜗窗龛　6. 面神经隐窝　7. 面神经垂直段
8. 镫骨肌　9. 颈动脉管　10. 鼓膜张肌　11. 耳蜗第三周　12. 耳蜗第二周
13. 耳蜗底周　14. 蜗窗　15. 蜗水管　16. 后鼓室窦

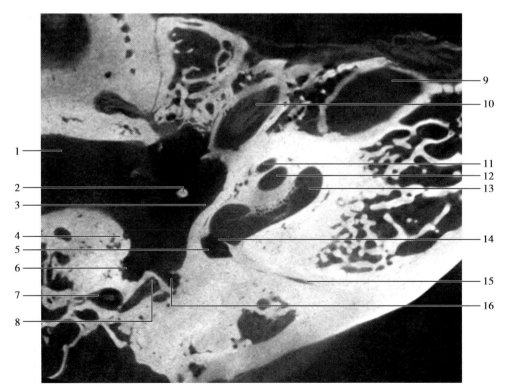

蜗窗 - 蜗窗龛

1. 外耳道　2. 鼓膜脐部　3. 鼓岬　4. 鼓索神经　5. 蜗窗龛　6. 面神经隐窝　7. 面神经垂直段
8. 镫骨肌　9. 颈动脉管　10. 鼓膜张肌　11. 耳蜗第三周　12. 耳蜗第二周
13. 耳蜗底周　14. 蜗窗　15. 蜗水管　16. 后鼓室窦

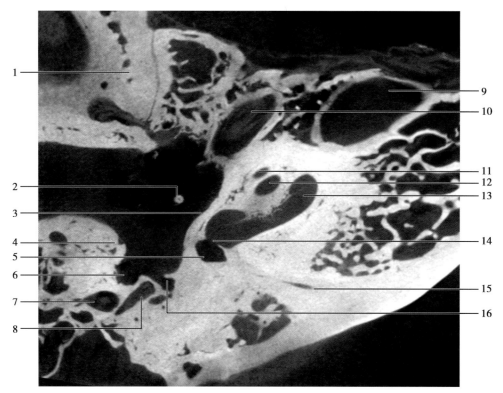

蜗窗 - 蜗窗龛

1. 颞骨鳞部　2. 鼓膜脐部　3. 鼓岬　4. 鼓索神经　5. 蜗窗龛　6. 面神经隐窝　7. 面神经垂直段
8. 镫骨肌　9. 颈动脉管　10. 鼓膜张肌　11. 耳蜗第三周　12. 耳蜗第二周
13. 耳蜗底周　14. 蜗窗　15. 蜗水管　16. 后鼓室窦

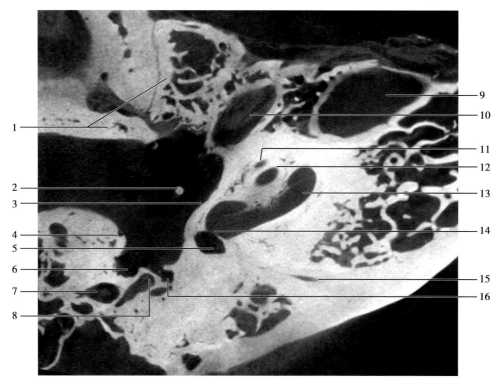

蜗窗 - 蜗窗龛

1. 颞骨鼓部　2. 鼓膜脐部　3. 鼓岬　4. 鼓索神经　5. 蜗窗龛　6. 面神经隐窝　7. 面神经垂直段
8. 镫骨肌　9. 颈动脉管　10. 鼓膜张肌　11. 耳蜗第三周　12. 耳蜗第二周
13. 耳蜗底周　14. 蜗窗　15. 蜗水管　16. 后鼓室窦

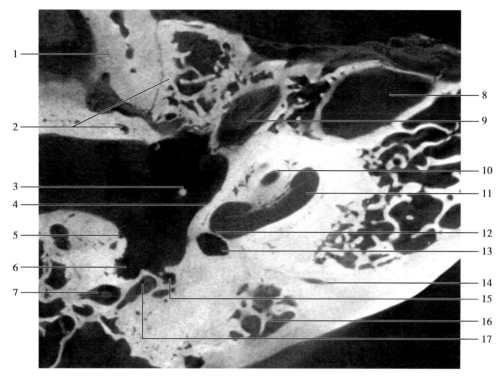

蜗窗龛

1. 颞骨鳞部　2. 颞骨鼓部　3. 鼓膜脐部　4. 鼓岬　5. 鼓索神经　6. 面神经隐窝　7. 面神经垂直段
8. 颈动脉管　9. 鼓膜张肌　10. 耳蜗第二周　11. 耳蜗底周　12. 蜗窗下缘　13. 蜗窗龛
14. 蜗水管　15. 后鼓室窦　16. 颈静脉窝周围气房　17. 镫骨肌

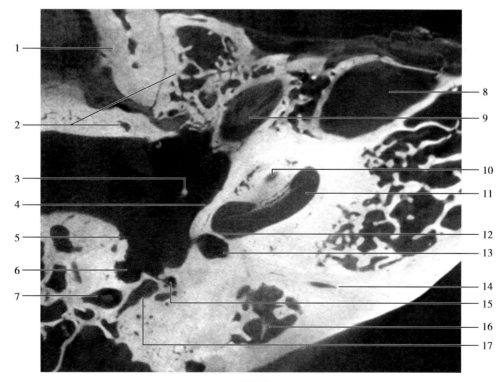

蜗窗龛

1. 颞骨鳞部　2. 颞骨鼓部　3. 鼓膜脐部　4. 鼓岬　5. 鼓索神经　6. 面神经隐窝　7. 面神经垂直段
8. 颈动脉管　9. 鼓膜张肌　10. 耳蜗第二周　11. 耳蜗底周　12. 蜗窗下缘　13. 蜗窗龛
14. 蜗水管　15. 后鼓室窦　16. 颈静脉窝周围气房　17. 镫骨肌

53

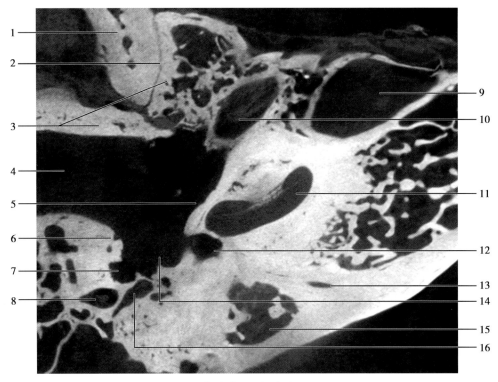

蜗窗龛 - 耳蜗底周

1. 颞骨鳞部　2. 鼓鳞裂　3. 颞骨鼓部　4. 外耳道　5. 鼓岬　6. 鼓索神经　7. 面神经隐窝
8. 面神经垂直段　9. 颈动脉管　10. 鼓膜张肌　11. 耳蜗底周　12. 蜗窗龛　13. 蜗水管
14. 后鼓室窦　15. 颈静脉窝周围气房　16. 镫骨肌

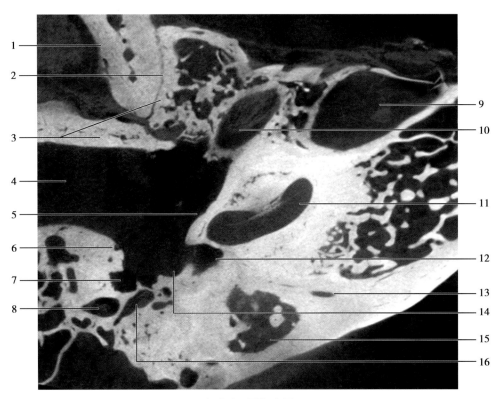

蜗窗龛 - 耳蜗底周

1. 颞骨鳞部　2. 鼓鳞裂　3. 颞骨鼓部　4. 外耳道　5. 鼓岬　6. 鼓索神经　7. 面神经隐窝
8. 面神经垂直段　9. 颈动脉管　10. 鼓膜张肌　11. 耳蜗底周　12. 蜗窗龛　13. 蜗水管
14. 后鼓室窦　15. 颈静脉窝周围气房　16. 镫骨肌

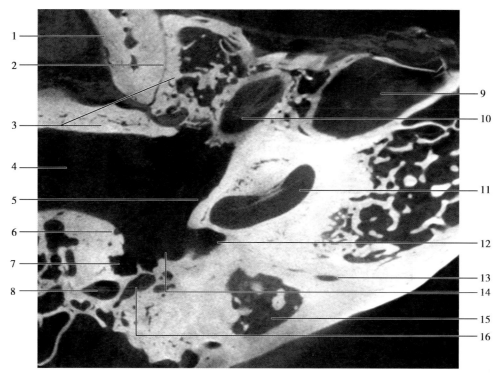

蜗窗龛 - 耳蜗底周

1. 颞骨鳞部　2. 鼓鳞裂　3. 颞骨鼓部　4. 外耳道　5. 鼓岬　6. 鼓索神经　7. 面神经隐窝
8. 面神经垂直段　9. 颈动脉管　10. 鼓膜张肌　11. 耳蜗底周　12. 蜗窗龛　13. 蜗水管
14. 后鼓室窦　15. 颈静脉窝周围气房　16. 镫骨肌

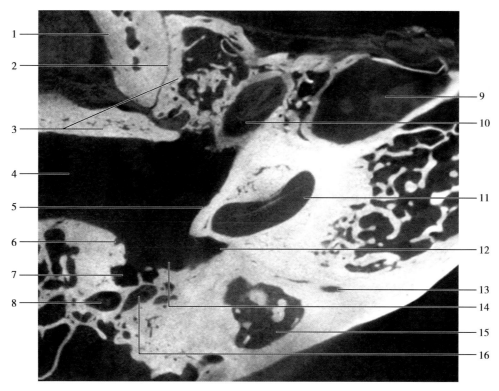

蜗窗龛 - 耳蜗底周

1. 颞骨鳞部　2. 鼓鳞裂　3. 颞骨鼓部　4. 外耳道　5. 鼓岬　6. 鼓索神经　7. 面神经隐窝
8. 面神经垂直段　9. 颈动脉管　10. 鼓膜张肌　11. 耳蜗底周　12. 蜗窗龛　13. 蜗水管
14. 后鼓室窦　15. 颈静脉窝周围气房　16. 镫骨肌

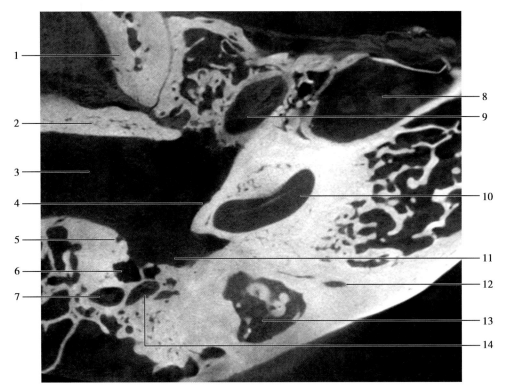

耳蜗底周

1.颞骨鳞部 2.颞骨鼓部 3.外耳道 4.鼓岬 5.鼓索神经 6.面神经隐窝 7.面神经垂直段 8.颈动脉管 9.鼓膜张肌 10.耳蜗底周 11.后鼓室 12.蜗水管 13.颈静脉窝周围气房 14.镫骨肌

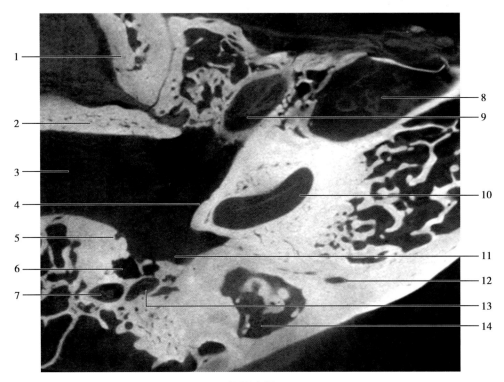

耳蜗底周

1.颞骨鳞部 2.颞骨鼓部 3.外耳道 4.鼓岬 5.鼓索神经 6.面神经隐窝 7.面神经垂直段 8.颈动脉管 9.鼓膜张肌 10.耳蜗底周 11.后鼓室 12.蜗水管 13.镫骨肌 14.颈静脉窝周围气房

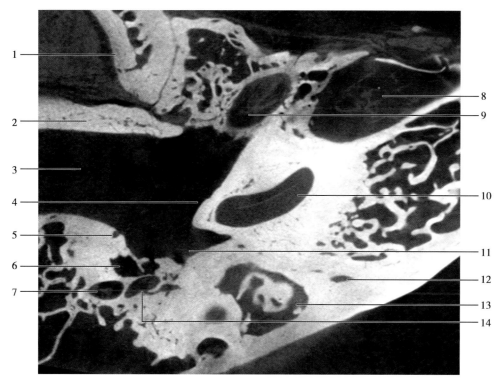

耳蜗底周

1. 颞骨鳞部　2. 颞骨鼓部　3. 外耳道　4. 鼓岬　5. 鼓索神经　6. 面神经隐窝　7. 面神经垂直段　8. 颈动脉管
9. 鼓膜张肌　10. 耳蜗底周　11. 后鼓室　12. 蜗水管　13. 颈静脉窝周围气房　14. 镫骨肌

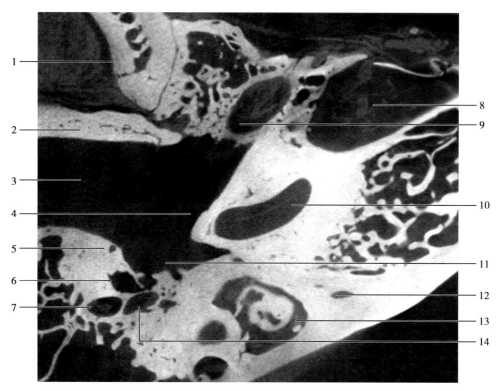

耳蜗底周

1. 颞骨鳞部　2. 颞骨鼓部　3. 外耳道　4. 鼓岬　5. 鼓索神经　6. 面神经隐窝　7. 面神经垂直段　8. 颈动脉管
9. 鼓膜张肌　10. 耳蜗底周　11. 后鼓室　12. 蜗水管　13. 颈静脉窝周围气房　14. 镫骨肌

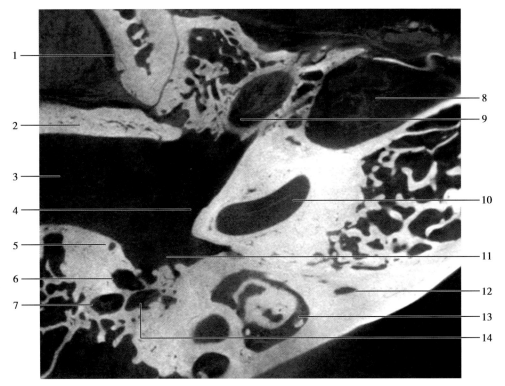

耳蜗底周

1. 颞骨鳞部　2. 颞骨鼓部　3. 外耳道　4. 鼓岬　5. 鼓索神经　6. 面神经隐窝　7. 面神经垂直段　8. 颈动脉管
9. 鼓膜张肌　10. 耳蜗底周　11. 后鼓室　12. 蜗水管　13. 颈静脉窝周围气房　14. 镫骨肌

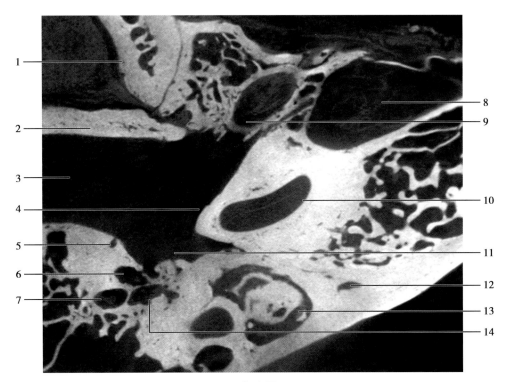

耳蜗底周

1. 颞骨鳞部　2. 颞骨鼓部　3. 外耳道　4. 鼓岬　5. 鼓索神经　6. 面神经隐窝　7. 面神经垂直段　8. 颈动脉管
9. 鼓膜张肌　10. 耳蜗底周　11. 后鼓室　12. 蜗水管　13. 颈静脉窝周围气房　14. 镫骨肌

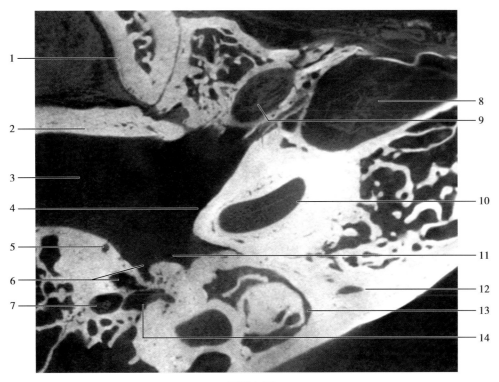

耳蜗底周

1. 颞骨鳞部 2. 颞骨鼓部 3. 外耳道 4. 鼓岬 5. 鼓索神经 6. 面神经隐窝 7. 面神经垂直段 8. 颈动脉管
9. 鼓膜张肌 10. 耳蜗底周 11. 后鼓室 12. 蜗水管 13. 颈静脉窝周围气房 14. 镫骨肌

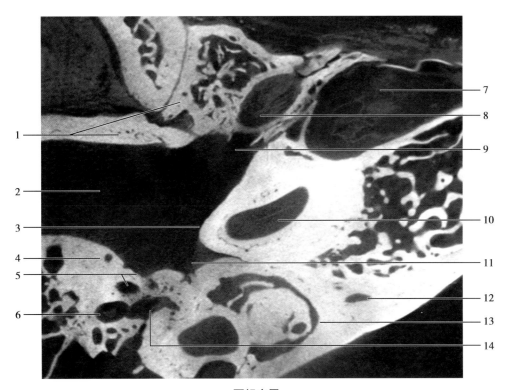

耳蜗底周

1. 颞骨鼓部 2. 外耳道 3. 鼓岬 4. 鼓索神经 5. 面神经隐窝 6. 面神经垂直段 7. 颈动脉管 8. 鼓膜张肌
9. 前鼓室 10. 耳蜗底周 11. 后鼓室 12. 蜗水管 13. 颈静脉窝周围气房 14. 镫骨肌

59

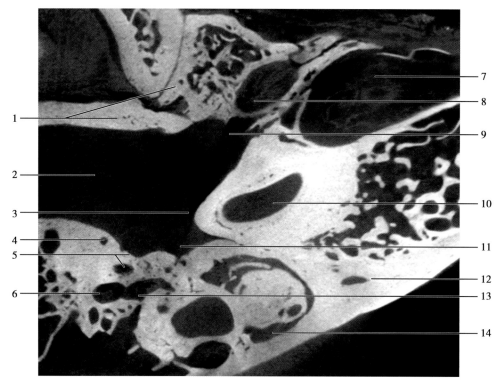

耳蜗底周

1. 颞骨鼓部　2. 外耳道　3. 鼓岬　4. 鼓索神经　5. 面神经隐窝　6. 面神经垂直段　7. 颈动脉管　8. 鼓膜张肌
9. 前鼓室　10. 耳蜗底周　11. 后鼓室　12. 蜗水管　13. 镫骨肌　14. 颈静脉窝周围气房

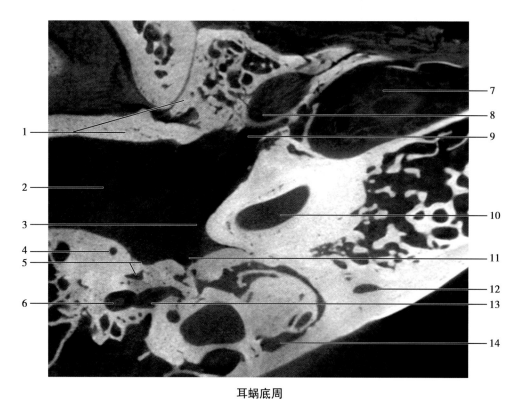

耳蜗底周

1. 颞骨鼓部　2. 外耳道　3. 鼓岬　4. 鼓索神经　5. 面神经隐窝　6. 面神经垂直段　7. 颈动脉管　8. 鼓膜张肌
9. 前鼓室及咽鼓管鼓室口　10. 耳蜗底周　11. 后鼓室　12. 蜗水管　13. 镫骨肌　14. 颈静脉窝周围气房

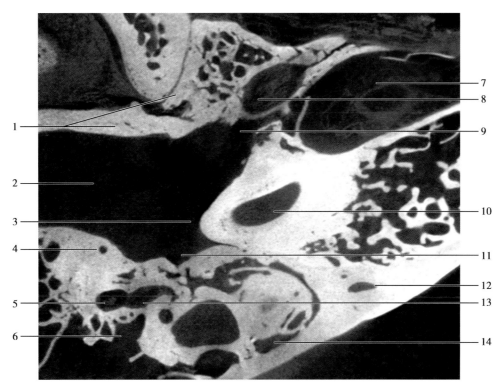

耳蜗底周

1. 颞骨鼓部　2. 外耳道　3. 鼓岬　4. 鼓索神经　5. 面神经垂直段　6. 面（神经）后气房　7. 颈动脉管
8. 鼓膜张肌　9. 前鼓室及咽鼓管鼓室口　10. 耳蜗底周　11. 后鼓室　12. 蜗水管
13. 镫骨肌　14. 颈静脉窝周围气房

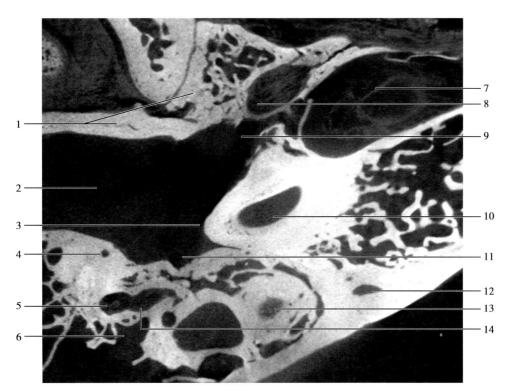

耳蜗底周

1. 颞骨鼓部　2. 外耳道　3. 鼓岬　4. 鼓索神经　5. 面神经垂直段　6. 面（神经）后气房　7. 颈动脉管
8. 鼓膜张肌　9. 前鼓室及咽鼓管鼓室口　10. 耳蜗底周　11. 后鼓室
12. 蜗水管　13. 颈静脉窝　14. 镫骨肌

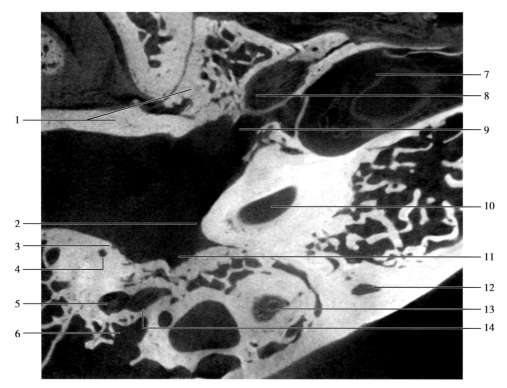

耳蜗底周 - 鼓沟

1. 颞骨鼓部　2. 鼓岬　3. 鼓沟　4. 鼓索神经　5. 面神经垂直段　6. 面后气房　7. 颈动脉管　8. 鼓膜张肌
9. 前鼓室及咽鼓管鼓室口　10. 耳蜗底周　11. 后鼓室　12. 蜗水管　13. 颈静脉窝　14. 镫骨肌

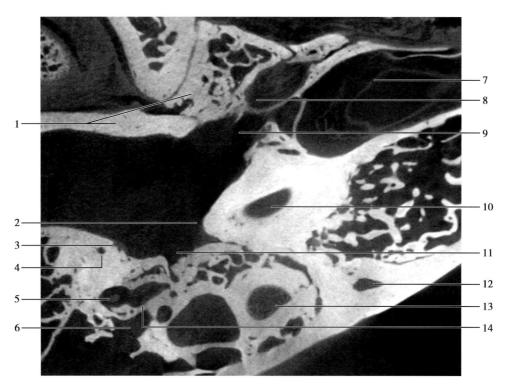

耳蜗底周 - 鼓沟

1. 颞骨鼓部　2. 鼓岬　3. 鼓沟　4. 鼓索神经　5. 面神经垂直段　6. 面后气房　7. 颈动脉管　8. 鼓膜张肌
9. 咽鼓管鼓室口　10. 耳蜗底周　11. 后鼓室　12. 蜗水管　13. 颈静脉窝　14. 镫骨肌

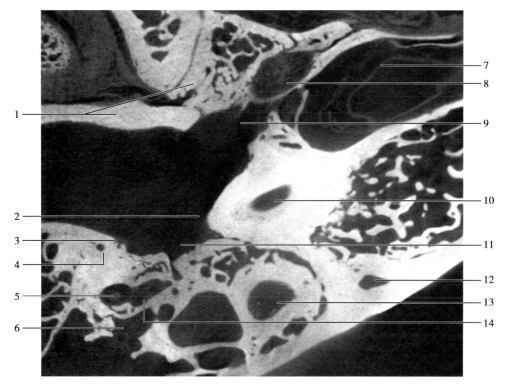

耳蜗底周 - 鼓沟

1. 颞骨鼓部　2. 鼓岬　3. 鼓沟　4. 鼓索神经　5. 面神经垂直段　6. 面后气房　7. 颈动脉管　8. 鼓膜张肌
9. 咽鼓管鼓室口　10. 耳蜗底周　11. 后鼓室　12. 蜗水管　13. 颈静脉窝　14. 镫骨肌

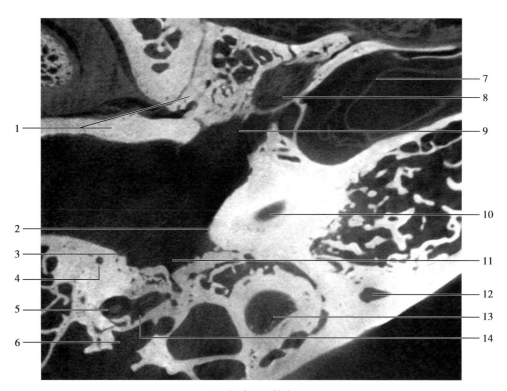

耳蜗底周 - 鼓沟

1. 颞骨鼓部　2. 鼓岬　3. 鼓沟　4. 鼓索神经　5. 面神经垂直段　6. 面后气房　7. 颈动脉管　8. 鼓膜张肌
9. 咽鼓管鼓室口　10. 耳蜗底周　11. 后鼓室　12. 蜗水管　13. 颈静脉窝　14. 镫骨肌

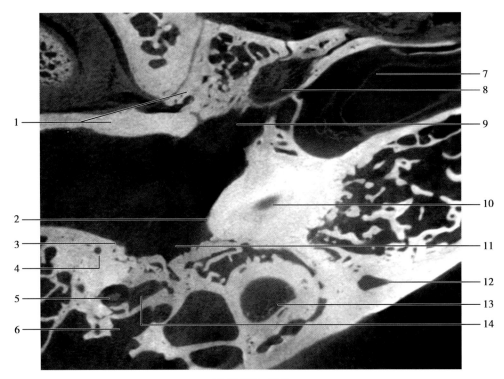

耳蜗底周 - 鼓沟

1. 颞骨鼓部　2. 鼓岬　3. 鼓沟　4. 鼓索神经　5. 面神经垂直段　6. 面后气房　7. 颈动脉管　8. 鼓膜张肌
9. 咽鼓管鼓室口　10. 耳蜗底周　11. 后鼓室　12. 蜗水管　13. 颈静脉窝　14. 镫骨肌

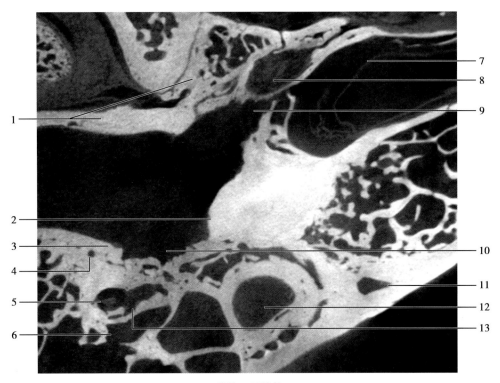

鼓沟 - 咽鼓管

1. 颞骨鼓部　2. 鼓岬　3. 鼓沟　4. 鼓索神经　5. 面神经垂直段　6. 面后气房　7. 颈动脉管
8. 鼓膜张肌　9. 咽鼓管　10. 后鼓室　11. 蜗水管　12. 颈静脉窝　13. 镫骨肌

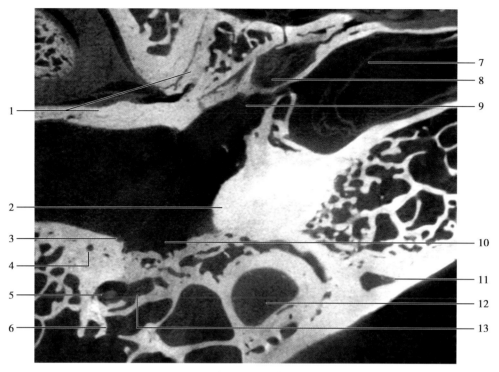

鼓沟 - 咽鼓管

1. 颞骨鼓部 2. 鼓岬 3. 鼓沟 4. 鼓索神经 5. 面神经垂直段 6. 面后气房 7. 颈动脉管
8. 鼓膜张肌 9. 咽鼓管 10. 后鼓室 11. 蜗水管 12. 颈静脉窝 13. 镫骨肌

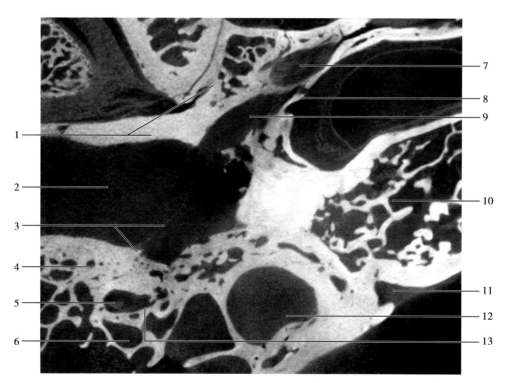

鼓沟 - 咽鼓管

1. 颞骨鼓部 2. 外耳道 3. 鼓沟 4. 鼓索神经 5. 面神经垂直段 6. 面后气房 7. 鼓膜张肌
8. 颈动脉管壁（咽鼓管内侧壁） 9. 咽鼓管 10. 岩部气房 11. 蜗水管（外口）
12. 颈静脉窝 13. 镫骨肌

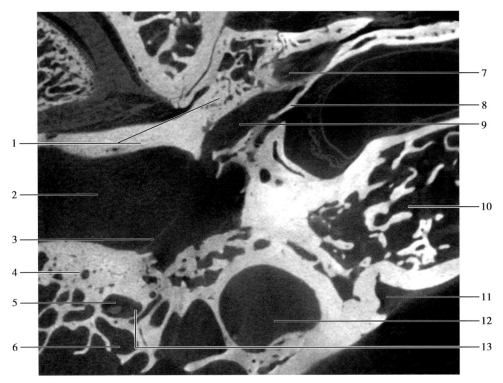

鼓沟 - 咽鼓管

1. 颞骨鼓部　2. 外耳道　3. 鼓沟　4. 鼓索神经　5. 面神经垂直段　6. 面后气房　7. 鼓膜张肌
8. 颈动脉管壁(咽鼓管内侧壁)　9. 咽鼓管　10. 岩部气房　11. 蜗水管(外口)
12. 颈静脉窝　13. 镫骨肌

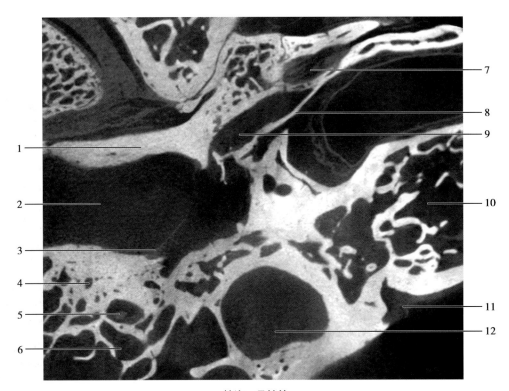

鼓沟 - 咽鼓管

1. 颞骨鼓部　2. 外耳道　3. 鼓沟　4. 鼓索神经　5. 面神经垂直段　6. 面后气房　7. 鼓膜张肌
8. 颈动脉管壁　9. 咽鼓管　10. 岩部气房　11. 颈静脉孔神经部　12. 颈静脉窝

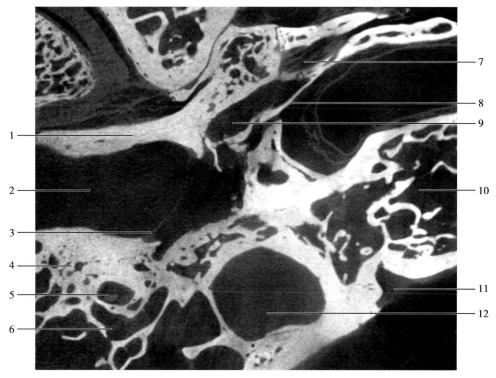

鼓沟 - 咽鼓管

1. 颞骨鼓部 2. 外耳道 3. 鼓沟 4. 鼓索神经 5. 面神经垂直段 6. 面后气房 7. 鼓膜张肌
8. 颈动脉管壁 9. 咽鼓管 10. 岩部气房 11. 颈静脉孔神经部 12. 颈静脉窝

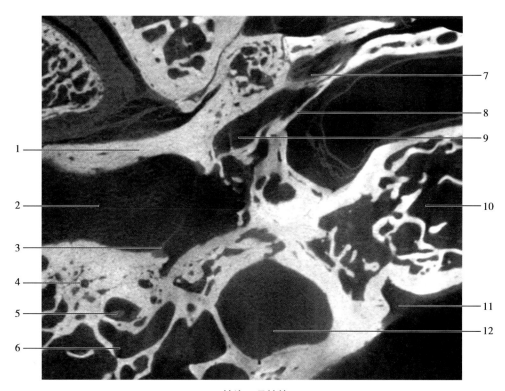

鼓沟 - 咽鼓管

1. 颞骨鼓部 2. 外耳道 3. 鼓沟 4. 鼓索神经 5. 面神经垂直段 6. 面后气房 7. 鼓膜张肌
8. 颈动脉管壁 9. 咽鼓管 10. 岩部气房 11. 颈静脉孔神经部 12. 颈静脉窝

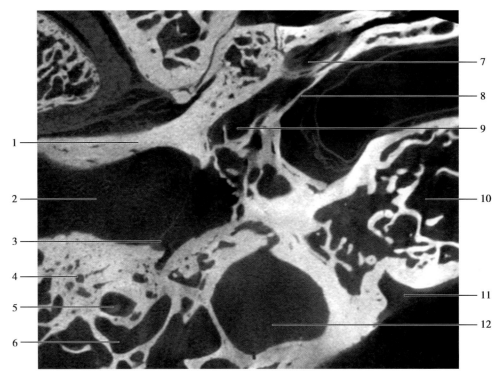

鼓沟 - 咽鼓管

1. 颞骨鼓部　2. 外耳道　3. 鼓沟　4. 鼓索神经　5. 面神经垂直段　6. 面后气房　7. 鼓膜张肌
8. 颈动脉管壁　9. 咽鼓管　10. 岩部气房　11. 颈静脉孔神经部　12. 颈静脉窝

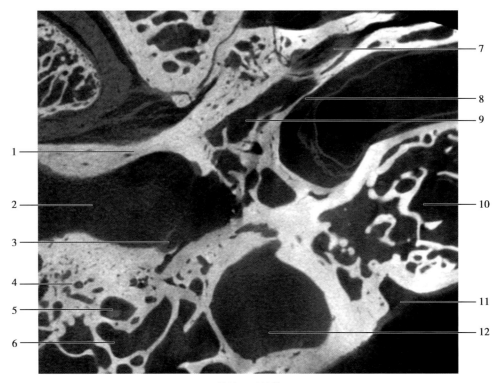

鼓沟 - 咽鼓管

1. 颞骨鼓部　2. 外耳道　3. 鼓沟　4. 鼓索神经　5. 面神经垂直段　6. 面后气房　7. 鼓膜张肌
8. 颈动脉管壁　9. 咽鼓管　10. 岩部气房　11. 颈静脉孔神经部　12. 颈静脉窝

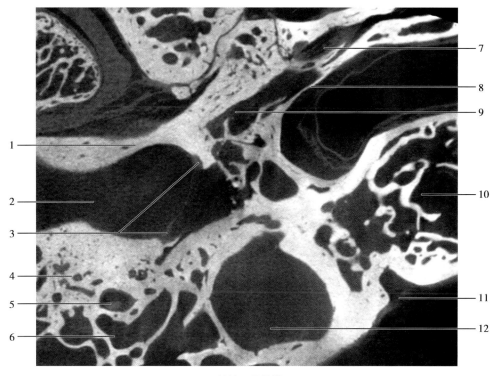

鼓沟 - 咽鼓管

1. 颞骨鼓部　2. 外耳道　3. 鼓沟　4. 鼓索神经　5. 面神经垂直段　6. 面后气房　7. 鼓膜张肌
8. 颈动脉管壁　9. 咽鼓管　10. 岩部气房　11. 颈静脉孔神经部　12. 颈静脉窝

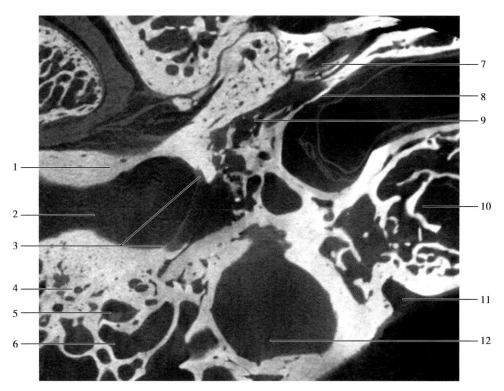

鼓沟 - 咽鼓管

1. 颞骨鼓部　2. 外耳道　3. 鼓沟　4. 鼓索神经　5. 面神经垂直段　6. 面后气房　7. 鼓膜张肌
8. 颈动脉管壁　9. 咽鼓管　10. 岩部气房　11. 颈静脉孔神经部　12. 颈静脉窝

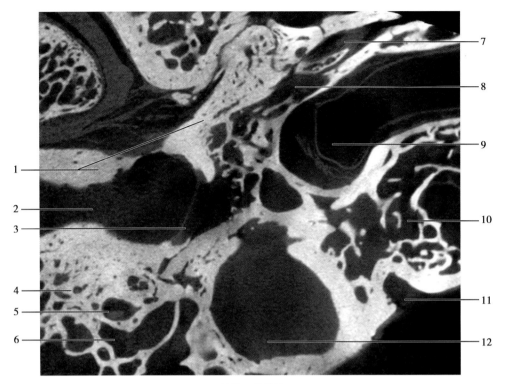

鼓沟 - 咽鼓管

1. 颞骨鼓部　2. 外耳道　3. 鼓沟　4. 鼓索神经　5. 面神经垂直段　6. 面后气房　7. 鼓膜张肌
8. 咽鼓管　9. 颈动脉管　10. 岩部气房　11. 颈静脉孔神经部　12. 颈静脉窝

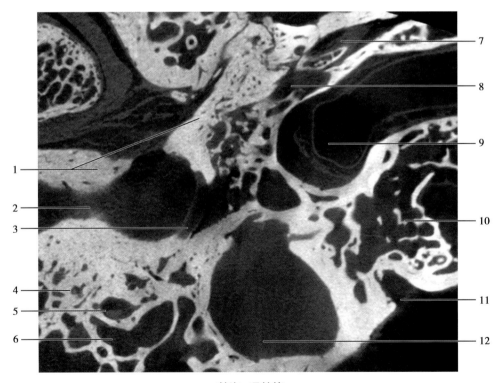

鼓沟 - 咽鼓管

1. 颞骨鼓部　2. 外耳道　3. 鼓沟　4. 鼓索神经　5. 面神经垂直段　6. 面后气房　7. 鼓膜张肌
8. 咽鼓管　9. 颈动脉管　10. 岩部气房　11. 颈静脉孔神经部　12. 颈静脉窝

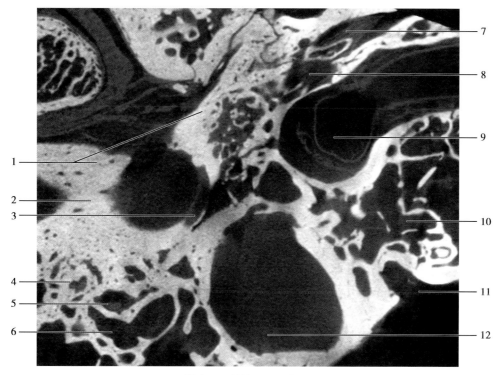

鼓沟 - 咽鼓管 - 外耳道下壁

1. 颞骨鼓部　2. 外耳道下壁　3. 鼓沟　4. 鼓索神经　5. 面神经垂直段　6. 面后气房　7. 鼓膜张肌
8. 咽鼓管　9. 颈动脉管　10. 岩部气房　11. 颈静脉孔神经部　12. 颈静脉窝

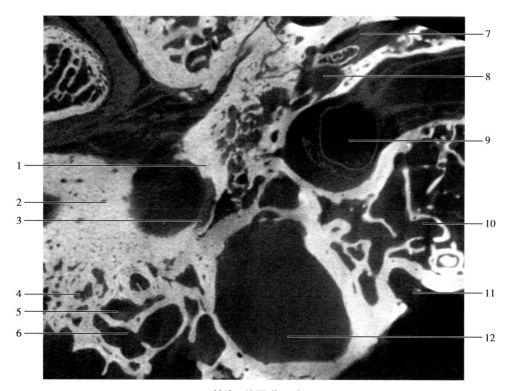

鼓沟 - 外耳道下壁

1. 颞骨鼓部　2. 外耳道下壁　3. 鼓沟　4. 鼓索神经　5. 面神经垂直段　6. 面后气房　7. 鼓膜张肌
8. 咽鼓管　9. 颈动脉管　10. 岩部气房　11. 颈静脉孔神经部　12. 颈静脉窝

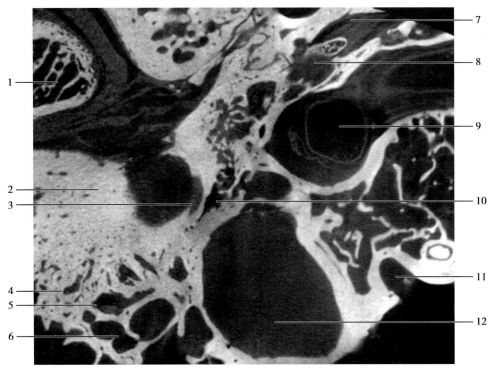

鼓沟 - 外耳道下壁

1. 髁突　2. 外耳道下壁　3. 鼓沟　4. 鼓索神经　5. 面神经垂直段　6. 面后气房　7. 鼓膜张肌　8. 咽鼓管　9. 颈动脉管　10. 下鼓室　11. 颈静脉孔神经部　12. 颈静脉窝

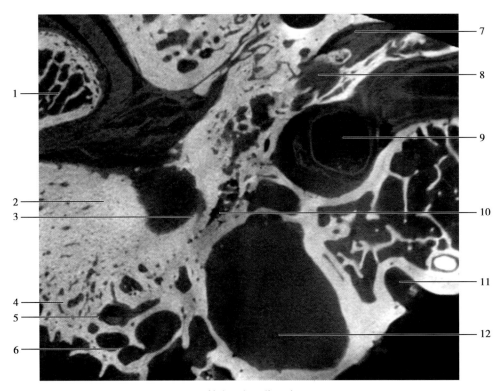

鼓沟 - 外耳道下壁

1. 髁突　2. 外耳道下壁　3. 鼓沟　4. 鼓索神经　5. 面神经垂直段　6. 面后气房　7. 鼓膜张肌　8. 咽鼓管　9. 颈动脉管　10. 下鼓室　11. 颈静脉孔神经部　12. 颈静脉窝

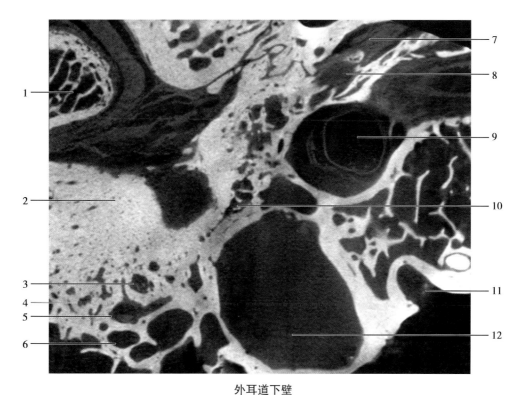

外耳道下壁

1. 髁突　2. 外耳道下壁　3. 茎突　4. 鼓索神经　5. 面神经垂直段　6. 面后气房　7. 鼓膜张肌
8. 咽鼓管　9. 颈动脉管　10. 下鼓室　11. 颈静脉孔神经部　12. 颈静脉窝

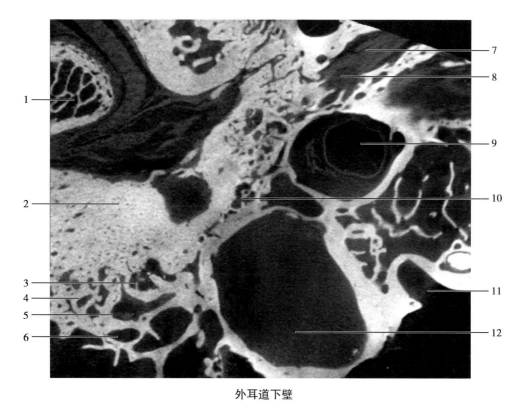

外耳道下壁

1. 髁突　2. 外耳道下壁　3. 茎突　4. 鼓索神经　5. 面神经垂直段　6. 面后气房　7. 鼓膜张肌
8. 咽鼓管　9. 颈动脉管　10. 下鼓室　11. 颈静脉孔神经部　12. 颈静脉窝

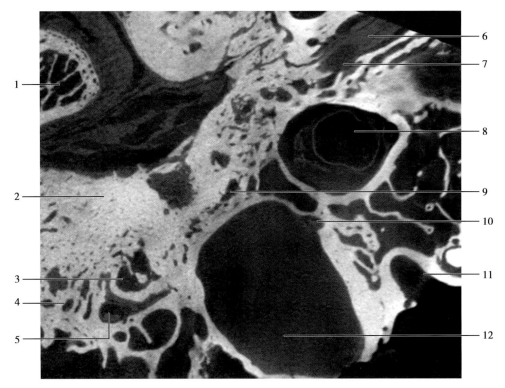

外耳道下壁

1. 髁突 2. 外耳道下壁（颞骨鼓部） 3. 茎突 4. 鼓索神经 5. 面神经垂直段 6. 鼓膜张肌 7. 咽鼓管
8. 颈动脉管 9. 下鼓室 10. 鼓室小管（舌咽神经鼓室支）11. 颈静脉孔神经部 12. 颈静脉窝

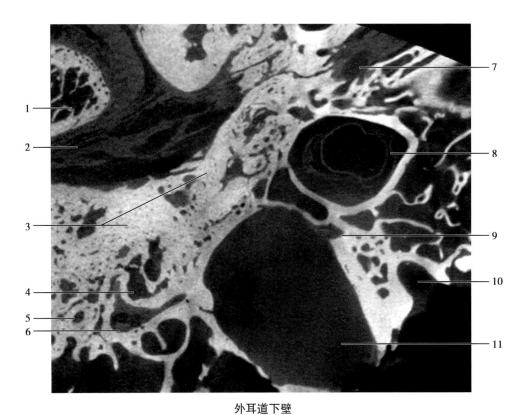

外耳道下壁

1. 髁突 2. 颞下颌关节囊 3. 颞骨鼓部 4. 茎突 5. 鼓索神经 6. 面神经垂直段 7. 咽鼓管
8. 颈动脉管 9. 鼓室小管 10. 颈静脉孔神经部 11. 颈静脉孔血管部

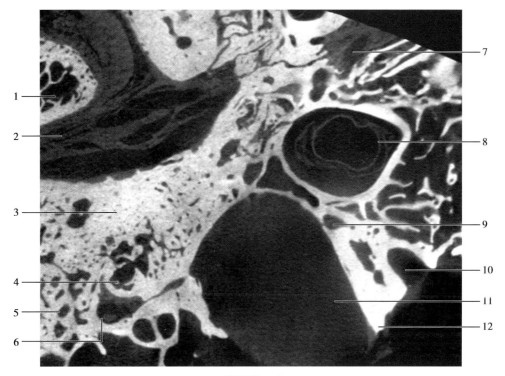

外耳道下壁

1. 髁突　2. 颞下颌关节囊　3. 外耳道下壁（颞骨鼓部）　4. 茎突　5. 鼓索神经　6. 面神经垂直段
7. 咽鼓管　8. 颈动脉管　9. 鼓室小管　10. 颈静脉孔神经部　11. 颈静脉孔血管部　12. 颈静脉间突

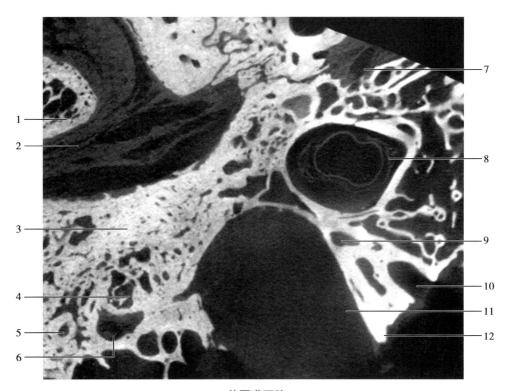

外耳道下壁

1. 髁突　2. 颞下颌关节囊　3. 外耳道下壁　4. 茎突　5. 鼓索神经　6. 面神经垂直段　7. 咽鼓管
8. 颈动脉管　9. 鼓室小管　10. 颈静脉孔神经部　11. 颈静脉孔血管部　12. 颈静脉间突

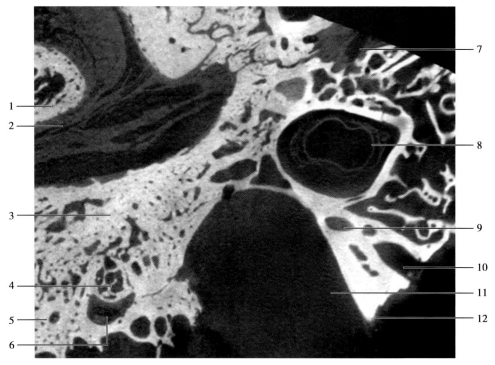

外耳道下壁

1. 髁突　2. 颞下颌关节囊　3. 外耳道下壁　4. 茎突　5. 鼓索神经　6. 面神经垂直段　7. 咽鼓管
8. 颈动脉管　9. 鼓室小管　10. 颈静脉孔神经部　11. 颈静脉孔血管部　12. 颈静脉间突

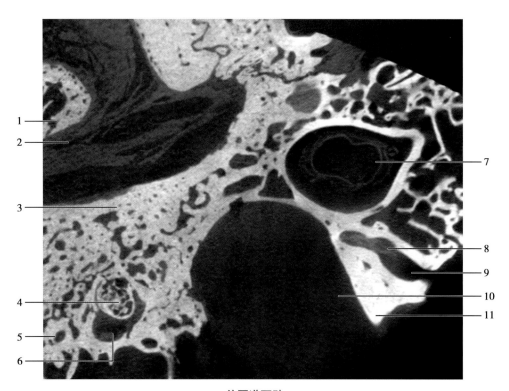

外耳道下壁

1. 髁突　2. 颞下颌关节囊　3. 外耳道下壁　4. 茎突　5. 鼓索神经　6. 面神经垂直段　7. 颈动脉管
8. 鼓室小管　9. 颈静脉孔神经部　10. 颈静脉孔血管部　11. 颈静脉间突

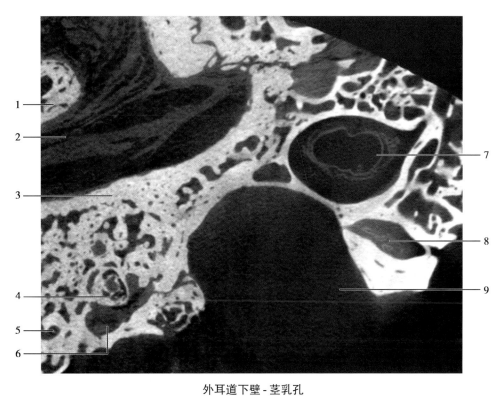

外耳道下壁 - 茎乳孔

1. 下颌颈 2. 颞下颌关节囊 3. 外耳道下壁 4. 茎突 5. 鼓索神经 6. 茎乳孔
7. 颈动脉管 8. 颈静脉孔神经部 9. 颈静脉孔血管部

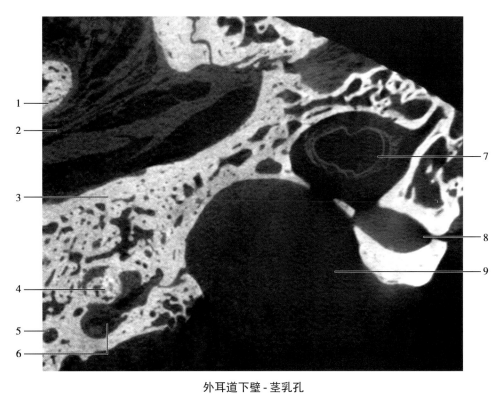

外耳道下壁 - 茎乳孔

1. 下颌颈 2. 颞下颌关节囊 3. 外耳道下壁 4. 茎突 5. 鼓索神经 6. 茎乳孔
7. 颈动脉管 8. 颈静脉孔神经部 9. 颈静脉孔血管部

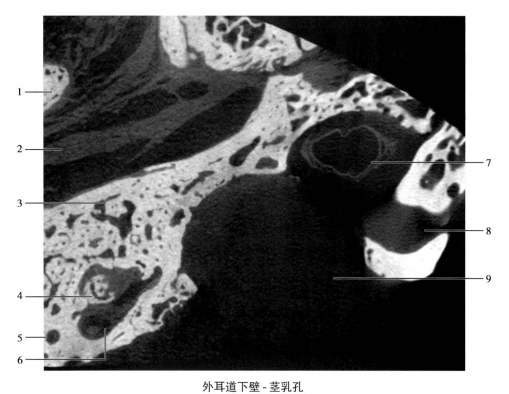

外耳道下壁 - 茎乳孔

1. 下颌颈　2. 颞下颌关节囊　3. 外耳道下壁　4. 茎突　5. 鼓索神经　6. 茎乳孔
7. 颈内动脉　8. 颈静脉孔神经部　9. 颈静脉孔血管部

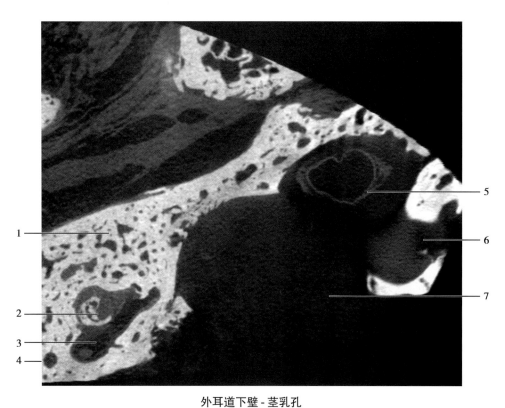

外耳道下壁 - 茎乳孔

1. 外耳道下壁　2. 茎突　3. 茎乳孔　4. 鼓索神经　5. 颈内动脉
6. 颈静脉孔神经部　7. 颈静脉孔血管部

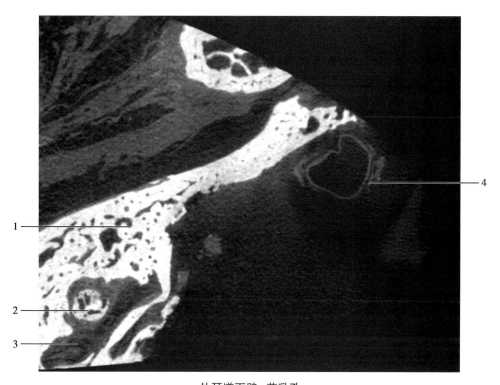

外耳道下壁 - 茎乳孔

1. 外耳道下壁　2. 茎突　3. 茎乳孔　4. 颈内动脉

二、冠状位颞骨显微 CT 的二维结构重建

以下冠状位颞骨显微 CT 的二维结构重建标本为左耳，CT 扫描范围为咽鼓管软骨部至乳突后缘。

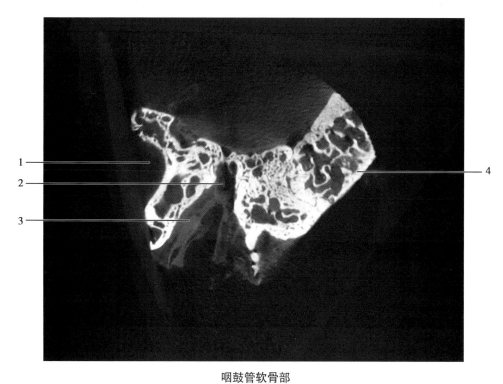

咽鼓管软骨部

1. 颈动脉管　2. 鼓膜张肌半管　3. 咽鼓管软骨部　4. 颞骨鳞部

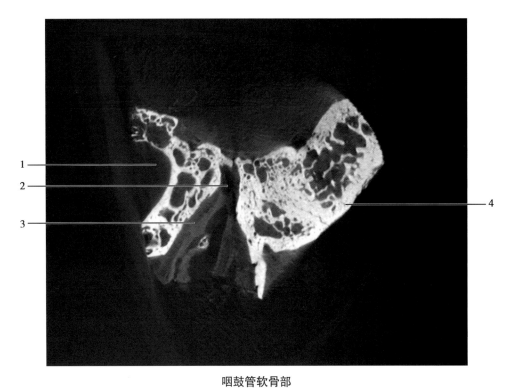

咽鼓管软骨部

1. 颈动脉管　2. 鼓膜张肌半管　3. 咽鼓管软骨部　4. 颞骨鳞部

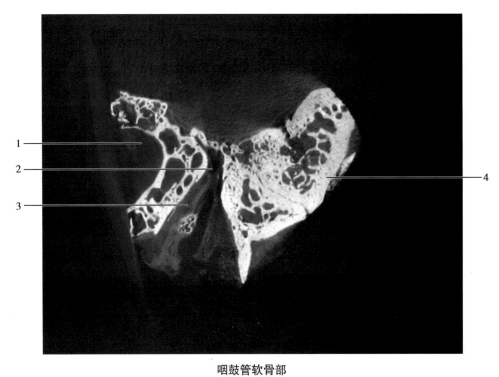

咽鼓管软骨部

1. 颈动脉管　2. 鼓膜张肌半管　3. 咽鼓管软骨部　4. 颞骨鳞部

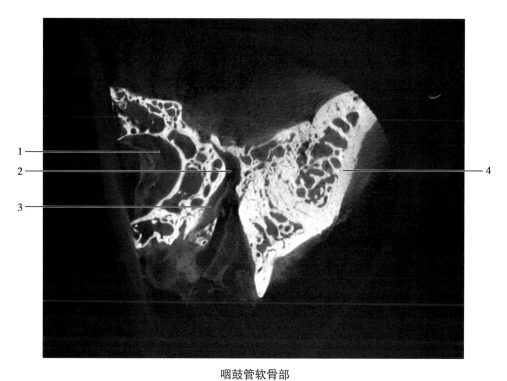

咽鼓管软骨部
1. 颈动脉管　2. 鼓膜张肌半管　3. 咽鼓管软骨部　4. 颞骨鳞部

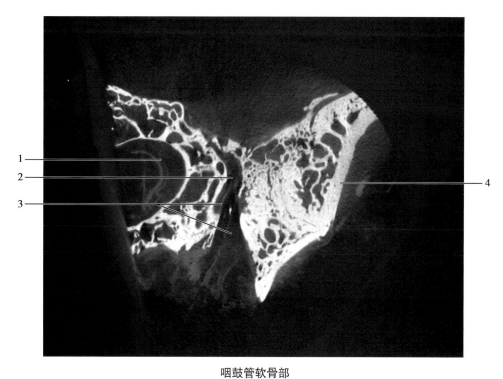

咽鼓管软骨部
1. 颈动脉管　2. 鼓膜张肌半管　3. 咽鼓管软骨部　4. 颞骨鳞部

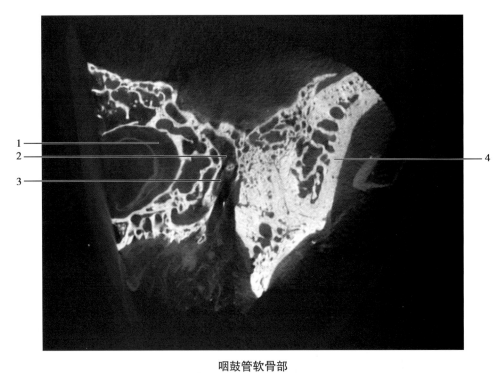

咽鼓管软骨部

1. 颈动脉管　2. 鼓膜张肌半管　3. 咽鼓管软骨部　4. 颞骨鳞部

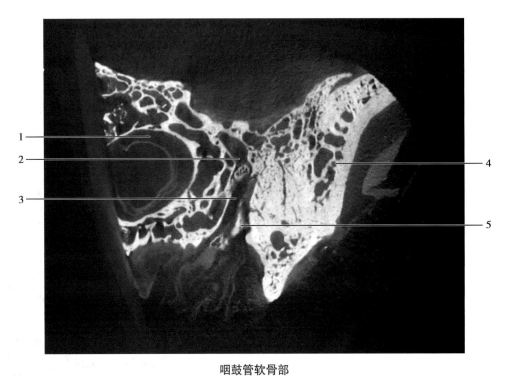

咽鼓管软骨部

1. 颈动脉管　2. 鼓膜张肌　3. 咽鼓管软骨部　4. 颞骨鳞部　5. 颞骨鼓部

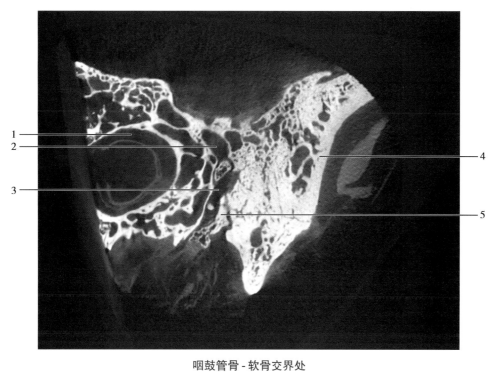

咽鼓管骨 - 软骨交界处

1. 颈动脉管　2. 鼓膜张肌　3. 咽鼓管软骨 - 骨部交界处　4. 颞骨鳞部　5. 颞骨鼓部

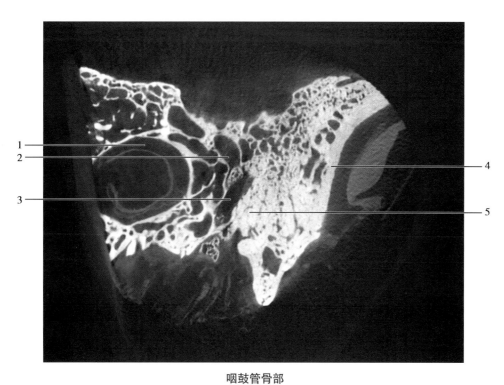

咽鼓管骨部

1. 颈动脉管　2. 鼓膜张肌　3. 咽鼓管　4. 颞骨鳞部　5. 颞骨鼓部

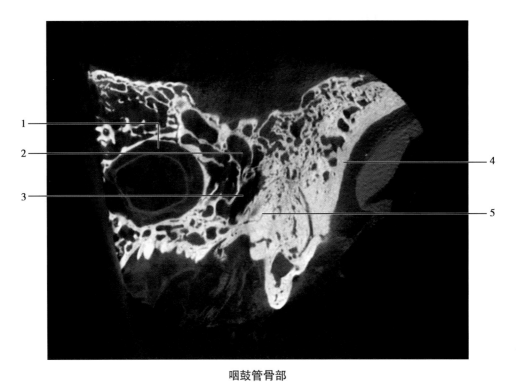

咽鼓管骨部
1. 颈动脉管 2. 鼓膜张肌 3. 咽鼓管 4. 颞骨鳞部 5. 颞骨鼓部

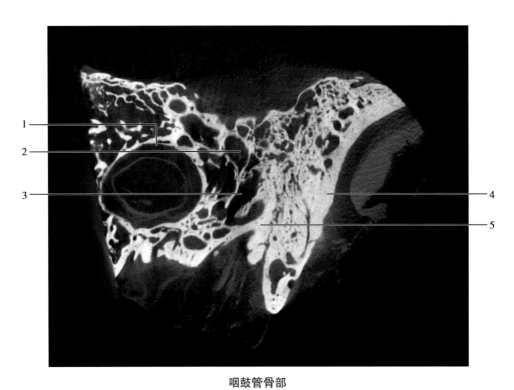

咽鼓管骨部
1. 颈动脉管 2. 鼓膜张肌 3. 咽鼓管 4. 颞骨鳞部 5. 颞骨鼓部

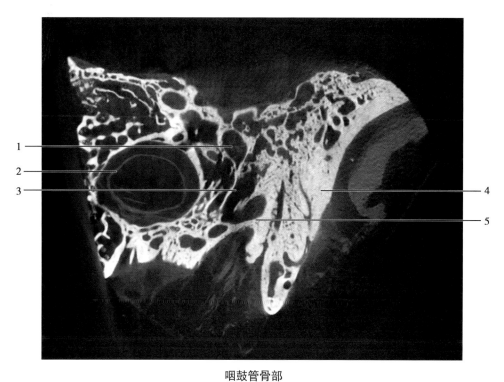

咽鼓管骨部
1. 鼓膜张肌　2. 颈动脉管　3. 咽鼓管　4. 颞骨鳞部　5. 颞骨鼓部

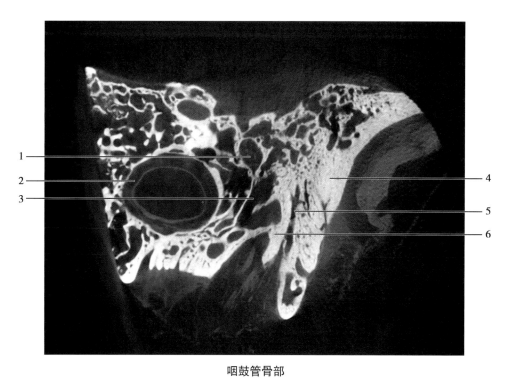

咽鼓管骨部
1. 鼓膜张肌　2. 颈动脉管　3. 咽鼓管　4. 颞骨鳞部　5. 鼓鳞裂　6. 颞骨鼓部

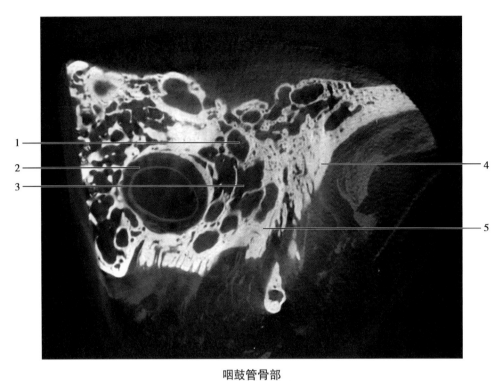

咽鼓管骨部
1. 鼓膜张肌　2. 颈动脉管　3. 咽鼓管　4. 颞骨鳞部　5. 颞骨鼓部

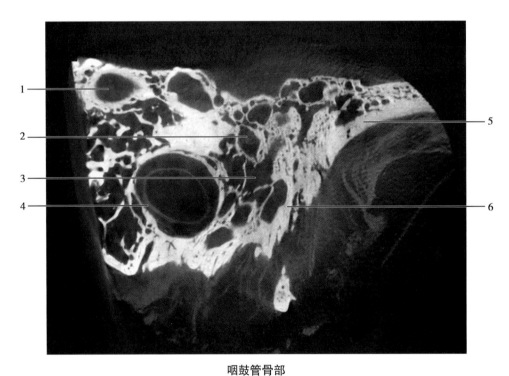

咽鼓管骨部
1. 岩尖气房　2. 鼓膜张肌　3. 咽鼓管　4. 颈动脉管　5. 颞骨鳞部　6. 颞骨鼓部

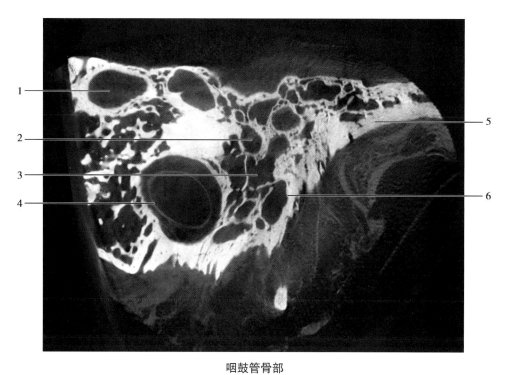

咽鼓管骨部

1. 岩尖气房　2. 鼓膜张肌　3. 咽鼓管　4. 颈动脉管　5. 颞骨鳞部　6. 颞骨鼓部

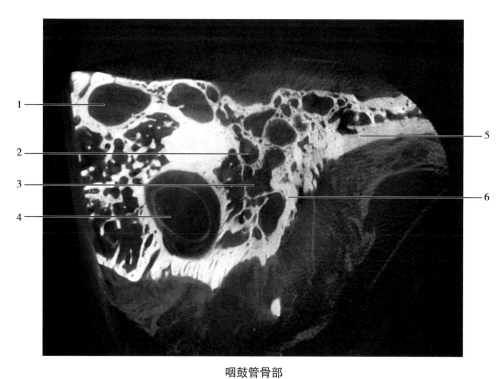

咽鼓管骨部

1. 岩尖气房　2. 鼓膜张肌　3. 咽鼓管　4. 颈动脉管　5. 颞骨鳞部　6. 颞骨鼓部

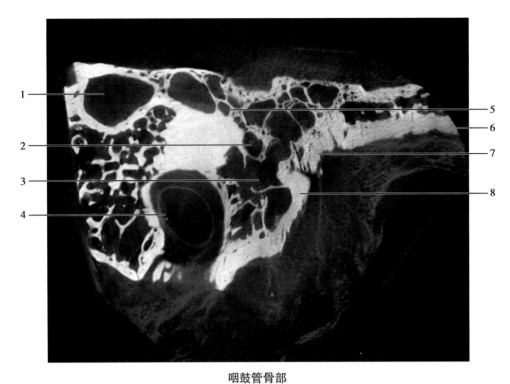

咽鼓管骨部

1. 岩尖气房 2. 鼓膜张肌 3. 咽鼓管 4. 颈动脉管 5. 岩浅大神经

6. 颞骨鳞部 7. 颞骨岩部 8. 颞骨鼓部

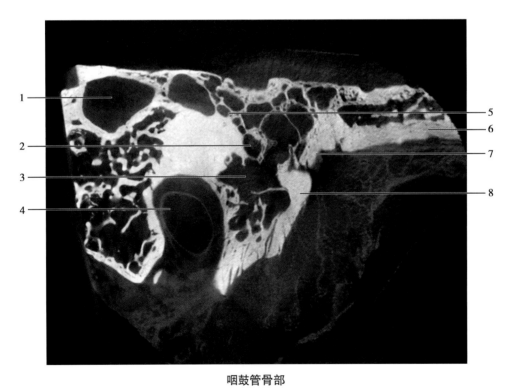

咽鼓管骨部

1. 岩尖气房 2. 鼓膜张肌 3. 咽鼓管鼓室口 4. 颈动脉管 5. 岩浅大神经（面神经裂孔）

6. 颞骨鳞部 7. 颞骨岩部 8. 颞骨鼓部

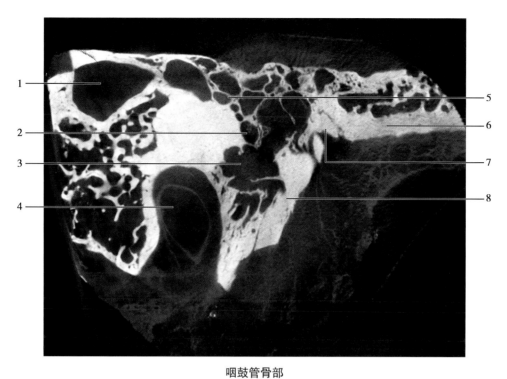

咽鼓管骨部

1. 岩尖气房　2. 鼓膜张肌　3. 咽鼓管鼓室口　4. 颈动脉管　5. 面神经裂孔
6. 颞骨鳞部（颞下颌关节窝上壁）　7. 颞骨岩部　8. 颞骨鼓部

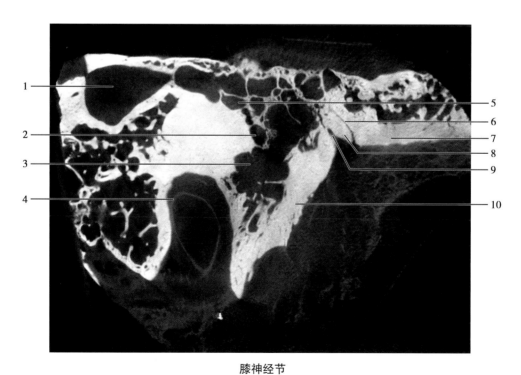

膝神经节

1. 岩尖气房　2. 鼓膜张肌　3. 咽鼓管鼓室口　4. 颈动脉管　5. 膝神经节　6. 岩鳞裂
7. 颞骨鳞部（颞下颌关节窝上壁）　8. 颞骨岩部　9. 岩鼓裂　10. 颞骨鼓部

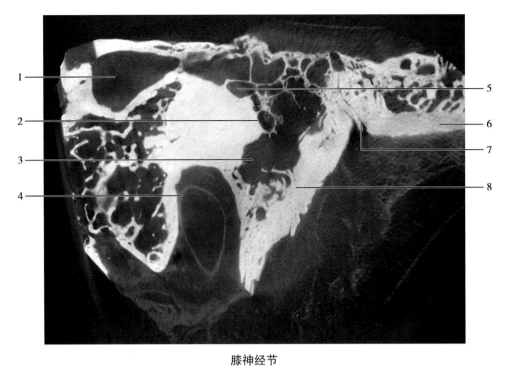

膝神经节

1. 岩尖气房 2. 鼓膜张肌 3. 咽鼓管 4. 颈动脉管 5. 膝神经节 6. 颞骨鳞部（颞下颌关节窝上壁）
7. 岩鳞裂 8. 颞骨鼓部

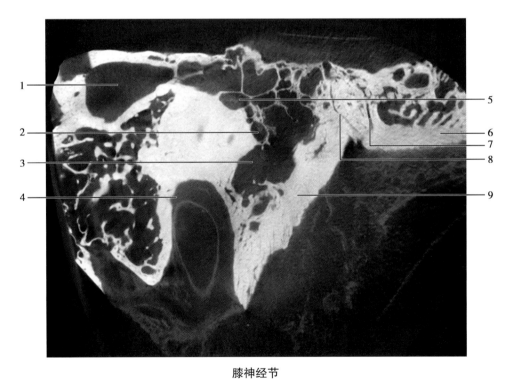

膝神经节

1. 岩尖气房 2. 鼓膜张肌 3. 咽鼓管 4. 颈动脉管 5. 膝神经节 6. 颞骨鳞部（颞下颌关节窝上壁）
7. 岩鳞裂 8. 岩鼓裂 9. 颞骨鼓部

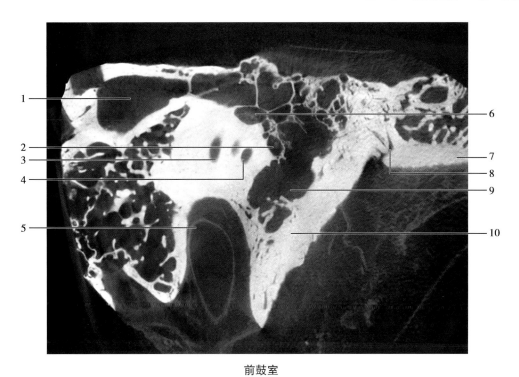

前鼓室

1. 岩尖气房　2. 鼓膜张肌　3. 耳蜗底周　4. 耳蜗第三周　5. 颈动脉管　6. 膝神经节
7. 颞骨鳞部　8. 岩鳞裂　9. 前鼓室　10. 颞骨鼓部

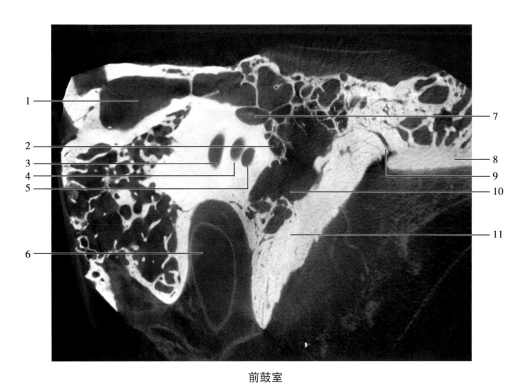

前鼓室

1. 岩尖气房　2. 鼓膜张肌　3. 耳蜗底周　4. 耳蜗第二周　5. 耳蜗第三周　6. 颈动脉管
7. 膝神经节　8. 颞骨鳞部　9. 鼓鳞裂　10. 前鼓室　11. 颞骨鼓部

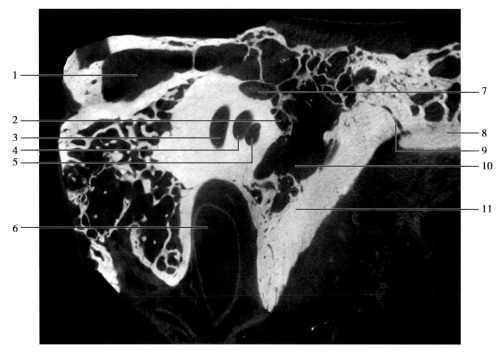

前鼓室

1. 岩尖气房　2. 鼓膜张肌　3. 耳蜗底周　4. 耳蜗第二周　5. 耳蜗第三周　6. 颈动脉管
7. 膝神经节　8. 颞骨鳞部　9. 鼓鳞裂　10. 前鼓室　11. 颞骨鼓部

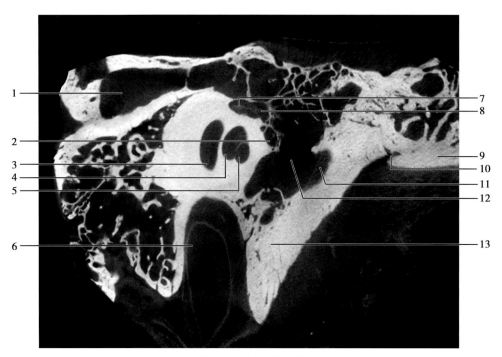

面神经水平段 - 迷路段

1. 岩尖气房　2. 鼓膜张肌　3. 耳蜗底周　4. 耳蜗第二周　5. 耳蜗第三周　6. 颈动脉管　7. 面神经迷路段
8. 面神经水平段（鼓室段）　9. 颞骨鳞部　10. 鼓鳞裂　11. 外耳道　12. 鼓室　13. 颞骨鼓部

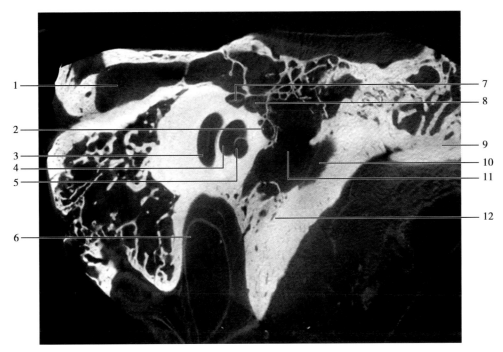

面神经水平段 - 迷路段

1. 岩尖气房　2. 鼓膜张肌　3. 耳蜗底周　4. 耳蜗第二周　5. 耳蜗第三周　6. 颈动脉管　7. 面神经迷路段
8. 面神经水平段　9. 颞骨鳞部　10. 外耳道　11. 中鼓室　12. 颞骨鼓部

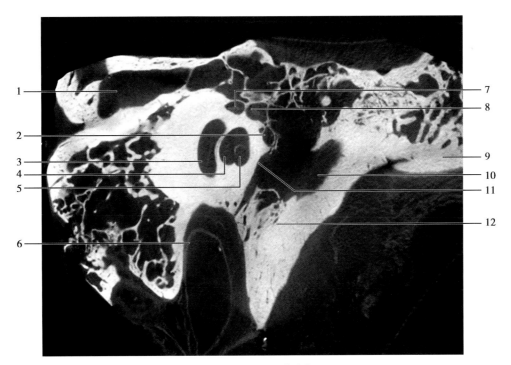

面神经水平段 - 迷路段

1. 岩尖气房　2. 鼓膜张肌　3. 耳蜗底周　4. 耳蜗第二周　5. 耳蜗第三周　6. 颈动脉管　7. 面神经迷路段
8. 面神经水平段（鼓室段）　9. 颞骨鳞部　10. 外耳道　11. 鼓岬　12. 颞骨鼓部

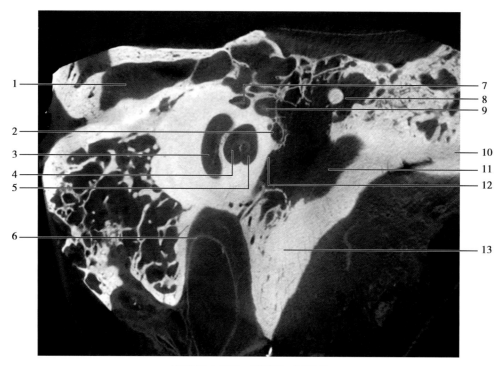

面神经水平段 - 迷路段 - 锤骨头

1. 岩尖气房　2. 鼓膜张肌　3. 耳蜗底周　4. 耳蜗第二周　5. 耳蜗第三周　6. 颈动脉管　7. 面神经迷路段
8. 锤骨头　9. 面神经水平段　10. 颞骨鳞部　11. 外耳道　12. 鼓岬　13. 颞骨鼓部

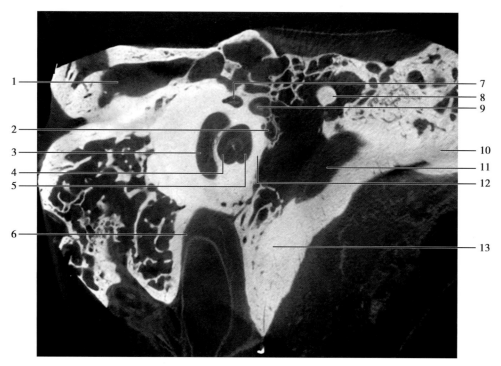

面神经水平段 - 迷路段 - 锤骨头

1. 岩尖气房　2. 鼓膜张肌　3. 耳蜗底周　4. 耳蜗第二周　5. 耳蜗第三周　6. 颈动脉管　7. 面神经迷路段
8. 锤骨头　9. 面神经水平段　10. 颞骨鳞部　11. 外耳道　12. 鼓岬　13. 颞骨鼓部

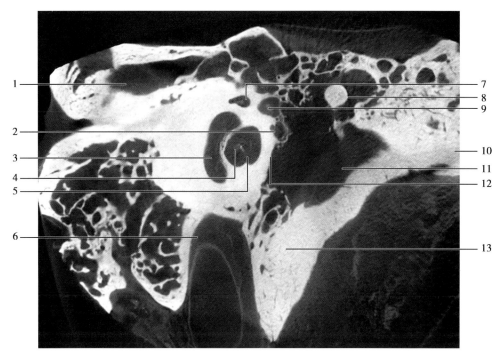

面神经水平段 - 迷路段 - 锤骨头

1. 岩尖气房　2. 鼓膜张肌　3. 耳蜗底周　4. 耳蜗第二周　5. 耳蜗第三周　6. 颈动脉管　7. 面神经迷路段
8. 锤骨头　9. 面神经水平段　10. 颞骨鳞部　11. 外耳道　12. 鼓岬　13. 颞骨鼓部

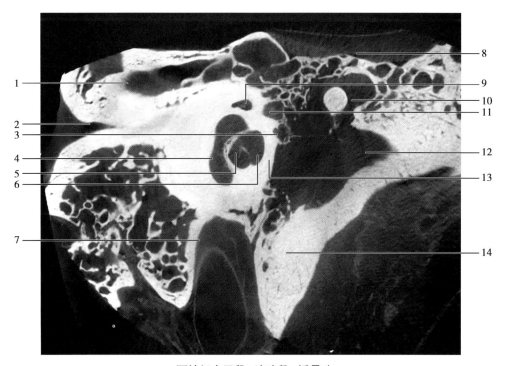

面神经水平段 - 迷路段 - 锤骨头

1. 内耳道上壁气房　2. 内耳道　3. 匙突　4. 耳蜗底周　5. 耳蜗第二周　6. 耳蜗第三周　7. 颈动脉管
8. 鼓室盖　9. 面神经迷路段　10. 锤骨头及上鼓室　11. 面神经水平段
12. 外耳道　13. 鼓岬　14. 颞骨鼓部

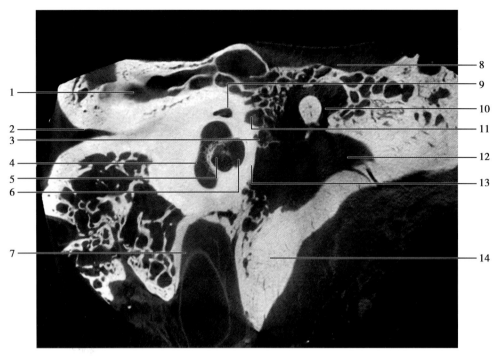

面神经水平段 - 迷路段 - 锤骨头

1. 内耳道上壁气房　2. 内耳道　3. 匙突　4. 耳蜗底周　5. 耳蜗第二周　6. 耳蜗第三周　7. 颈动脉管
8. 鼓室盖　9. 面神经迷路段　10. 锤骨头及上鼓室　11. 面神经水平段
12. 外耳道　13. 鼓岬　14. 颞骨鼓部

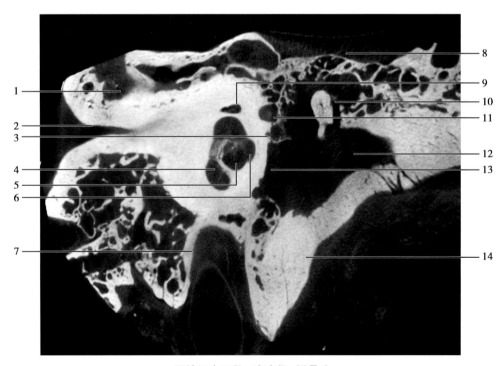

面神经水平段 - 迷路段 - 锤骨头

1. 内耳道上壁气房　2. 内耳道　3. 匙突　4. 耳蜗底周　5. 耳蜗第二周　6. 耳蜗第三周　7. 颈动脉管
8. 鼓室盖　9. 面神经迷路段　10. 锤骨头及上鼓室　11. 面神经水平段
12. 外耳道　13. 鼓岬　14. 颞骨鼓部

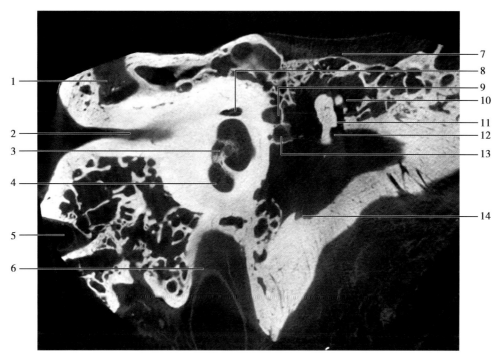

匙突 - 锤骨

1. 内耳道上壁气房　2. 内耳道　3. 蜗轴　4. 耳蜗　5. 岩下窦　6. 颈动脉管　7. 鼓室盖　8. 面神经迷路段
9. 面神经水平段　10. 砧骨体　11. 锤骨头　12. 锤骨颈　13. 匙突及鼓膜张肌腱　14. 鼓沟

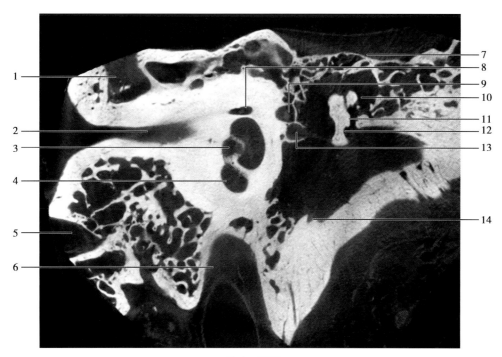

匙突 - 锤骨

1. 内耳道上壁气房　2. 内耳道　3. 蜗轴　4. 耳蜗　5. 岩下窦　6. 颈动脉管　7. 鼓室盖　8. 面神经迷路段
9. 面神经水平段　10. 砧骨体　11. 锤骨头　12. 锤骨颈　13. 匙突及鼓膜张肌腱　14. 鼓沟

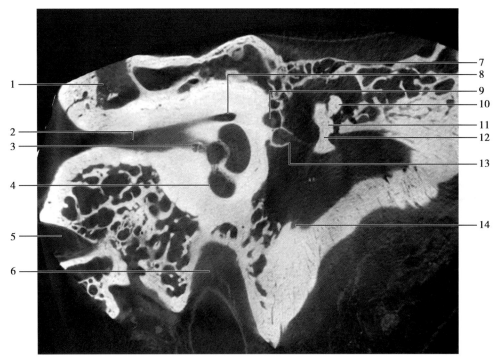

匙突 - 锤骨

1. 内耳道上壁气房　2. 内耳道　3. 蜗神经孔　4. 耳蜗　5. 岩下窦　6. 颈动脉管　7. 鼓室盖
8. 面神经迷路段　9. 面神经水平段　10. 砧骨体　11. 锤骨头
12. 锤骨颈　13. 匙突及鼓膜张肌腱　14. 鼓沟

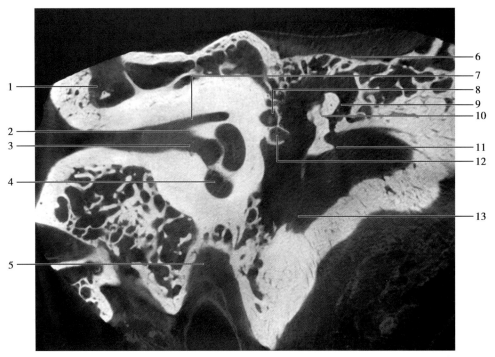

锤砧关节

1. 内耳道上壁气房　2. 横嵴　3. 蜗神经孔　4. 耳蜗　5. 颈动脉管　6. 鼓室盖　7. 面神经孔
8. 面神经水平段　9. 砧骨体　10. 锤砧关节　11. 锤骨短突　12. 匙突　13. 鼓膜

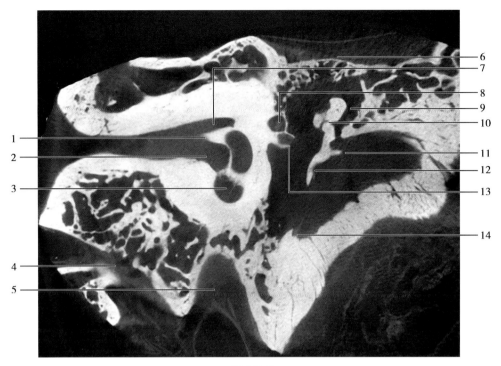

锤砧关节

1. 横嵴　2. 蜗神经孔　3. 耳蜗　4. 岩枕裂　5. 颈动脉管　6. 鼓室盖　7. 面神经孔　8. 面神经水平段
9. 砧骨体　10. 锤砧关节　11. 锤骨短突　12. 锤骨柄　13. 匙突　14. 鼓沟

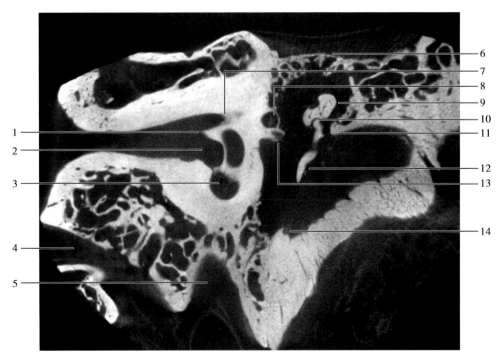

锤砧关节

1. 横嵴　2. 蜗神经孔　3. 耳蜗　4. 岩枕裂　5. 颈动脉管　6. 鼓室盖　7. Bill 嵴　8. 面神经水平段
9. 砧骨体　10. 锤砧关节　11. 鼓室盾板　12. 锤骨柄　13. 匙突　14. 鼓沟

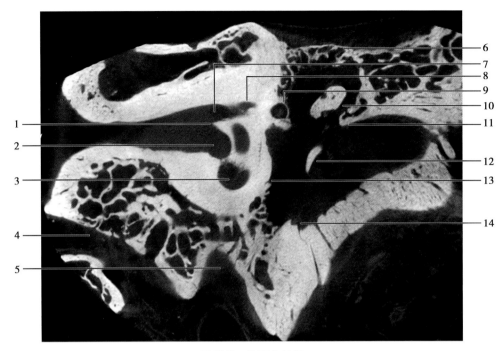

砧骨体 - 前庭上神经

1. 横嵴　2. 蜗神经孔　3. 耳蜗　4. 岩枕裂　5. 颈动脉管　6. 鼓室盖　7. 面神经孔　8. 前庭上神经
9. 面神经水平段　10. 砧骨体　11. 鼓室盾板　12. 锤骨柄　13. 鼓岬　14. 鼓沟

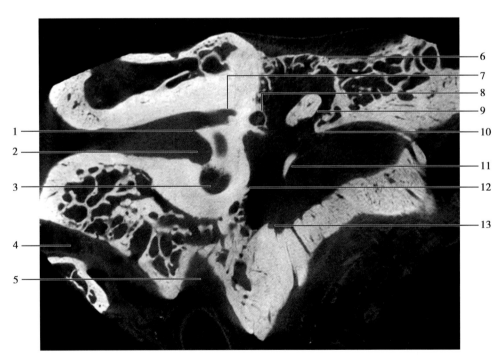

砧骨体 - 前庭上神经

1. 横嵴　2. 蜗神经孔　3. 耳蜗　4. 岩枕裂　5. 颈动脉管　6. 鼓室盖　7. 前庭上神经
8. 面神经水平段　9. 砧骨体　10. 鼓室盾板　11. 锤骨柄　12. 鼓岬　13. 鼓沟

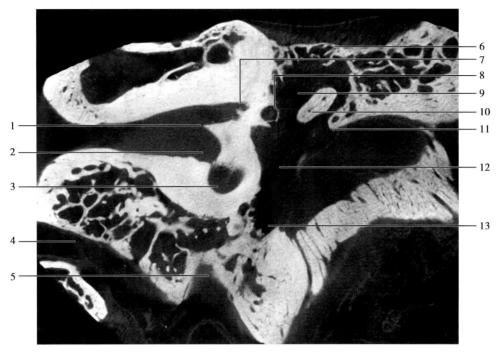

砧骨体 - 前庭上神经

1. 横嵴　2. 蜗神经孔　3. 耳蜗　4. 岩枕裂　5. 颈动脉管　6. 鼓室盖　7. 前庭上神经

8. 面神经水平段　9. 上鼓室　10. 砧骨体　11. 鼓室盾板　12. 中鼓室　13. 下鼓室

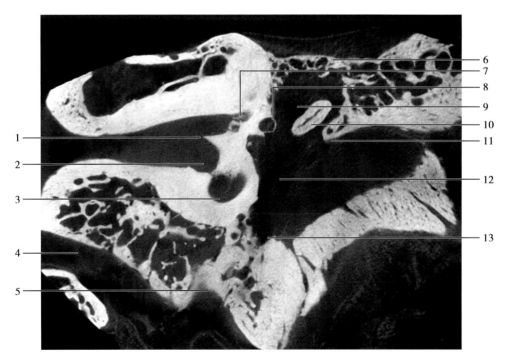

砧骨体 - 前庭上神经

1. 横嵴　2. 蜗神经孔　3. 耳蜗　4. 岩枕裂　5. 颈动脉管　6. 鼓室盖　7. 前庭上神经

8. 面神经水平段　9. 上鼓室　10. 砧骨体　11. 鼓室盾板　12. 中鼓室　13. 下鼓室

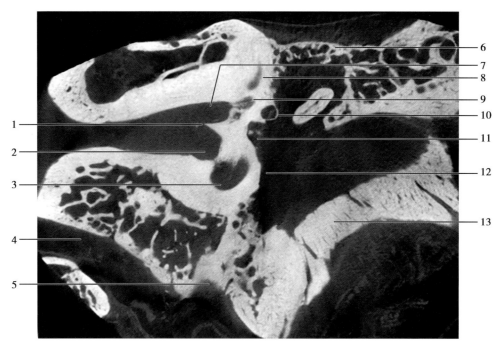

前庭上神经 - 前庭窗龛前缘

1. 横嵴　2. 内耳道底下区　3. 耳蜗　4. 岩枕裂　5. 颈动脉管　6. 鼓室盖　7. 内耳道底上区
8. 前半规管　9. 前庭上神经壶腹支　10. 面神经水平段　11. 前庭窗龛
12. 鼓岬　13. 颞骨鼓部（外耳道下壁）

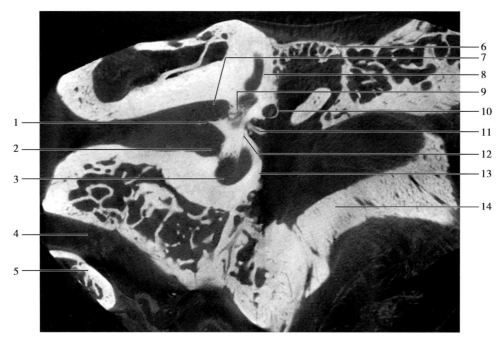

镫骨前脚

1. 横嵴　2. 内耳道底下区　3. 耳蜗　4. 岩枕裂　5. 枕骨　6. 鼓室盖　7. 内耳道底上区　8. 前半规管
9. 前庭上神经壶腹支　10. 面神经水平段　11. 镫骨前脚　12. 窗前裂　13. 鼓岬　14. 外耳道下壁

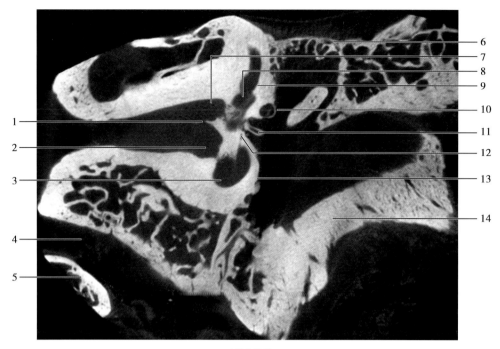

镫骨前脚

1. 横嵴　2. 内耳道底下区　3. 耳蜗　4. 岩枕裂　5. 枕骨　6. 鼓室盖　7. 内耳道底上区

8. 外半规管壶腹　9. 前半规管壶腹　10. 面神经水平段　11. 镫骨前脚

12. 窗前裂　13. 鼓岬　14. 外耳道下壁

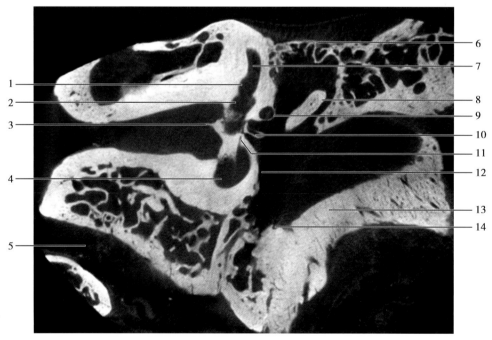

镫骨前脚

1. 前半规管壶腹　2. 外半规管壶腹　3. 横嵴　4. 耳蜗　5. 岩枕裂　6. 鼓室盖　7. 前半规管

8. 砧骨长脚　9. 面神经水平段　10. 镫骨前脚　11. 窗前裂

12. 鼓岬　13. 外耳道下壁　14. 鼓沟

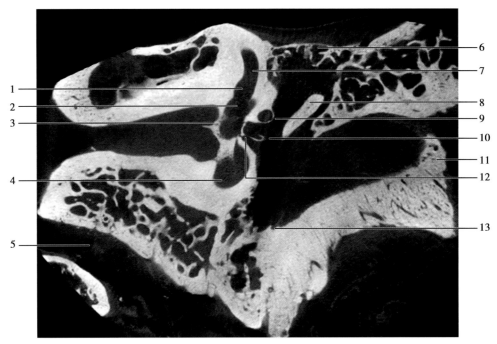

镫骨前脚

1. 前半规管壶腹　2. 外半规管壶腹　3. 前庭上神经　4. 耳蜗　5. 岩枕裂　6. 鼓室盖　7. 前半规管　8. 砧骨长脚　9. 面神经水平段　10. 镫骨前脚　11. 外耳道前上嵴　12. 镫骨足板　13. 鼓沟

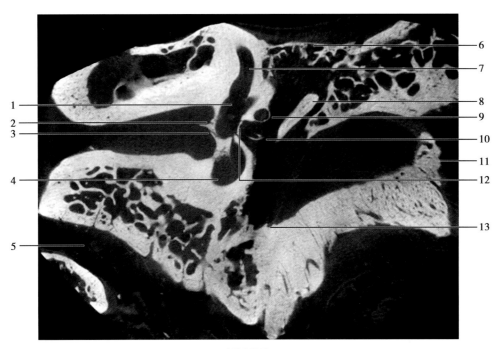

镫骨前脚

1. 外半规管壶腹　2. 前庭上神经　3. 前庭下神经　4. 耳蜗　5. 岩枕裂　6. 鼓室盖　7. 前半规管　8. 砧骨长脚　9. 面神经水平段　10. 镫骨前脚　11. 外耳道前上嵴　12. 镫骨足板　13. 鼓沟

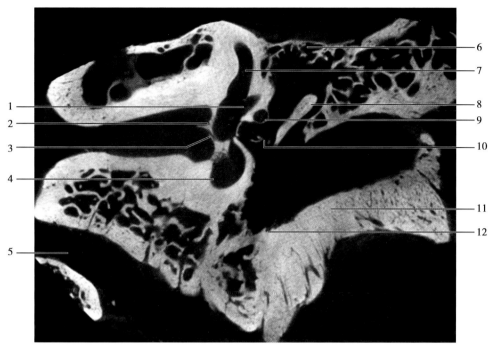

砧镫关节

1. 外半规管　2. 前庭上神经　3. 前庭下神经　4. 耳蜗　5. 岩枕裂　6. 鼓室盖　7. 前半规管
8. 砧骨长脚　9. 面神经水平段　10. 砧镫关节　11. 外耳道下壁　12. 鼓沟

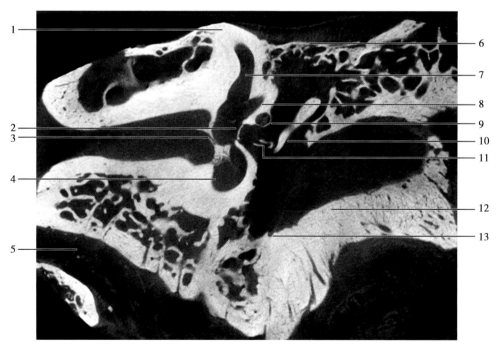

砧镫关节

1. 弓状隆起　2. 镫骨足板　3. 前庭下神经　4. 耳蜗　5. 岩枕裂　6. 鼓室盖　7. 前半规管
8. 外半规管　9. 面神经水平段　10. 砧骨长脚　11. 砧镫关节　12. 外耳道下壁　13. 鼓沟

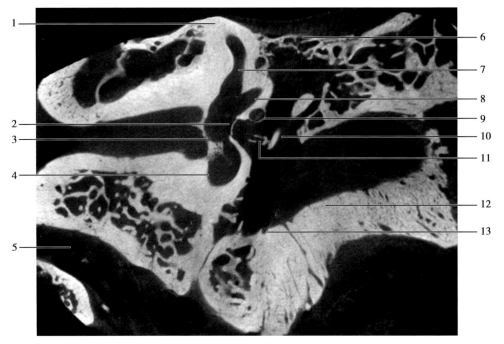

砧镫关节

1. 弓状隆起 2. 镫骨足板 3. 前庭下神经 4. 耳蜗 5. 岩枕裂 6. 鼓室盖 7. 前半规管
8. 外半规管 9. 面神经水平段 10. 砧骨长脚 11. 砧镫关节 12. 外耳道下壁 13. 鼓沟

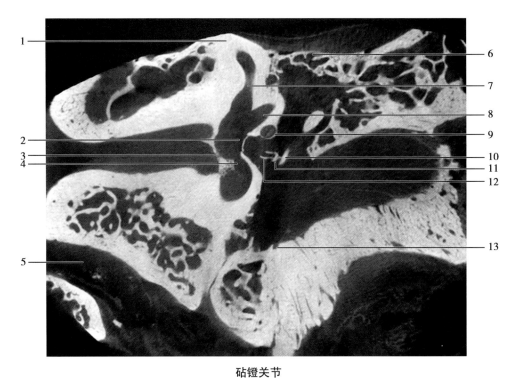

砧镫关节

1. 弓状隆起 2. 镫骨足板 3. 前庭下神经 4. 耳蜗 - 前庭连合管 5. 岩枕裂 6. 鼓室盖 7. 前半规管
8. 外半规管 9. 面神经水平段 10. 砧骨长脚 11. 豆状突 12. 镫骨头 13. 鼓沟

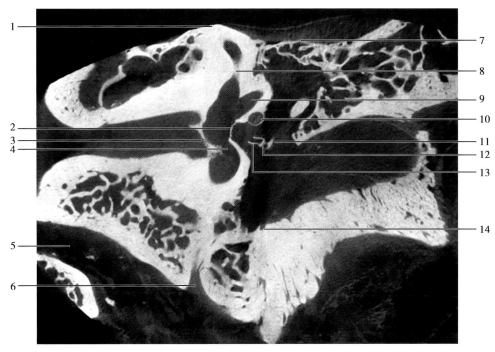

砧镫关节

1. 弓状隆起　2. 镫骨足板　3. 前庭下神经　4. 耳蜗 - 前庭连合管　5. 岩枕裂　6. 鼓室小管　7. 鼓室盖
8. 前半规管　9. 外半规管　10. 面神经水平段　11. 砧骨长脚　12. 豆状突　13. 镫骨头　14. 鼓沟

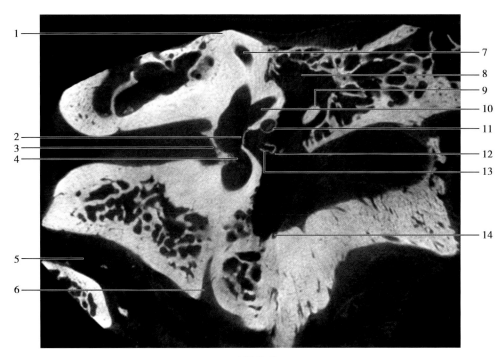

砧镫关节

1. 弓状隆起　2. 镫骨足板　3. 前庭下神经　4. 耳蜗 - 前庭连合管　5. 岩枕裂　6. 鼓室小管　7. 前半规管
8. 鼓窦入口　9. 砧骨短脚　10. 外半规管　11. 面神经水平段　12. 豆状突　13. 镫骨头　14. 鼓沟

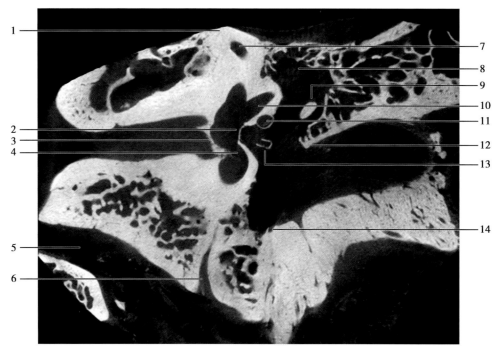

砧镫关节

1. 弓状隆起　2. 镫骨足板　3. 前庭下神经　4. 耳蜗 - 前庭连合管 5. 岩枕裂　6. 鼓室小管　7. 前半规管
8. 鼓窦入口　9. 砧骨短脚　10. 外半规管　11. 面神经水平段　12. 鼓室盾板　13. 砧镫关节　14. 鼓沟

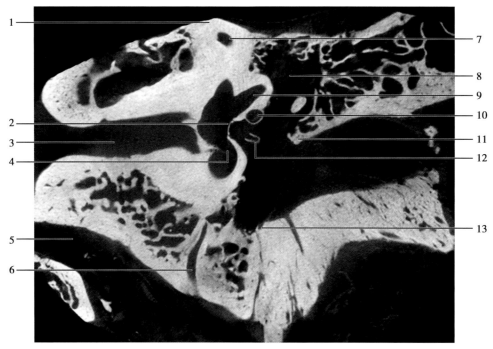

镫骨

1. 弓状隆起　2. 镫骨足板　3. 内耳道　4. 耳蜗 - 前庭连合管　5. 岩枕裂　6. 鼓室小管　7. 前半规管
8. 鼓窦入口　9. 外半规管　10. 面神经水平段　11. 鼓室盾板　12. 镫骨　13. 鼓沟

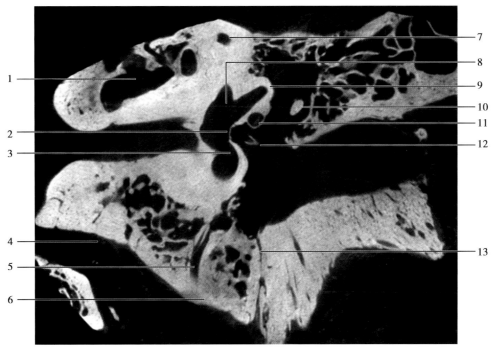

镫骨颈

1. 内耳道上气房 　2. 内耳道 　3. 连合管 　4. 岩枕裂 　5. 鼓室小管 　6. 颈动脉管 - 颈静脉球窝间嵴
7. 前半规管 　8. 前庭 　9. 外半规管 　10. 砧骨短脚 　11. 面神经水平段 　12. 镫骨 　13. 岩鼓裂

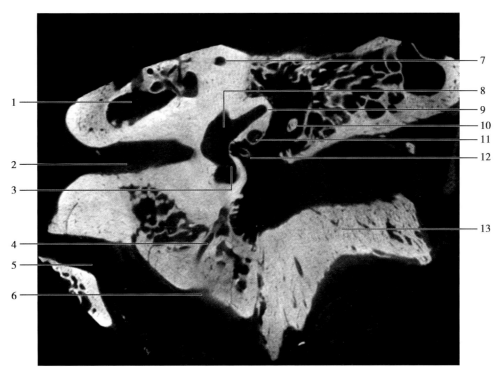

镫骨后脚

1. 内耳道上气房 　2. 内耳道 　3. 连合管 　4. 鼓室小管 　5. 岩枕裂 　6. 颈静脉窝 　7. 前半规管
8. 前庭 　9. 外半规管 　10. 砧骨短脚 　11. 面神经水平段 　12. 镫骨后脚 　13. 外耳道下壁

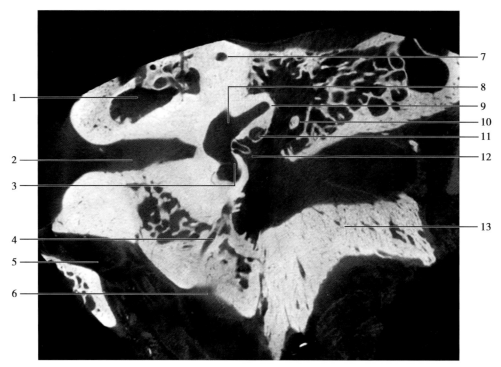

镫骨后脚

1. 内耳道上气房　2. 内耳道　3. 连合管　4. 鼓室小管　5. 岩枕裂　6. 颈静脉窝　7. 前半规管
8. 前庭　9. 外半规管　10. 砧骨短脚　11. 面神经水平段　12. 镫骨后脚　13. 外耳道下壁

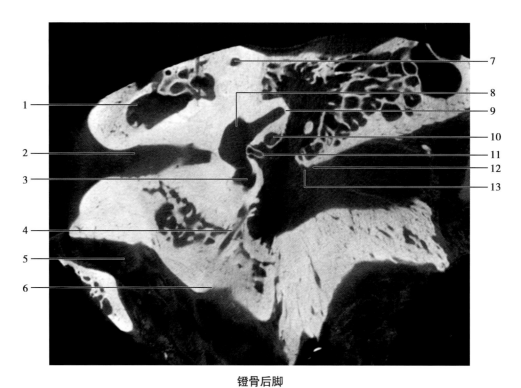

镫骨后脚

1. 内耳道上气房　2. 内耳道　3. 圆窗　4. 鼓室小管　5. 岩枕裂　6. 颈静脉窝　7. 前半规管
8. 前庭　9. 外半规管　10. 面神经水平段　11. 镫骨后脚　12. 鼓沟　13. 鼓索神经

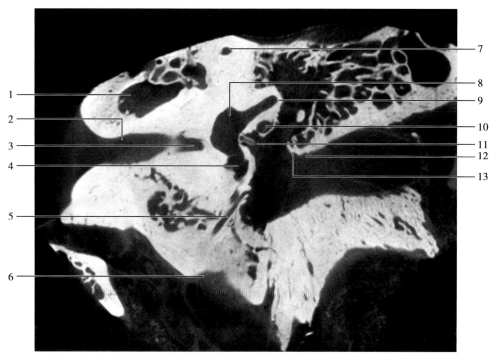

镫骨后脚

1. 内耳道上气房 2. 内耳道 3. 单孔 4. 圆窗 5. 鼓室小管 6. 颈静脉窝 7. 前半规管
8. 前庭 9. 外半规管 10. 面神经水平段 11. 镫骨后脚 12. 鼓沟 13. 鼓索神经

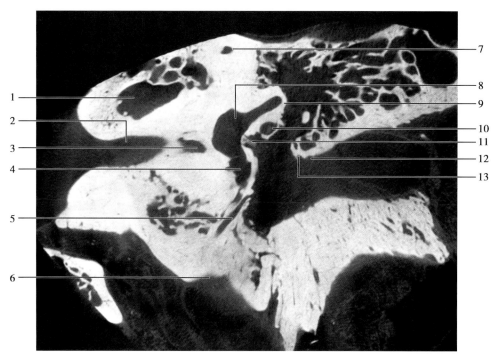

镫骨后脚 - 圆窗

1. 内耳道上气房 2. 内耳道 3. 单孔 4. 圆窗 5. 鼓室小管 6. 颈静脉窝 7. 前半规管
8. 前庭 9. 外半规管 10. 面神经水平段 11. 镫骨后脚 12. 鼓沟 13. 鼓索神经

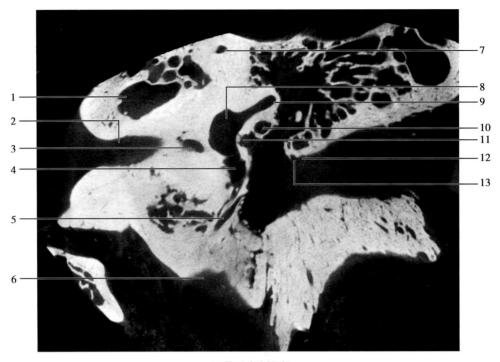

镫骨后脚 - 圆窗

1. 内耳道上气房 2. 内耳道 3. 单孔 4. 圆窗 5. 鼓室小管 6. 颈静脉窝 7. 前半规管
8. 前庭 9. 外半规管 10. 面神经水平段 11. 镫骨 12. 鼓沟 13. 鼓索神经

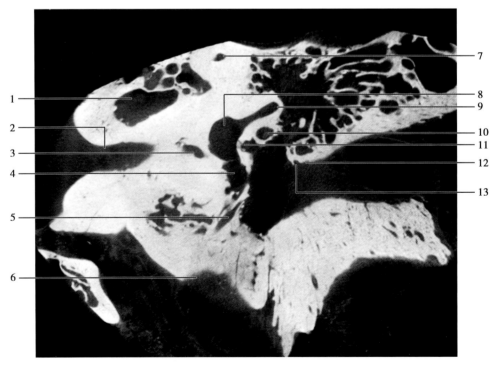

镫骨后脚 - 圆窗

1. 内耳道上气房 2. 内耳道 3. 单孔 4. 圆窗 5. 鼓室小管 6. 颈静脉窝 7. 前半规管
8. 前庭 9. 外半规管 10. 面神经水平段 11. 镫骨 12. 鼓沟 13. 鼓索神经

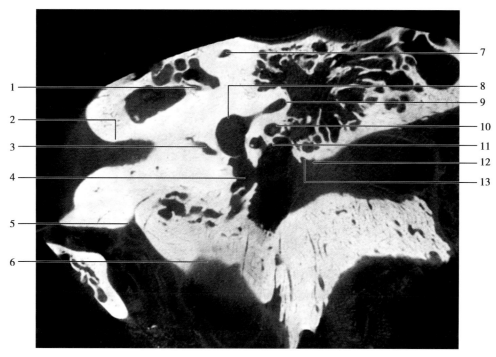

圆窗龛

1. 岩乳管　2. 内耳道　3. 单孔　4. 圆窗龛　5. 颈静脉孔神经部　6. 颈静脉孔血管部（颈静脉窝）
7. 前半规管　8. 前庭　9. 外半规管　10. 面神经水平段　11. 镫骨肌　12. 鼓沟　13. 鼓索神经

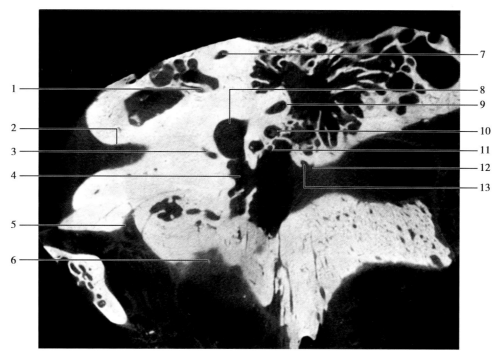

圆窗龛

1. 岩乳管　2. 内耳道　3. 单孔　4. 圆窗龛　5. 颈静脉孔神经部　6. 颈静脉孔血管部　7. 前半规管
8. 前庭　9. 外半规管　10. 面神经水平段　11. 镫骨肌　12. 鼓沟　13. 鼓索神经

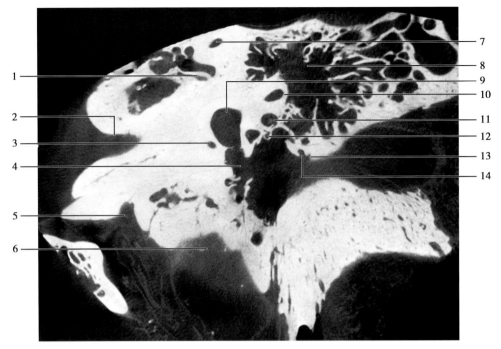

圆窗龛

1. 岩乳管　2. 内耳道　3. 单孔　4. 圆窗龛　5. 颈静脉孔神经部　6. 颈静脉孔血管部　7. 前半规管
8. 鼓窦　9. 前庭　10. 外半规管　11. 面神经水平段　12. 锥隆起　13. 鼓沟　14. 鼓索神经

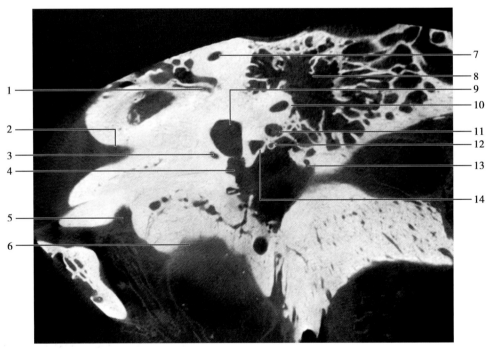

圆窗龛 - 面神经第二膝

1. 岩乳管　2. 内耳道　3. 单孔　4. 圆窗龛　5. 颈静脉孔神经部　6. 颈静脉孔血管部　7. 前半规管
8. 鼓窦　9. 前庭　10. 外半规管　11. 面神经水平段　12. 锥隆起　13. 鼓索神经　14. 后鼓室窦

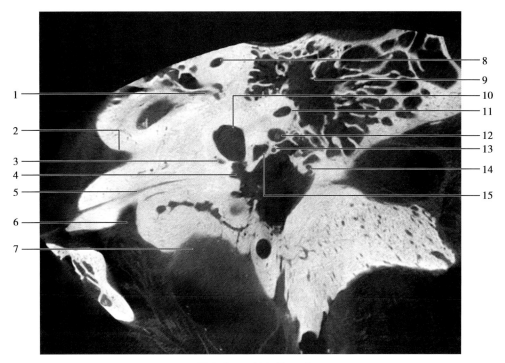

圆窗龛-面神经第二膝

1. 岩乳管　2. 内耳道　3. 单孔　4. 圆窗龛　5. 蜗水管　6. 颈静脉孔神经部　7. 颈静脉孔血管部　8. 前半规管
9. 鼓窦　10. 前庭　11. 外半规管　12. 面神经水平段　13. 锥隆起　14. 鼓索神经　15. 后鼓室窦

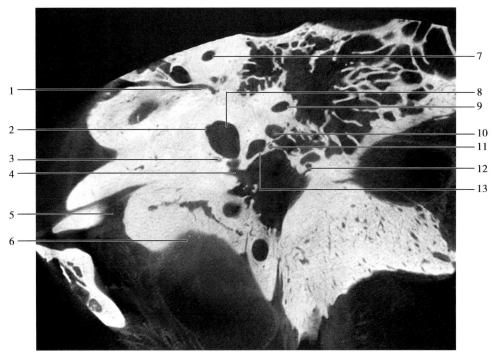

圆窗龛-面神经第二膝

1. 岩乳管　2. 前庭水管内口　3. 单孔　4. 圆窗龛　5. 颈静脉孔神经部　6. 颈静脉孔血管部　7. 前半规管
8. 前庭　9. 外半规管　10. 面神经水平段　11. 锥隆起　12. 鼓索神经　13. 后鼓室窦

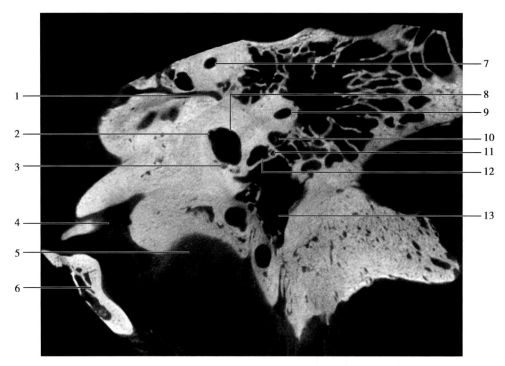

面神经第二膝

1. 岩乳管　2. 前庭水管内口　3. 单孔　4. 颈静脉孔神经部　5. 颈静脉孔血管部　6. 枕骨　7. 前半规管
8. 前庭　9. 外半规管　10. 面神经第二膝　11. 锥隆起　12. 后鼓室窦　13. 后鼓室

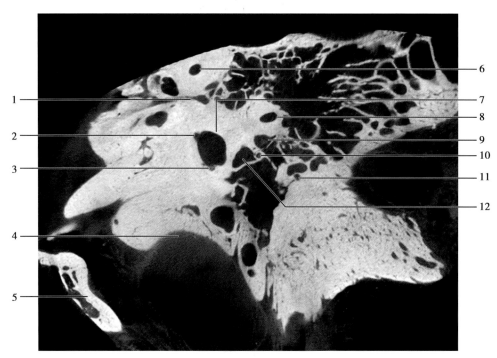

面神经第二膝

1. 岩乳管　2. 前庭水管内口　3. 单孔（后半规管壶腹支）　4. 颈静脉窝　5. 枕骨　6. 前半规管
7. 前庭　8. 外半规管　9. 面神经第二膝　10. 锥隆起　11. 鼓索神经　12. 后鼓室窦

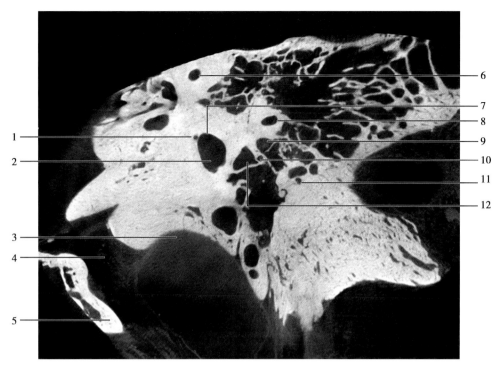

面神经第二膝

1. 前庭水管　2. 后半规管壶腹　3. 颈静脉窝　4. 岩枕裂　5. 枕骨　6. 前半规管　7. 前庭
8. 外半规管　9. 面神经第二膝　10. 锥隆起　11. 鼓索神经　12. 后鼓室窦

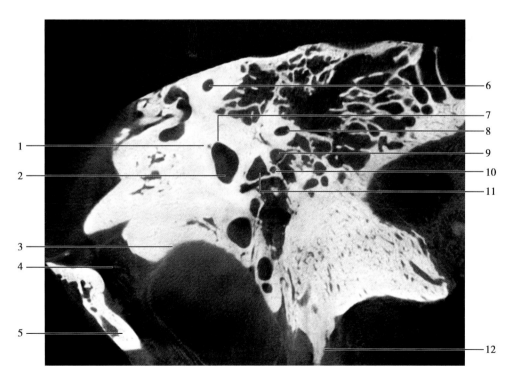

面神经第二膝

1. 前庭水管　2. 后半规管下脚　3. 颈静脉窝　4. 岩枕裂　5. 枕骨　6. 前半规管　7. 总脚
8. 外半规管　9. 面神经第二膝　10. 锥隆起　11. 后鼓室窦　12. 茎突

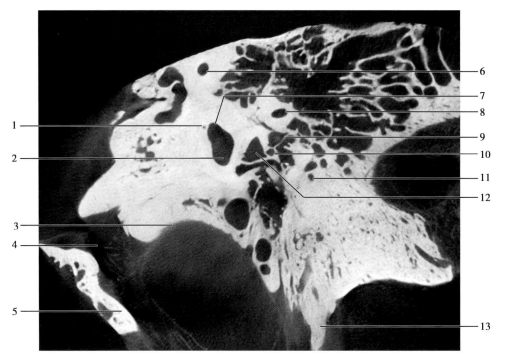

面神经第二膝

1. 前庭水管　2. 后半规管下脚　3. 颈静脉窝　4. 岩枕裂　5. 枕骨　6. 前半规管　7. 总脚
8. 外半规管　9. 面神经第二膝　10. 锥隆起　11. 鼓索神经　12. 后鼓室窦　13. 茎突

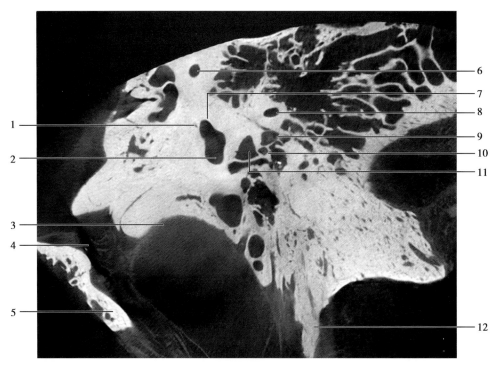

面神经第二膝

1. 前庭水管　2. 后半规管下脚　3. 颈静脉窝　4. 岩枕裂　5. 枕骨　6. 前半规管　7. 总脚
8. 外半规管　9. 面神经第二膝　10. 锥隆起　11. 后鼓室窦　12. 茎突

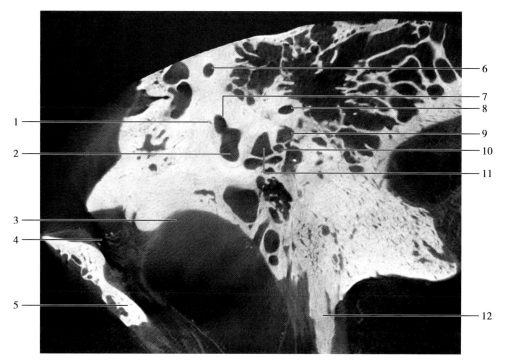

面神经第二膝

1. 前庭水管　2. 后半规管下脚　3. 颈静脉窝　4. 岩枕裂　5. 枕骨　6. 前半规管
7. 总脚　8. 外半规管　9. 面神经第二膝　10. 锥隆起　11. 后鼓室窦　12. 茎突

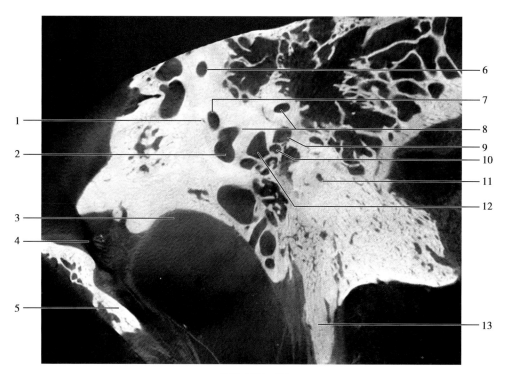

面神经第二膝

1. 前庭水管　2. 后半规管下脚　3. 颈静脉窝　4. 岩枕裂　5. 枕骨　6. 前半规管　7. 总脚
8. 外半规管　9. 面神经第二膝　10. 锥隆起　11. 鼓索神经　12. 后鼓室窦　13. 茎突

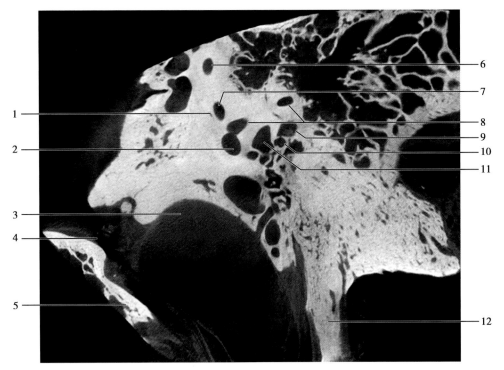

面神经第二膝

1. 前庭水管　2. 后半规管下脚　3. 颈静脉窝　4. 岩枕裂　5. 枕骨　6. 前半规管
7. 总脚　8. 外半规管　9. 面神经第二膝　10. 锥隆起　11. 后鼓室窦　12. 茎突

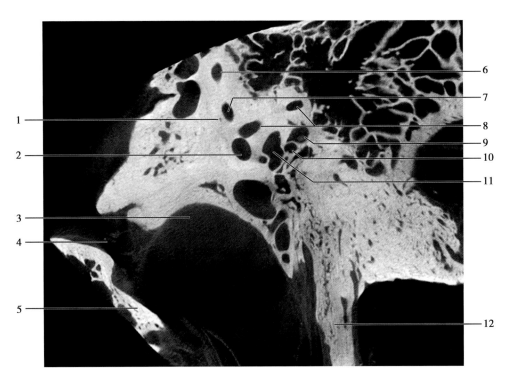

面神经第二膝

1. 前庭水管　2. 后半规管下脚　3. 颈静脉窝　4. 岩枕裂　5. 枕骨　6. 前半规管
7. 总脚　8. 外半规管　9. 面神经第二膝　10. 锥隆起　11. 后鼓室窦　12. 茎突

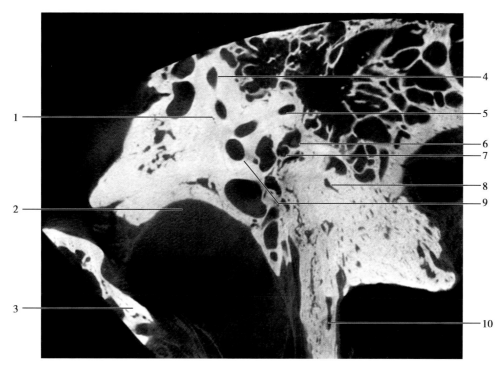

面神经第二膝

1. 前庭水管　2. 颈静脉窝　3. 枕骨　4. 总脚　5. 外半规管　6. 面神经第二膝

7. 锥隆起　8. 鼓索神经　9. 后半规管下脚　10. 茎突

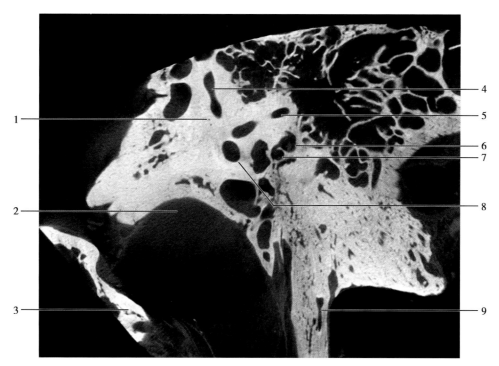

面神经第二膝

1. 前庭水管　2. 颈静脉窝　3. 枕骨　4. 总脚　5. 外半规管　6. 面神经第二膝

7. 锥隆起　8. 后半规管下脚　9. 茎突

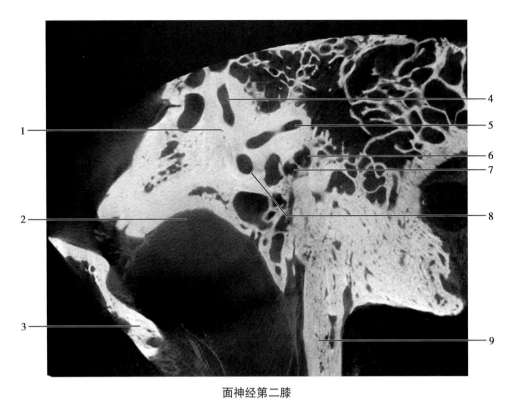

面神经第二膝

1.前庭水管　2.颈静脉窝　3.枕骨　4.总脚　5.外半规管　6.面神经第二膝
7.镫骨肌　8.后半规管下脚　9.茎突

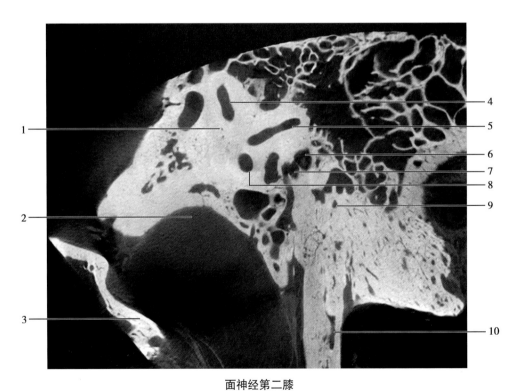

面神经第二膝

1.前庭水管　2.颈静脉窝　3.枕骨　4.总脚　5.外半规管　6.面神经第二膝
7.镫骨肌　8.后半规管下脚　9.鼓索神经　10.茎突

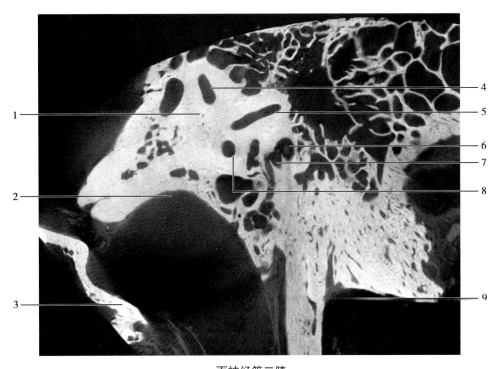

面神经第二膝

1. 前庭水管　2. 颈静脉窝　3. 枕骨　4. 总脚　5. 外半规管　6. 面神经第二膝
7. 镫骨肌　8. 后半规管下脚　9. 茎突

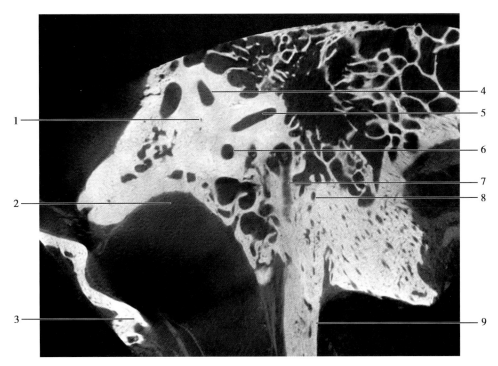

面神经垂直段

1. 前庭水管　2. 颈静脉窝　3. 枕骨　4. 总脚　5. 外半规管　6. 后半规管
7. 面神经垂直段　8. 鼓索神经　9. 茎突

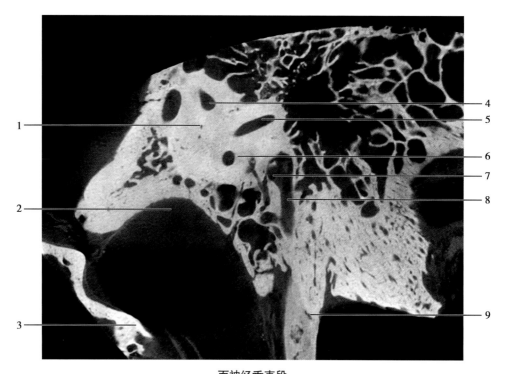

面神经垂直段

1. 前庭水管　2. 颈静脉窝　3. 枕骨　4. 总脚　5. 外半规管　6. 后半规管下脚
7. 镫骨肌　8. 面神经垂直段　9. 茎突

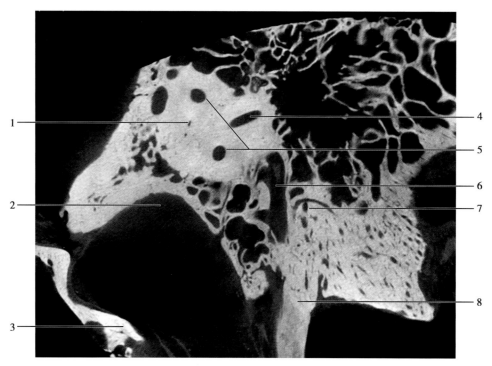

面神经垂直段

1. 前庭水管　2. 颈静脉窝　3. 枕骨　4. 外半规管　5. 后半规管　6. 面神经垂直段　7. 鼓索神经　8. 茎突

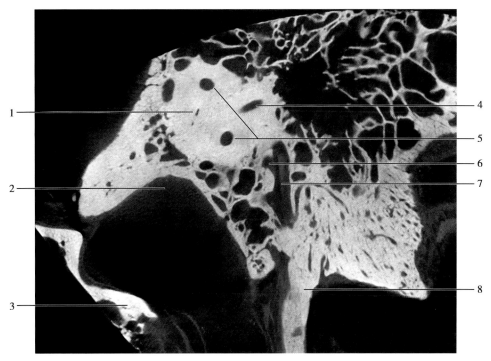

面神经垂直段

1. 前庭水管 2. 颈静脉窝 3. 枕骨 4. 外半规管 5. 后半规管 6. 镫骨肌 7. 面神经垂直段 8. 茎突

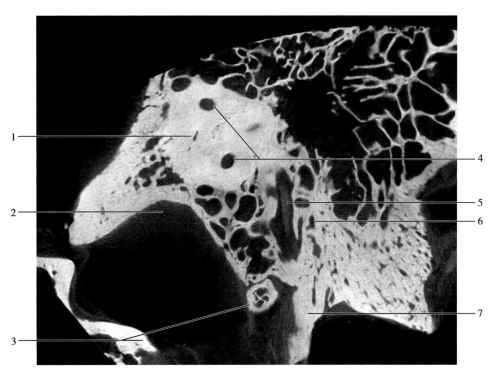

面神经垂直段

1. 前庭水管 2. 颈静脉窝 3. 枕骨 4. 后半规管 5. 面神经垂直段 6. 鼓索神经 7. 茎突

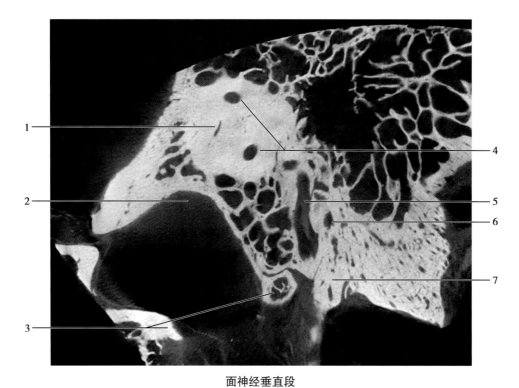

面神经垂直段

1. 前庭水管　2. 颈静脉窝　3. 枕骨　4. 后半规管　5. 面神经垂直段　6. 鼓索神经　7. 茎突

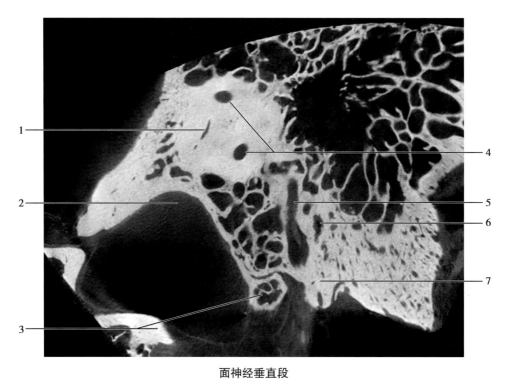

面神经垂直段

1. 前庭水管　2. 颈静脉窝　3. 枕骨　4. 后半规管　5. 面神经垂直段　6. 鼓索神经　7. 茎突

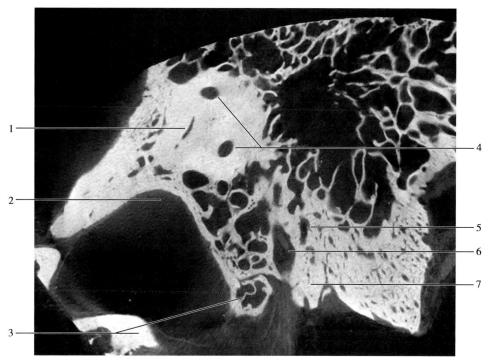

面神经垂直段 - 后半规管

1. 前庭水管　2. 颈静脉窝　3. 枕骨　4. 后半规管　5. 鼓索神经　6. 面神经垂直段　7. 茎突

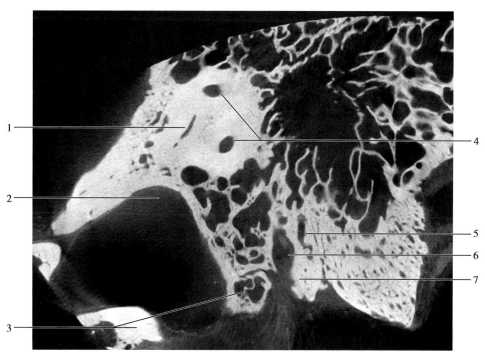

面神经垂直段 - 后半规管

1. 前庭水管　2. 颈静脉窝　3. 枕骨　4. 后半规管　5. 鼓索神经　6. 面神经垂直段　7. 茎突

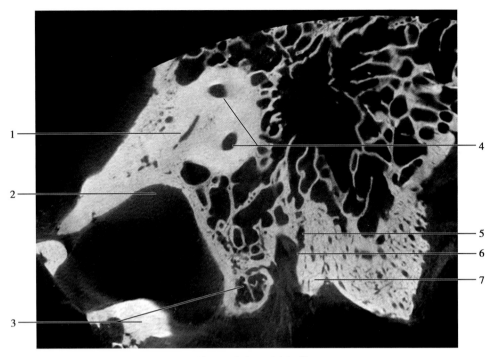

面神经垂直段 - 后半规管

1. 前庭水管　2. 颈静脉窝　3. 枕骨　4. 后半规管　5. 鼓索神经　6. 面神经垂直段　7. 茎突

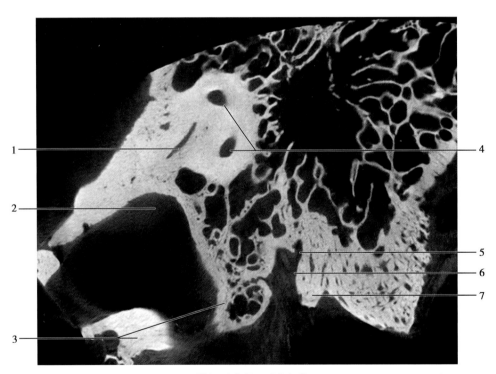

面神经垂直段 - 后半规管

1. 前庭水管　2. 颈静脉窝　3. 枕骨　4. 后半规管　5. 鼓索神经　6. 面神经垂直段　7. 茎突

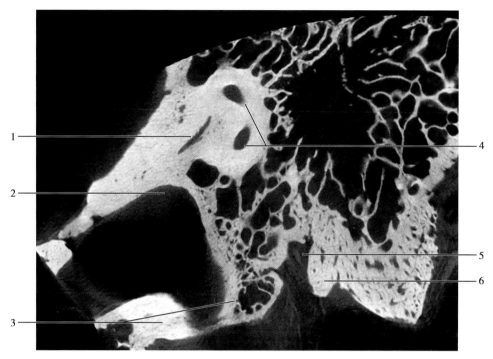

面神经垂直段 - 后半规管

1. 前庭水管　2. 颈静脉窝　3. 枕骨　4. 后半规管　5. 面神经垂直段　6. 茎突

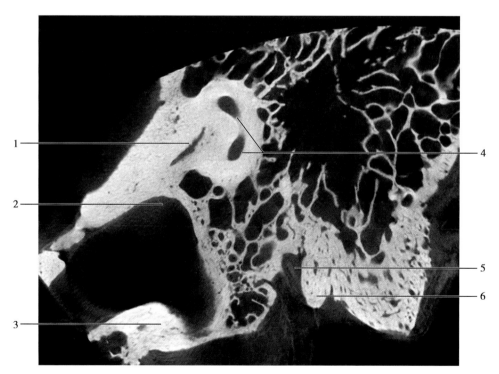

面神经垂直段 - 后半规管

1. 前庭水管　2. 颈静脉窝　3. 枕骨　4. 后半规管　5. 面神经垂直段　6. 茎突

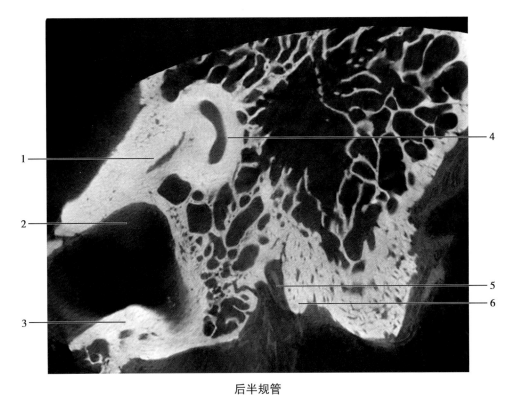

后半规管

1. 前庭水管　2. 颈静脉窝　3. 枕骨　4. 后半规管　5. 茎乳孔　6. 茎突

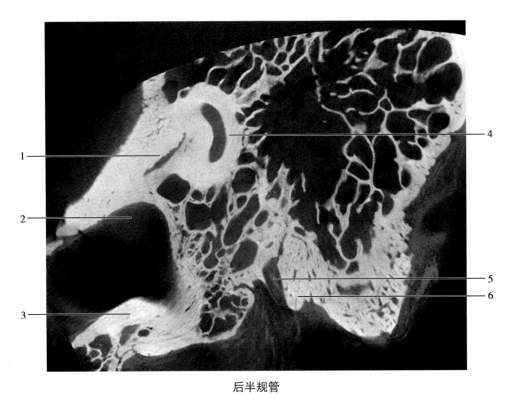

后半规管

1. 前庭水管　2. 颈静脉窝　3. 枕骨　4. 后半规管　5. 茎乳孔　6. 茎突

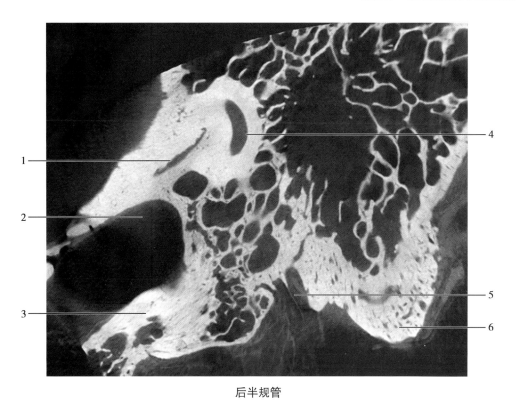

后半规管

1. 前庭水管　2. 颈静脉窝　3. 枕骨　4. 后半规管　5. 茎乳孔　6. 乳突尖

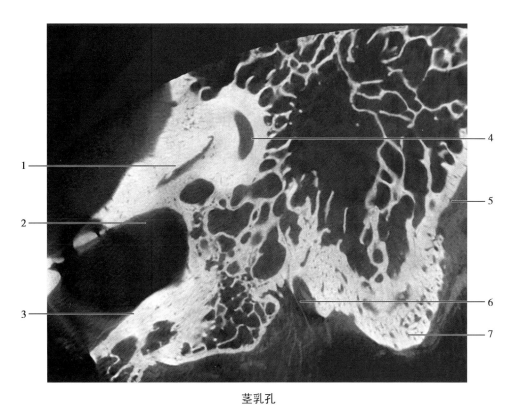

茎乳孔

1. 前庭水管　2. 颈静脉窝　3. 枕骨　4. 后半规管　5. 乳突骨皮质　6. 茎乳孔　7. 乳突尖

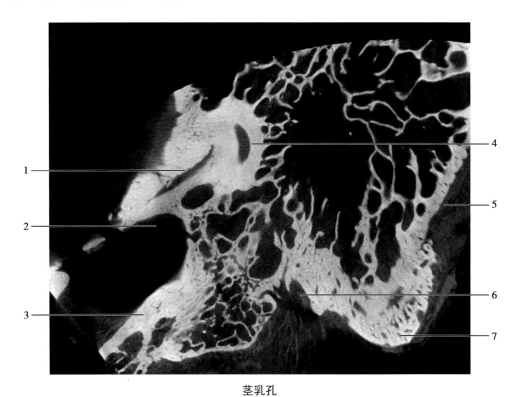

茎乳孔

1. 前庭水管　2. 颈静脉窝　3. 枕骨　4. 后半规管　5. 乳突骨皮质　6. 茎乳孔　7. 乳突尖

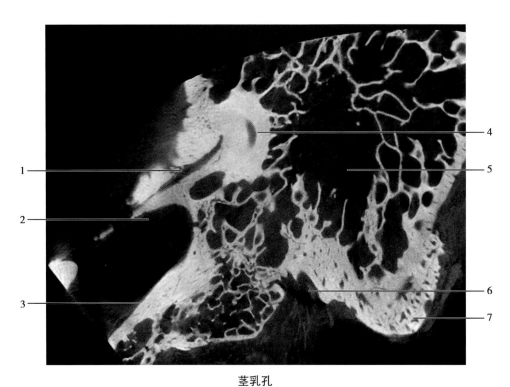

茎乳孔

1. 前庭水管　2. 颈静脉窝　3. 枕骨　4. 后半规管　5. 乳突腔　6. 茎乳孔　7. 乳突尖

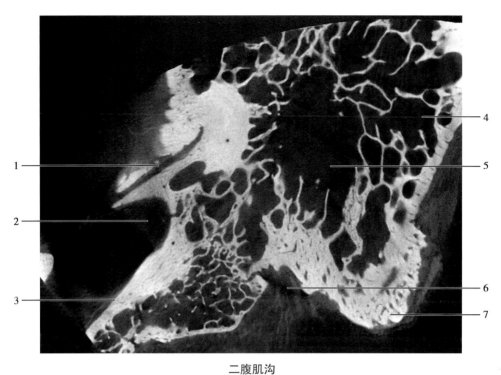

二腹肌沟

1. 前庭水管　2. 颈静脉孔　3. 枕骨　4. 乳突气房　5. 乳突腔　6. 二腹肌沟　7. 乳突尖

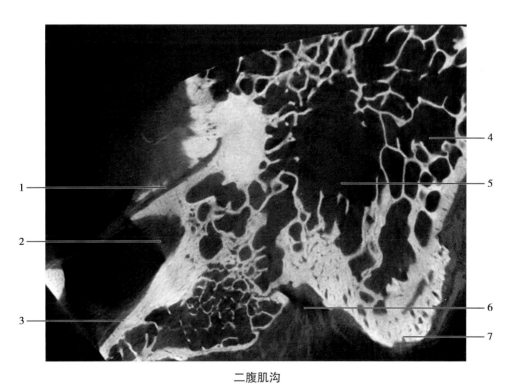

二腹肌沟

1. 前庭水管　2. 颈静脉孔　3. 枕骨　4. 乳突气房　5. 乳突腔　6. 二腹肌沟　7. 乳突尖

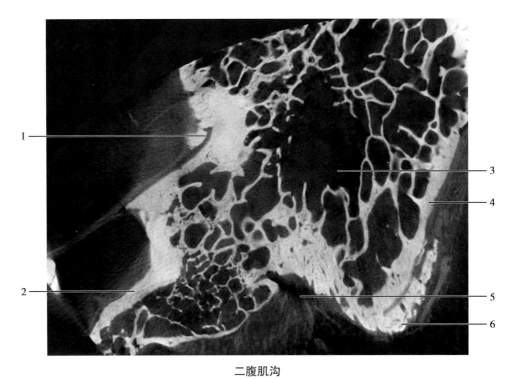

二腹肌沟

1. 前庭水管　2. 枕骨　3. 乳突腔　4. 乳突骨皮质　5. 二腹肌沟　6. 乳突尖

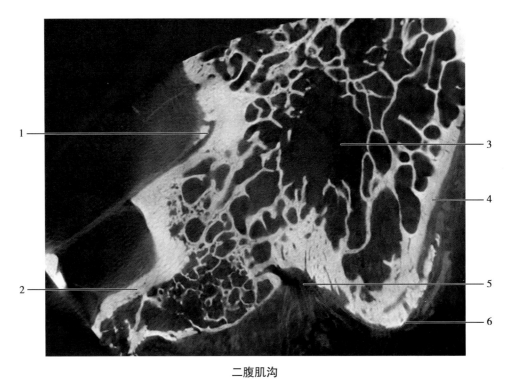

二腹肌沟

1. 前庭水管　2. 枕骨　3. 乳突腔　4. 乳突骨皮质　5. 二腹肌沟　6. 乳突尖

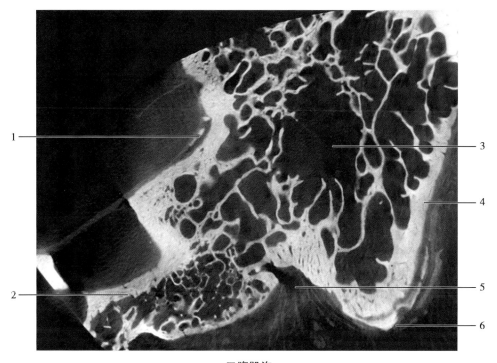

二腹肌沟

1. 内淋巴囊裂隙　2. 枕骨　3. 乳突腔　4. 乳突骨皮质　5. 二腹肌沟　6. 乳突尖

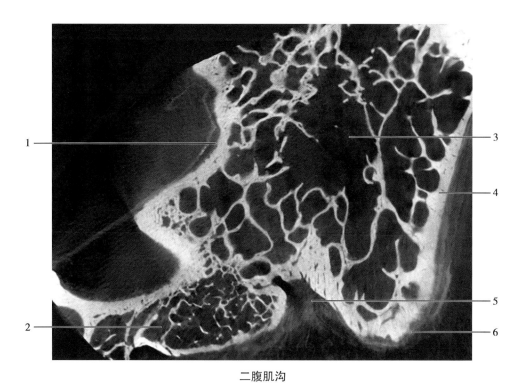

二腹肌沟

1. 颞骨岩部颅后窝面　2. 枕骨　3. 乳突腔　4. 乳突骨皮质　5. 二腹肌沟　6. 乳突尖

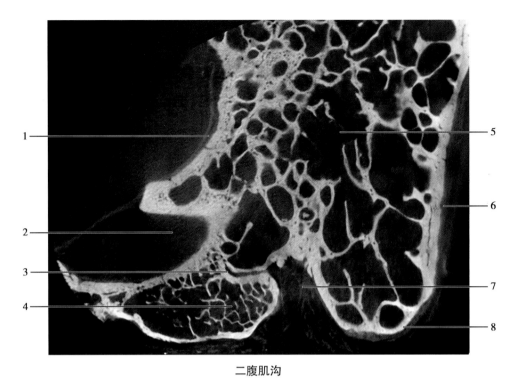

二腹肌沟

1. 颞骨鳞部颅后窝面　2. 乙状窦　3. 枕乳裂　4. 枕骨　5. 乳突腔
6. 乳突骨皮质　7. 二腹肌沟　8. 乳突尖

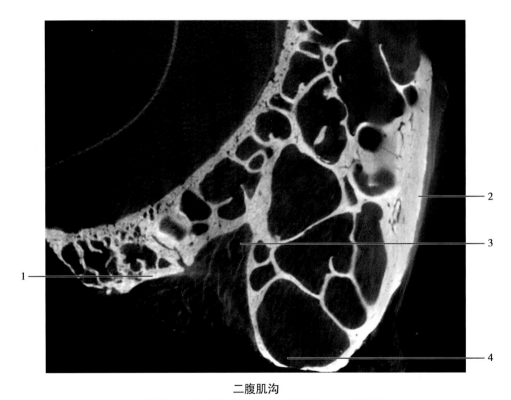

二腹肌沟

1. 枕骨　2. 乳突骨皮质　3. 二腹肌沟　4. 乳突尖

三、矢状位颞骨显微 CT 的二维结构重建

矢状位颞骨显微 CT 的二维结构重建左耳，CT 扫描范围为骨性外耳道至内耳门。

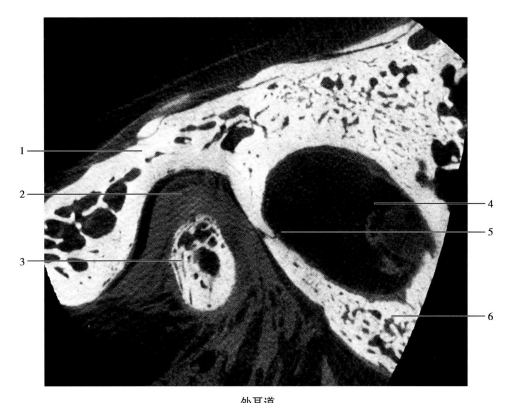

外耳道

1. 颞骨鳞部　2. 颞下颌关节窝　3. 髁突　4. 外耳道　5. 鼓鳞裂　6. 颞骨鼓部

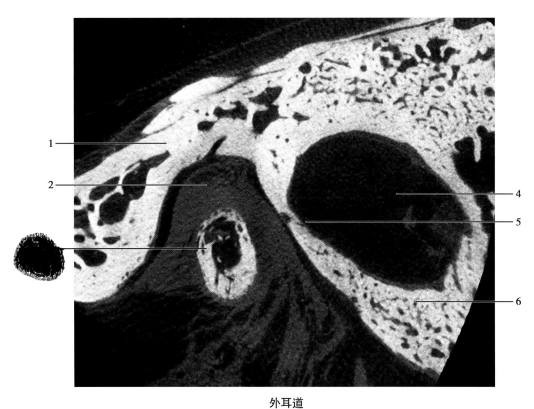

外耳道

1. 颞骨鳞部　2. 颞下颌关节窝　3. 髁突　4. 外耳道　5. 鼓鳞裂　6. 颞骨鼓部

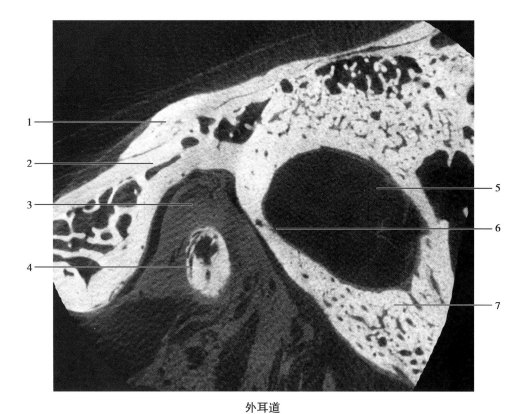

外耳道

1. 颞骨岩部　2. 颞骨鳞部　3. 颞下颌关节窝　4. 髁突　5. 外耳道　6. 鼓鳞裂　7. 颞骨鼓部

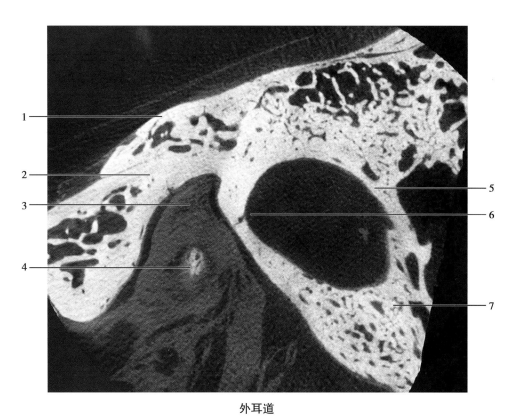

外耳道

1. 颞骨岩部　2. 颞骨鳞部　3. 颞下颌关节窝　4. 髁突　5. 外耳道　6. 鼓鳞裂　7. 颞骨鼓部

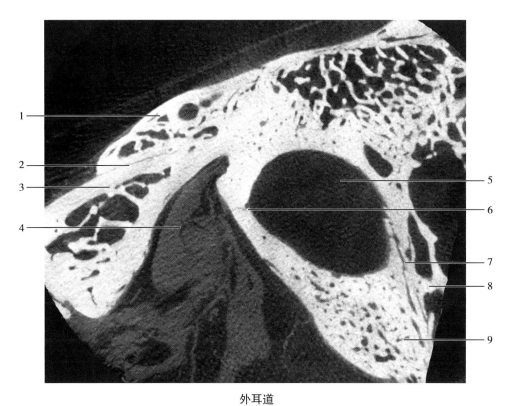

外耳道

1. 颞骨岩部　2. 岩鳞裂　3. 颞骨鳞部　4. 颞下颌关节窝　5. 外耳道　6. 鼓鳞裂
7. 鼓乳裂　8. 乳突　9. 颞骨鼓部

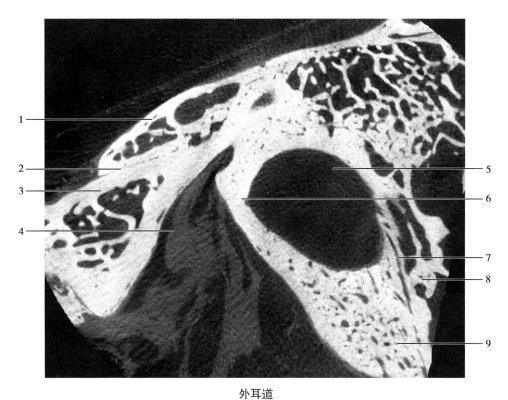

外耳道

1. 颞骨岩部　2. 岩鳞裂　3. 颞骨鳞部　4. 颞下颌关节窝　5. 外耳道　6. 鼓鳞裂
7. 鼓乳裂　8. 乳突　9. 颞骨鼓部

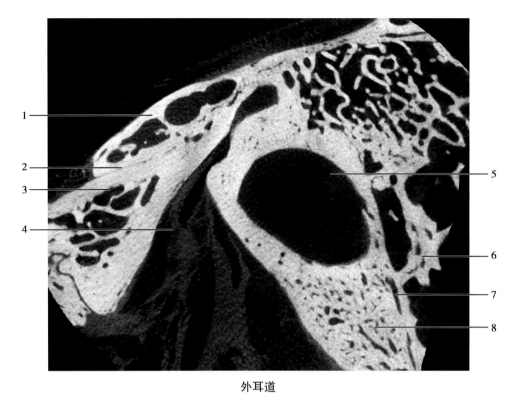

外耳道

1. 颞骨岩部　2. 岩鳞裂　3. 颞骨鳞部　4. 颞下颌关节窝　5. 外耳道　6. 乳突　7. 鼓乳裂　8. 颞骨鼓部

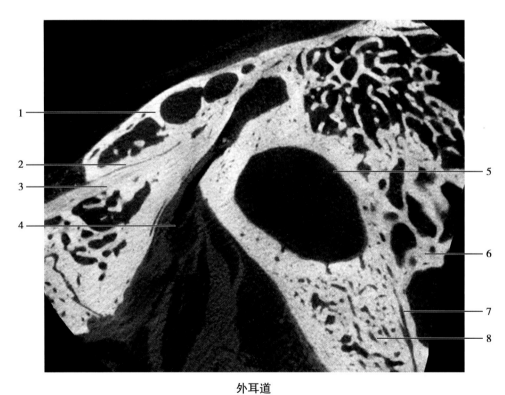

外耳道

1. 颞骨岩部　2. 岩鳞裂　3. 颞骨鳞部　4. 颞下颌关节窝　5. 外耳道　6. 乳突　7. 鼓乳裂　8. 颞骨鼓部

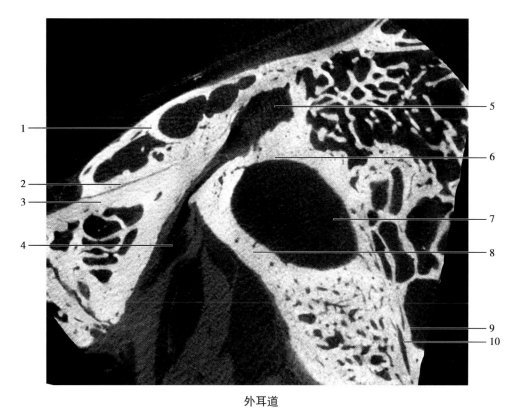

外耳道

1. 颞骨岩部　2. 岩鳞裂　3. 颞骨鳞部　4. 颞下颌关节窝　5. 上鼓室　6. 鼓室盾板
7. 外耳道　8. 颞骨鼓部　9. 乳突　10. 鼓乳裂

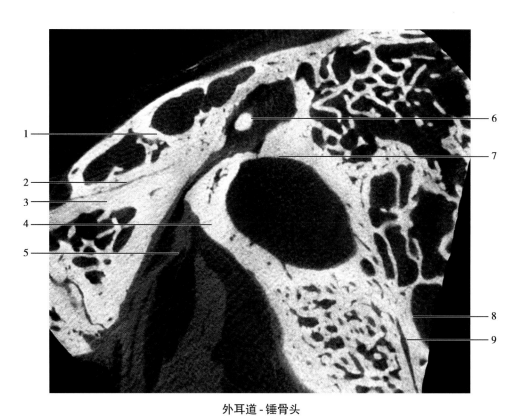

外耳道 - 锤骨头

1. 颞骨岩部　2. 岩鳞裂　3. 颞骨鳞部　4. 颞骨鼓部　5. 颞下颌关节窝　6. 锤骨头
7. 鼓室盾板　8. 乳突　9. 鼓乳裂

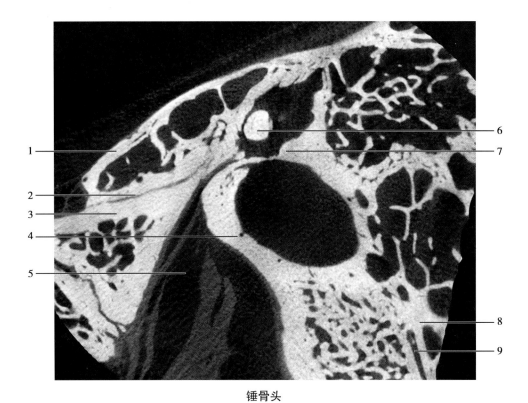

锤骨头

1. 颞骨岩部　2. 岩鳞裂　3. 颞骨鳞部　4. 颞骨鼓部　5. 颞下颌关节窝　6. 锤骨头
7. 鼓室盾板　8. 乳突　9. 鼓乳裂

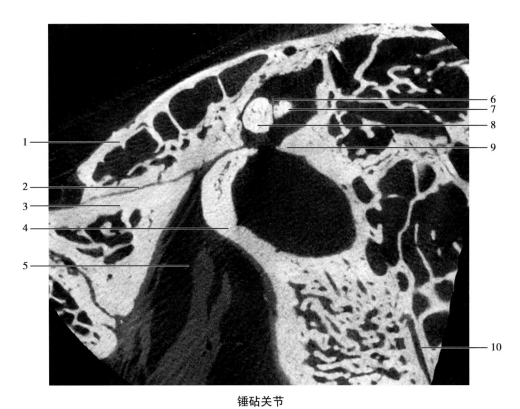

锤砧关节

1. 颞骨岩部　2. 岩鳞裂　3. 颞骨鳞部　4. 颞骨鼓部　5. 颞下颌关节窝　6. 锤砧关节
7. 砧骨体　8. 锤骨头　9. 鼓室盾板　10. 鼓乳裂

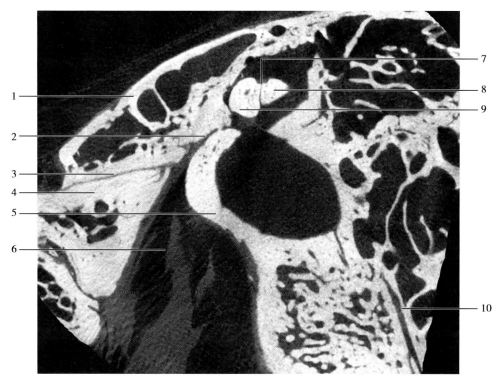

锤砧关节

1. 颞骨岩部　2. 岩鼓裂　3. 岩鳞裂　4. 颞骨鳞部　5. 颞骨鼓部　6. 颞下颌关节窝
7. 锤砧关节　8. 砧骨体　9. 锤骨头　10. 鼓乳裂

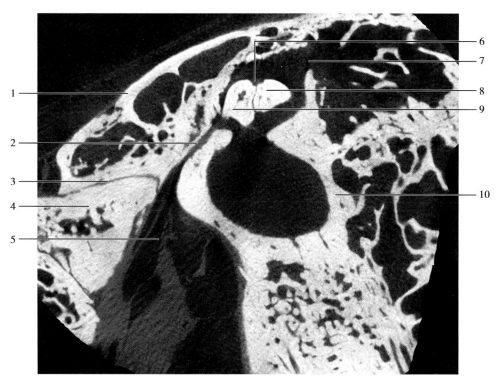

锤砧关节

1. 颞骨岩部　2. 岩鼓裂　3. 岩鳞裂　4. 颞骨鳞部　5. 颞下颌关节窝　6. 锤砧关节
7. 鼓窦入口　8. 砧骨体　9. 锤骨头　10. 外耳道后壁

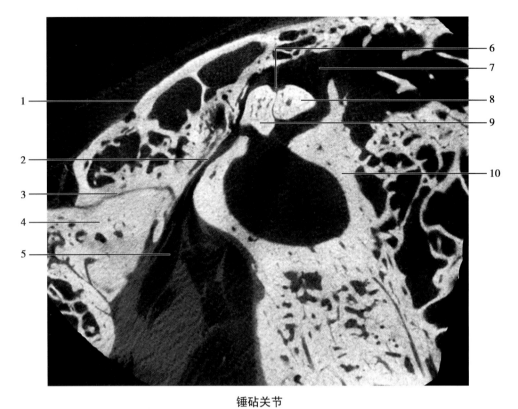

锤砧关节

1. 颞骨岩部　2. 岩鼓裂　3. 岩鳞裂　4. 颞骨鳞部　5. 颞下颌关节窝　6. 锤砧关节
7. 鼓窦入口　8. 砧骨体　9. 锤骨头　10. 外耳道后壁

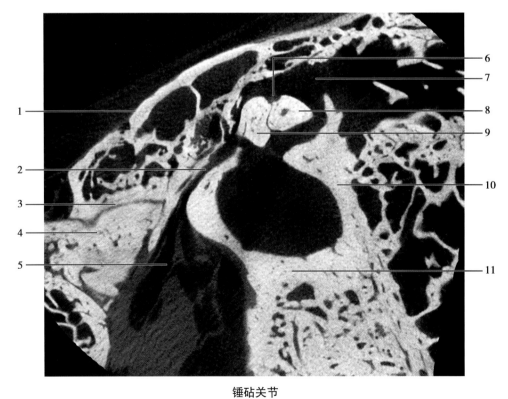

锤砧关节

1. 颞骨岩部　2. 岩鼓裂　3. 岩鳞裂　4. 颞骨鳞部　5. 颞下颌关节窝　6. 锤砧关节
7. 鼓窦入口　8. 砧骨体　9. 锤骨头　10. 外耳道后壁　11. 外耳道下壁（颞骨鼓部）

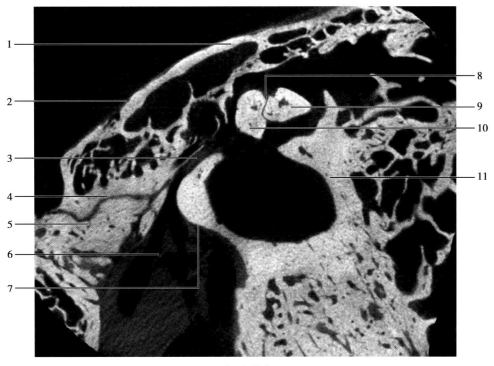

锤砧关节

1. 鼓室盖　2. 颞骨岩部　3. 岩鼓裂　4. 岩鳞裂　5. 颞骨鳞部　6. 颞下颌关节窝
7. 颞骨鼓部　8. 锤砧关节　9. 砧骨体　10. 锤骨头　11. 外耳道后壁

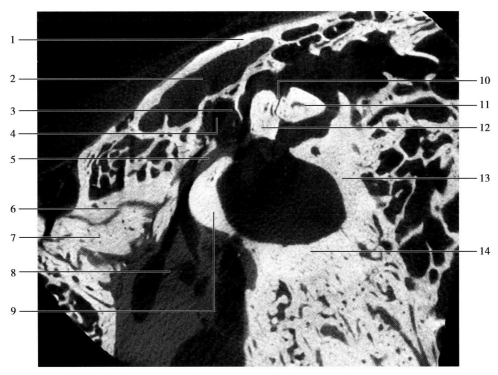

锤砧关节

1. 鼓室盖　2. 岩部气房　3. Cog 嵴　4. 上鼓室前隐窝　5. 岩鼓裂　6. 岩鳞裂　7. 颞骨鳞部
8. 颞下颌关节窝　9. 颞骨鼓部(外耳道前壁)　10. 锤砧关节　11. 砧骨体　12. 锤骨头
13. 外耳道后壁　14. 外耳道下壁

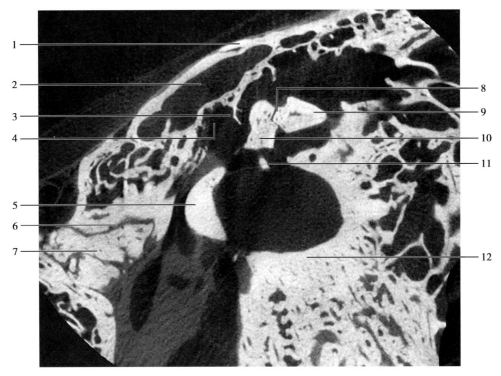

锤砧关节

1. 鼓室盖　2. 岩部气房　3. Cog 嵴　4. 上鼓室前隐窝　5. 颞骨鼓部　6. 岩鳞裂　7. 颞骨鳞部
8. 锤砧关节　9. 砧骨短脚　10. 锤骨颈　11. 锤骨短突　12. 外耳道下壁

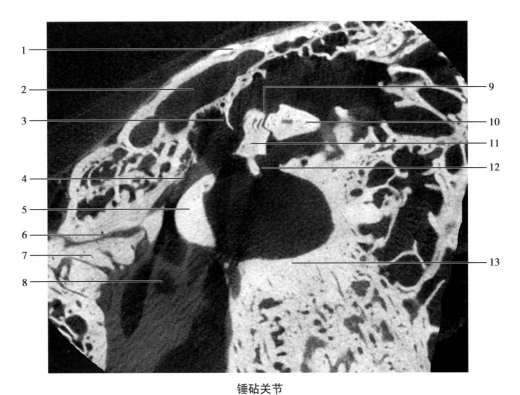

锤砧关节

1. 鼓室盖　2. 岩部气房　3. Cog 嵴　4. 岩鼓裂　5. 颞骨鼓部　6. 岩鳞裂　7. 颞骨鳞部
8. 颞下颌关节窝　9. 锤砧关节　10. 砧骨短脚　11. 锤骨颈　12. 锤骨短突　13. 外耳道下壁

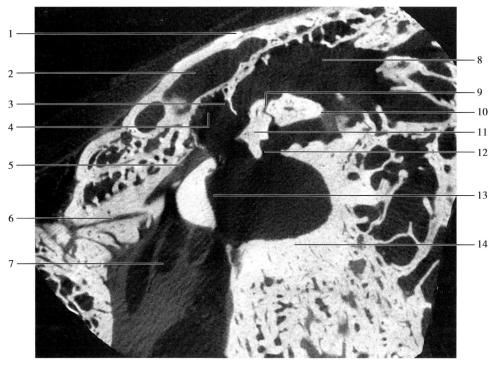

锤砧关节

1. 鼓室盖 2. 岩部气房 3. Cog 嵴 4. 上鼓室前隐窝 5. 岩鼓裂 6. 岩鳞裂 7. 颞下颌关节窝
8. 鼓窦入口 9. 锤砧关节 10. 砧骨短脚及其韧带 11. 锤骨颈 12. 锤骨柄
13. 外耳道前壁 14. 外耳道下壁

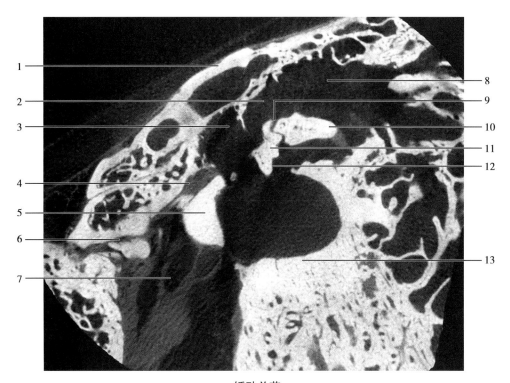

锤砧关节

1. 鼓室盖 2. 上鼓室 3. 上鼓室前隐窝 4. 岩鼓裂 5. 颞骨鼓部 6. 岩鳞裂 7. 颞下颌关节窝
8. 鼓窦入口 9. 锤砧关节 10. 砧骨短脚及其韧带 11. 锤骨颈 12. 锤骨柄 13. 外耳道下壁

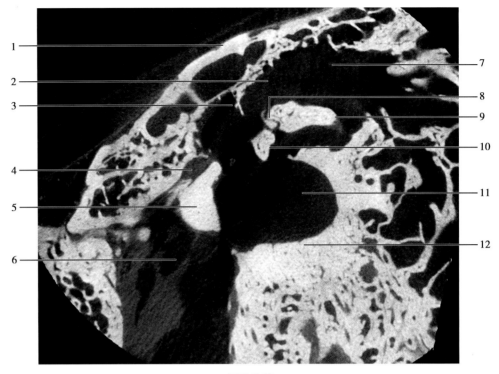

锤砧关节

1. 鼓室盖 2. 上鼓室 3. Cog 嵴 4. 岩鼓裂 5. 颞骨鼓部 6. 颞下颌关节窝 7. 鼓窦入口
8. 锤砧关节 9. 砧骨短脚 10. 锤骨柄 11. 外耳道 12. 外耳道下壁

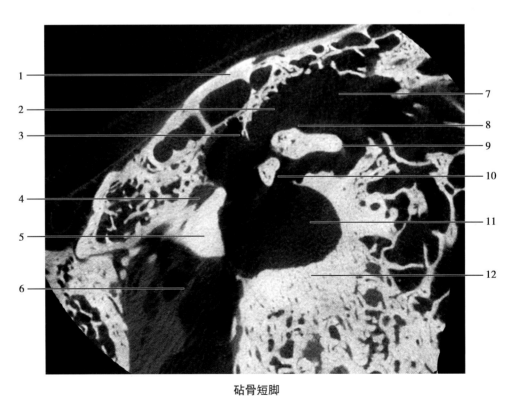

砧骨短脚

1. 鼓室盖 2. 上鼓室 3. Cog 嵴 4. 岩鼓裂 5. 颞骨鼓部 6. 颞下颌关节窝 7. 鼓窦入口
8. 砧骨体 9. 砧骨短脚 10. 锤骨柄 11. 外耳道 12. 外耳道下壁

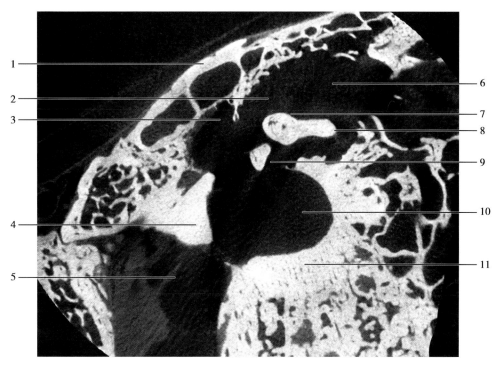

砧骨短脚

1. 鼓室盖　2. 上鼓室　3. 上鼓室前隐窝　4. 颞骨鼓部　5. 颞下颌关节窝　6. 鼓窦入口
7. 砧骨体　8. 砧骨短脚　9. 锤骨柄　10. 外耳道　11. 外耳道下壁

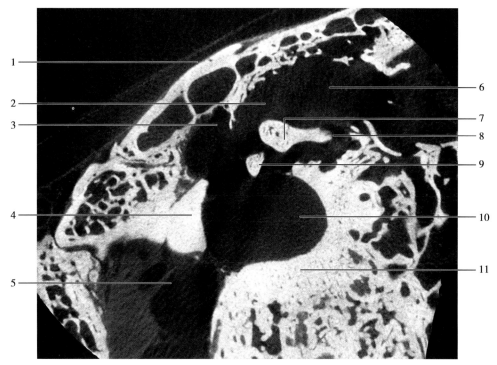

砧骨短脚

1. 鼓室盖　2. 上鼓室　3. 上鼓室前隐窝　4. 颞骨鼓部　5. 颞下颌关节窝　6. 鼓窦入口
7. 砧骨体　8. 砧骨短脚　9. 锤骨柄　10. 外耳道　11. 外耳道下壁

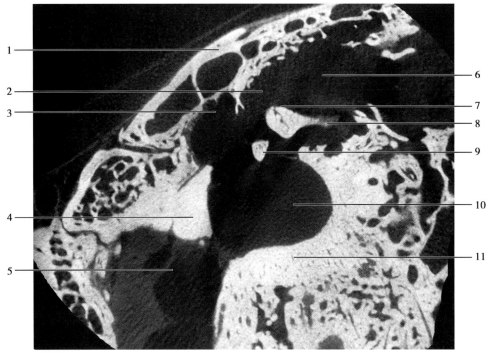

砧骨短脚

1. 鼓室盖　2. 上鼓室　3. 上鼓室前隐窝　4. 颞骨鼓部　5. 颞下颌关节窝　6. 鼓窦入口
7. 砧骨体　8. 砧骨短脚　9. 锤骨柄　10. 外耳道　11. 外耳道下壁

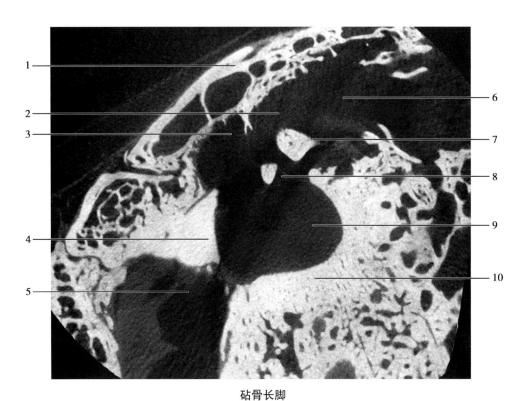

砧骨长脚

1. 鼓室盖　2. 上鼓室　3. 上鼓室前隐窝　4. 颞骨鼓部　5. 颞下颌关节窝　6. 鼓窦入口
7. 砧骨体　8. 锤骨柄　9. 外耳道　10. 外耳道下壁

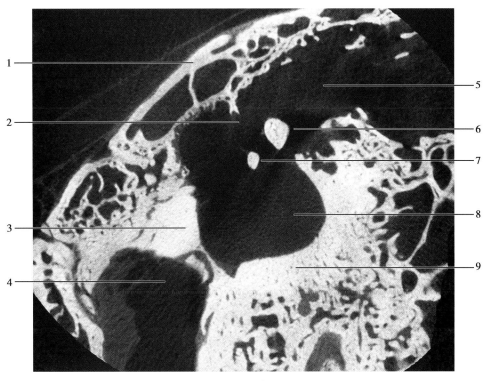

砧骨长脚

1. 鼓室盖　2. 上鼓室　3. 颞骨鼓部（外耳道前壁）　4. 颞下颌关节窝　5. 鼓窦入口
6. 砧骨长脚　7. 锤骨柄　8. 外耳道　9. 外耳道下壁

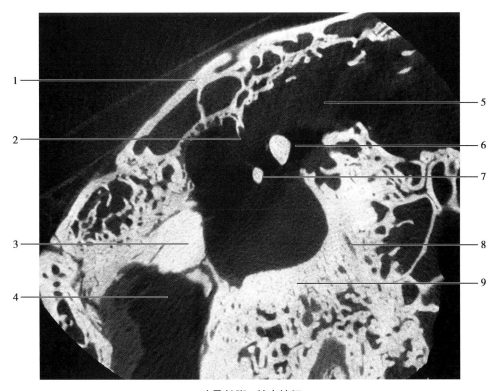

砧骨长脚 - 鼓索神经

1. 鼓室盖　2. 上鼓室　3. 颞骨鼓部（外耳道前壁）　4. 颞下颌关节窝　5. 鼓窦入口
6. 砧骨长脚　7. 锤骨柄　8. 鼓索神经　9. 外耳道下壁

151

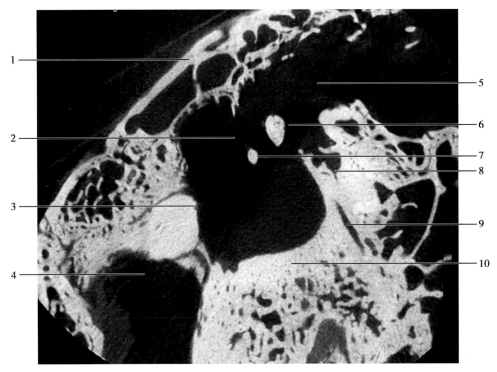

砧骨长脚 - 鼓索神经

1. 鼓室盖　2. 中鼓室　3. 鼓沟（外耳道前壁）　4. 颞下颌关节窝　5. 鼓窦入口　6. 砧骨长脚
7. 锤骨柄　8. 面神经隐窝　9. 鼓索神经　10. 外耳道下壁

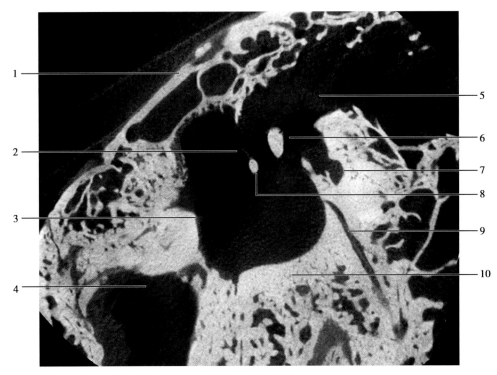

砧骨长脚 - 鼓索神经

1. 鼓室盖　2. 中鼓室　3. 鼓沟　4. 颞下颌关节窝　5. 鼓窦入口　6. 砧骨长脚
7. 面神经隐窝　8. 锤骨柄　9. 鼓索神经　10. 外耳道下壁

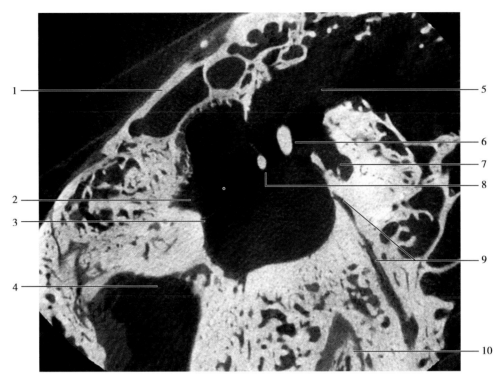

砧骨长脚 - 鼓索神经

1. 鼓室盖（岩部气房）　2. 咽鼓管鼓室口　3. 鼓沟　4. 颞下颌关节窝　5. 鼓窦入口
6. 砧骨长脚　7. 面神经隐窝　8. 锤骨柄　9. 鼓索神经　10. 茎突

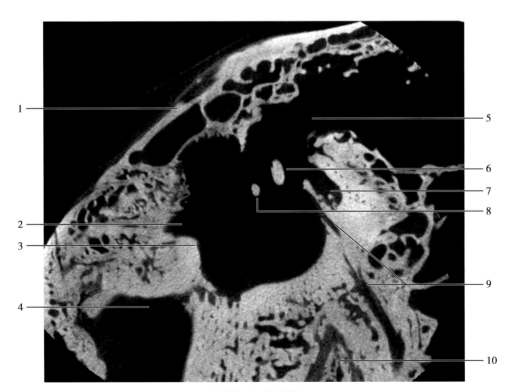

砧骨长脚 - 鼓索神经

1. 鼓室盖　2. 咽鼓管鼓室口　3. 鼓沟　4. 颞下颌关节窝　5. 鼓窦入口　6. 砧骨长脚
7. 面神经隐窝　8. 锤骨柄　9. 鼓索神经　10. 茎突

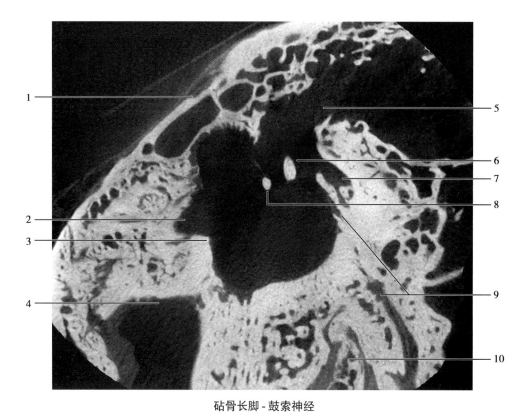

砧骨长脚 - 鼓索神经

1. 鼓室盖　2. 咽鼓管鼓室口　3. 鼓沟　4. 颞下颌关节窝　5. 鼓窦入口　6. 砧骨长脚
7. 面神经隐窝　8. 锤骨柄　9. 鼓索神经　10. 茎突

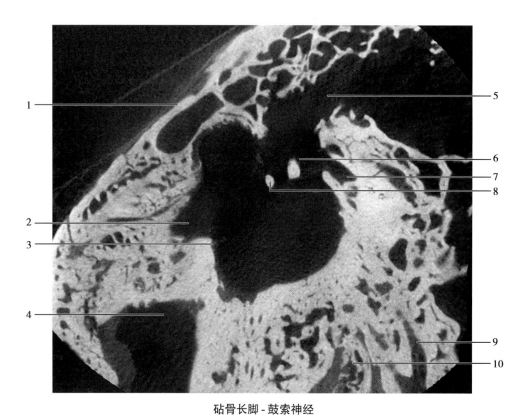

砧骨长脚 - 鼓索神经

1. 鼓室盖　2. 咽鼓管鼓室口　3. 鼓沟　4. 颞下颌关节窝　5. 鼓窦入口　6. 砧骨长脚
7. 面神经隐窝　8. 锤骨柄　9. 鼓索神经　10. 茎突

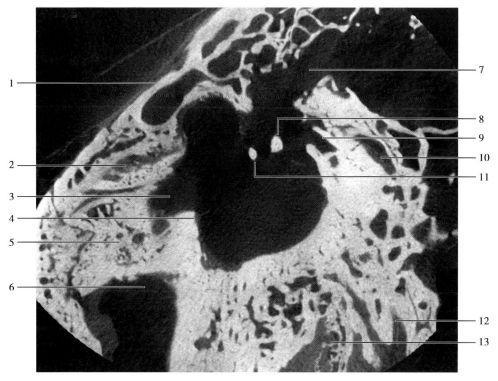

砧骨长脚 - 面神经第二膝

1. 鼓室盖 2. 鼓膜张肌半管 3. 咽鼓管 4. 鼓沟 5. 颞骨鼓部 6. 颞下颌关节窝 7. 鼓窦入口
8. 砧骨长脚 9. 面神经隐窝 10. 面神经第二膝 11. 锤骨柄 12. 鼓索神经 13. 茎突

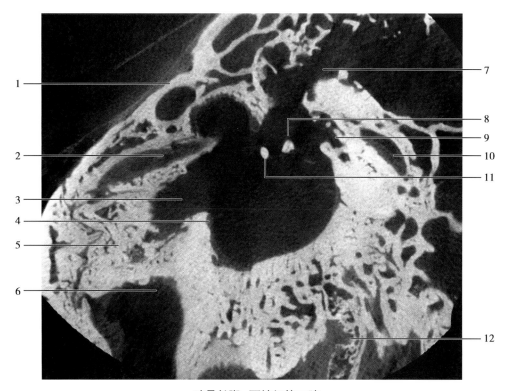

砧骨长脚 - 面神经第二膝

1. 鼓室盖 2. 鼓膜张肌半管 3. 咽鼓管 4. 鼓沟 5. 颞骨鼓部 6. 颞下颌关节窝 7. 鼓窦入口
8. 砧骨长脚 9. 面神经隐窝 10. 面神经第二膝 11. 锤骨柄 12. 茎突

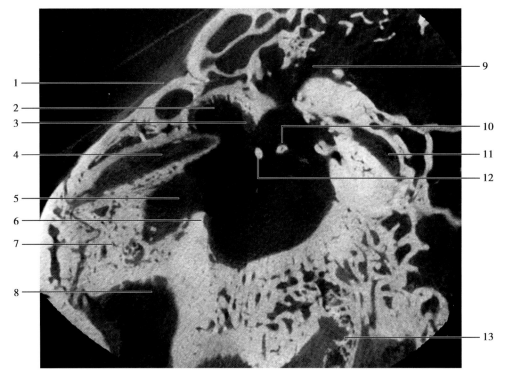

豆状突 - 面神经第二膝

1. 鼓室盖　2. 上鼓室前隐窝（或称咽鼓管上隐窝）　3. 匙突　4. 鼓膜张肌　5. 咽鼓管　6. 鼓沟　7. 颞骨鼓部
8. 颞下颌关节窝　9. 鼓窦入口　10. 豆状突　11. 面神经第二膝　12. 锤骨柄　13. 茎突

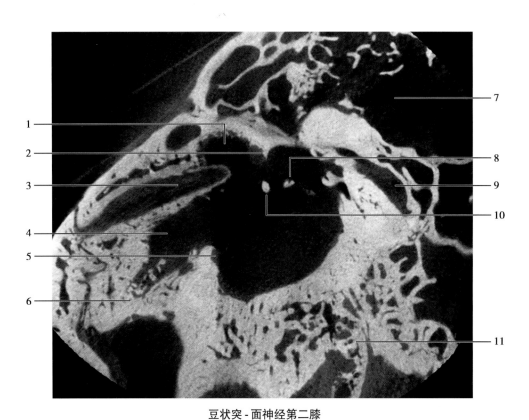

豆状突 - 面神经第二膝

1. 上鼓室前隐窝　2. 匙突　3. 鼓膜张肌　4. 咽鼓管　5. 鼓沟　6. 颞骨鼓部　7. 鼓窦
8. 豆状突　9. 面神经第二膝　10. 锤骨柄　11. 茎突

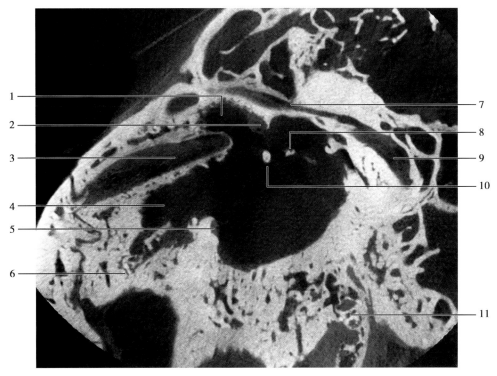

豆状突 - 面神经

1. 上鼓室前隐窝　2. 匙突　3. 鼓膜张肌　4. 咽鼓管　5. 鼓沟　6. 颞骨鼓部　7. 面神经水平段
8. 豆状突　9. 面神经第二膝　10. 锤骨柄　11. 茎突

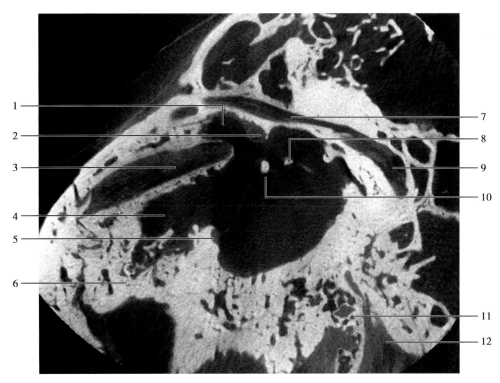

豆状突 - 面神经

1. 上鼓室前隐窝　2. 匙突　3. 鼓膜张肌　4. 咽鼓管　5. 鼓沟　6. 颞骨鼓部　7. 面神经水平段
8. 豆状突　9. 面神经第二膝　10. 锤骨柄　11. 茎突　12. 茎乳孔

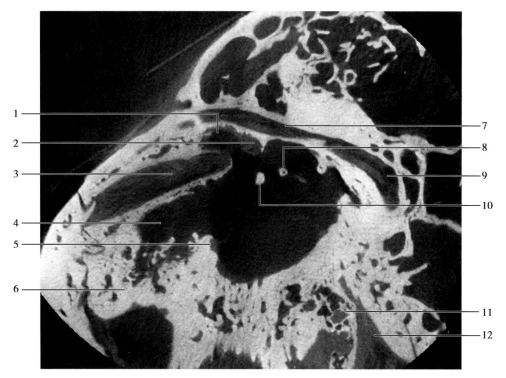

豆状突 - 面神经

1. 上鼓室前隐窝　2. 匙突　3. 鼓膜张肌　4. 咽鼓管　5. 鼓沟　6. 颞骨鼓部　7. 面神经水平段
8. 豆状突　9. 面神经第二膝　10. 锤骨柄　11. 茎突　12. 茎乳孔

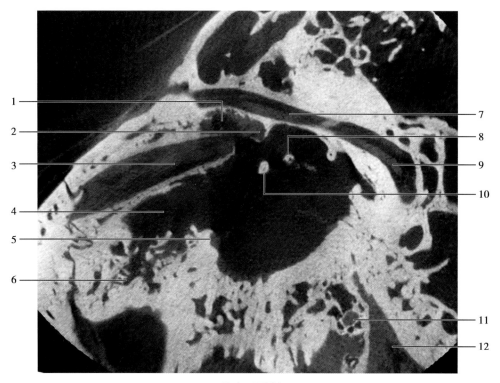

豆状突 - 面神经

1. 上鼓室前隐窝　2. 匙突　3. 鼓膜张肌　4. 咽鼓管　5. 鼓沟　6. 颞骨鼓部　7. 面神经水平段
8. 豆状突　9. 面神经第二膝　10. 锤骨柄　11. 茎突　12. 茎乳孔

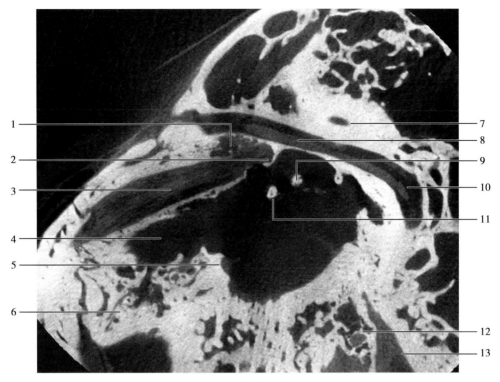

豆状突 - 面神经

1. 上鼓室前隐窝　2. 匙突　3. 鼓膜张肌　4. 咽鼓管　5. 鼓沟　6. 颞骨鼓部　7. 外半规管
8. 面神经水平段　9. 豆状突　10. 面神经第二膝　11. 锤骨柄　12. 茎突　13. 茎乳孔

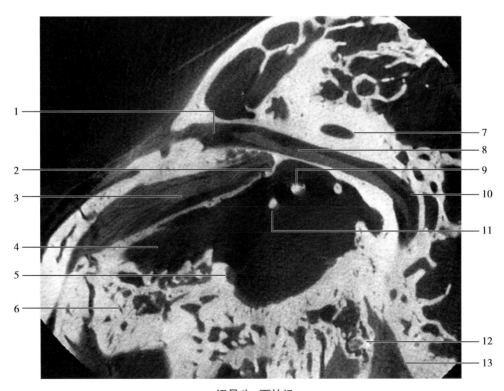

镫骨头 - 面神经

1. 膝状神经节　2. 匙突　3. 鼓膜张肌　4. 咽鼓管　5. 鼓沟　6. 颞骨鼓部　7. 外半规管
8. 面神经水平段　9. 镫骨头　10. 面神经第二膝　11. 锤骨柄　12. 茎突　13. 茎乳孔

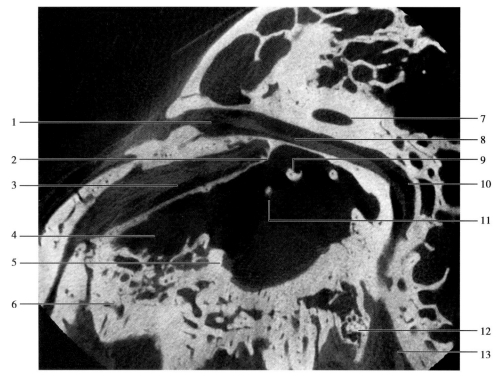

镫骨头 - 面神经

1. 膝状神经节 2. 匙突 3. 鼓膜张肌 4. 咽鼓管 5. 鼓沟 6. 颞骨鼓部 7. 外半规管
8. 面神经水平段 9. 镫骨头 10. 面神经第二膝 11. 脐部 12. 茎突 13. 茎乳孔

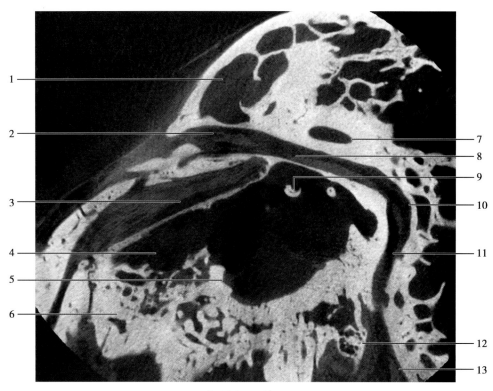

镫骨头 - 面神经

1. 迷路前上气房 2. 膝神经节 3. 鼓膜张肌 4. 咽鼓管 5. 鼓沟 6. 颞骨鼓部 7. 外半规管
8. 面神经水平段 9. 镫骨头 10. 面神经第二膝 11. 面神经垂直段 12. 茎突 13. 茎乳孔

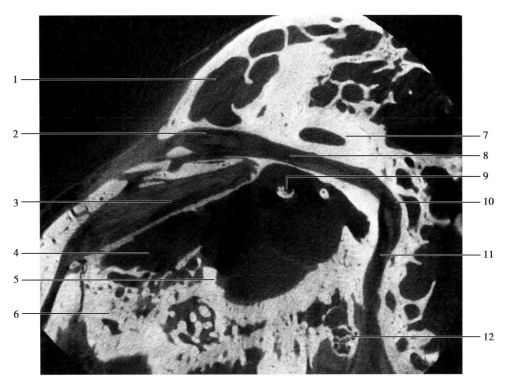

镫骨头 - 面神经

1. 迷路前上气房　2. 膝神经节　3. 鼓膜张肌　4. 咽鼓管　5. 鼓沟　6. 颞骨鼓部　7. 外半规管
8. 面神经水平段　9. 镫骨头　10. 面神经第二膝　11. 面神经垂直段　12. 茎突

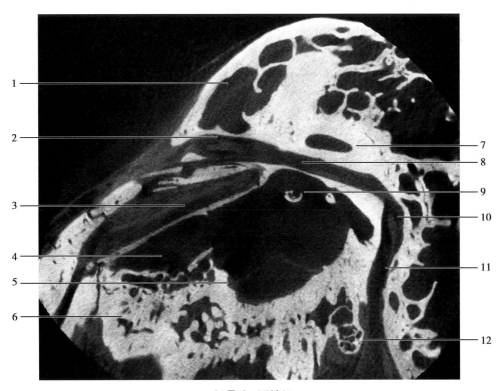

镫骨头 - 面神经

1. 迷路前上气房　2. 膝神经节　3. 鼓膜张肌　4. 咽鼓管　5. 鼓沟　6. 颞骨鼓部　7. 外半规管
8. 面神经水平段　9. 镫骨头　10. 面神经第二膝　11. 面神经垂直段　12. 茎突

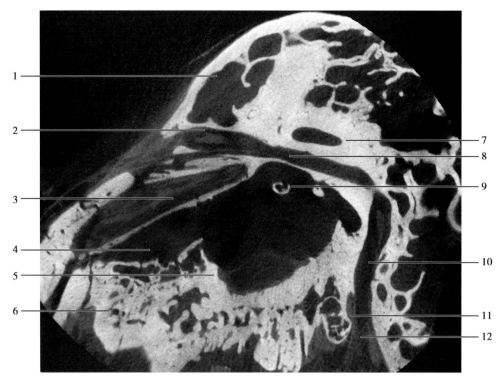

镫骨头 - 面神经

1. 迷路前上气房 2. 膝神经节 3. 鼓膜张肌 4. 咽鼓管 5. 鼓沟 6. 颞骨鼓部 7. 外半规管
8. 面神经水平段 9. 镫骨头 10. 面神经垂直段 11. 茎突 12. 茎乳孔

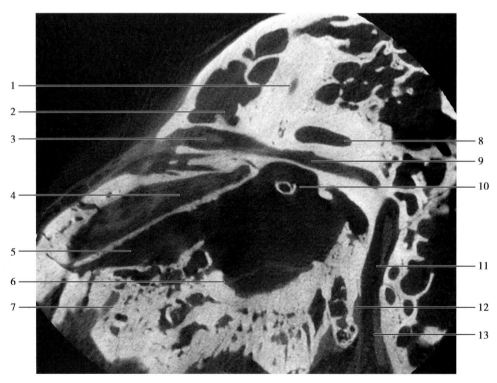

镫骨头 - 面神经

1. 前半规管 2. 迷路前上气房 3. 膝神经节 4. 鼓膜张肌 5. 咽鼓管 6. 鼓沟 7. 颞骨鼓部
8. 外半规管 9. 面神经水平段 10. 镫骨头 11. 面神经垂直段 12. 茎突 13. 茎乳孔

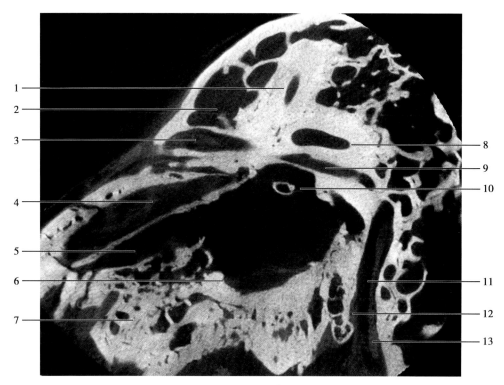

镫骨头 - 面神经

1. 前半规管　2. 迷路前上气房　3. 膝神经节　4. 鼓膜张肌　5. 咽鼓管　6. 鼓沟　7. 颞骨鼓部
8. 外半规管　9. 面神经水平段　10. 镫骨头　11. 面神经垂直段　12. 茎突　13. 茎乳孔

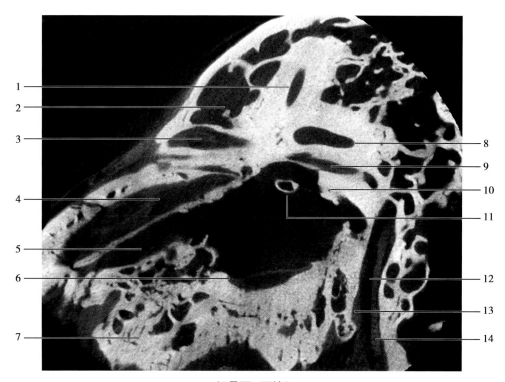

镫骨颈 - 面神经

1. 前半规管　2. 迷路前上气房　3. 膝神经节　4. 鼓膜张肌　5. 咽鼓管　6. 鼓沟　7. 颞骨鼓部
8. 外半规管　9. 面神经水平段　10. 锥隆起及镫骨肌　11. 镫骨颈
12. 面神经垂直段　13. 茎突　14. 茎乳孔

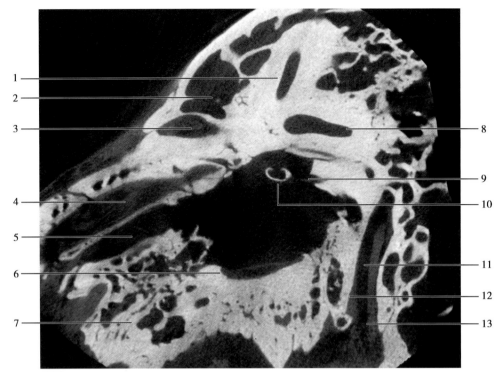

镫骨颈

1. 前半规管　2. 迷路前上气房　3. 膝神经节　4. 鼓膜张肌　5. 咽鼓管　6. 鼓沟　7. 颞骨鼓部
8. 外半规管　9. 锥隆起及镫骨肌　10. 镫骨颈　11. 面神经垂直段　12. 茎突　13. 茎乳孔

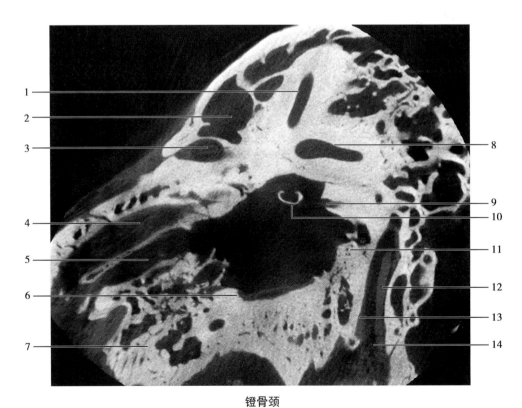

镫骨颈

1. 前半规管　2. 迷路前上气房　3. 膝神经节　4. 鼓膜张肌　5. 咽鼓管　6. 鼓沟　7. 颞骨鼓部
8. 外半规管　9. 锥隆起及镫骨肌　10. 镫骨颈　11. 茎突嵴　12. 面神经垂直段
13. 茎突　14. 茎乳孔

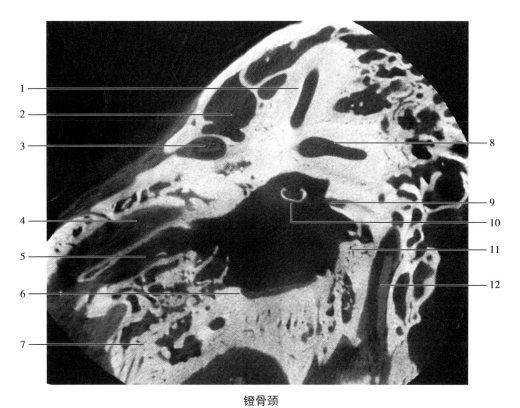

镫骨颈

1. 前半规管 2. 迷路前上气房 3. 膝神经节 4. 鼓膜张肌 5. 咽鼓管 6. 鼓沟 7. 颞骨鼓部
8. 外半规管 9. 锥隆起及镫骨肌 10. 镫骨颈 11. 茎突嵴 12. 面神经垂直段

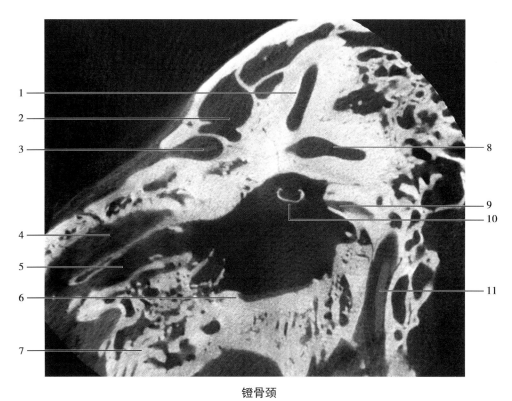

镫骨颈

1. 前半规管 2. 迷路前上气房 3. 膝神经节 4. 鼓膜张肌 5. 咽鼓管 6. 鼓沟 7. 颞骨鼓部
8. 外半规管 9. 锥隆起及镫骨肌 10. 镫骨颈 11. 面神经垂直段

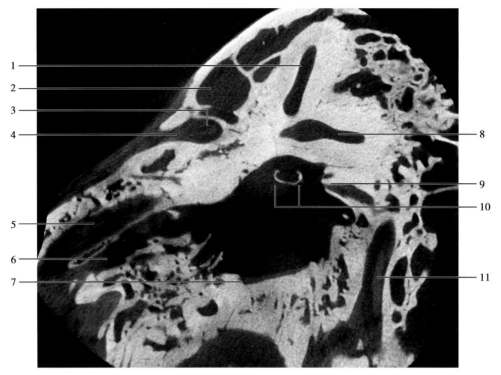

镫骨脚

1. 前半规管　2. 迷路前上气房　3. 膝神经节　4. 面神经裂孔　5. 鼓膜张肌　6. 咽鼓管
7. 鼓沟　8. 外半规管　9. 锥隆起及镫骨肌　10. 镫骨前后脚　11. 面神经垂直段

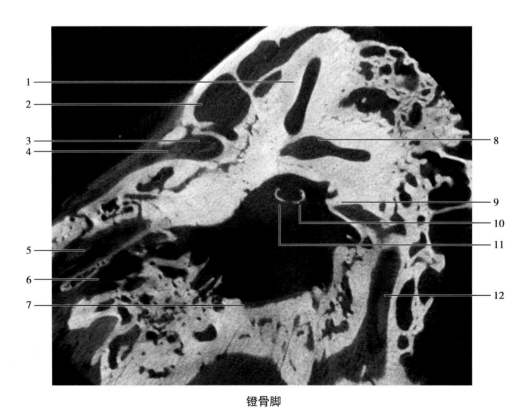

镫骨脚

1. 前半规管　2. 迷路前上气房　3. 膝神经节　4. 面神经裂孔　5. 鼓膜张肌　6. 咽鼓管　7. 鼓沟
8. 外半规管壶腹　9. 锥隆起及镫骨肌　10. 镫骨后脚　11. 镫骨前脚　12. 面神经垂直段

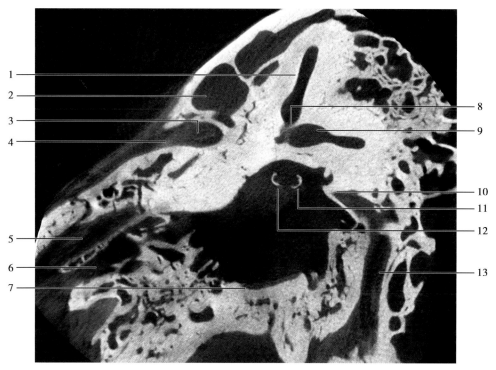

镫骨脚

1. 前半规管 2. 迷路前上气房 3. 膝神经节 4. 面神经裂孔 5. 鼓膜张肌 6. 咽鼓管
7. 鼓沟 8. 前庭上神经 9. 外半规管壶腹 10. 锥隆起及镫骨肌 11. 镫骨后脚
12. 镫骨前脚 13. 面神经垂直段

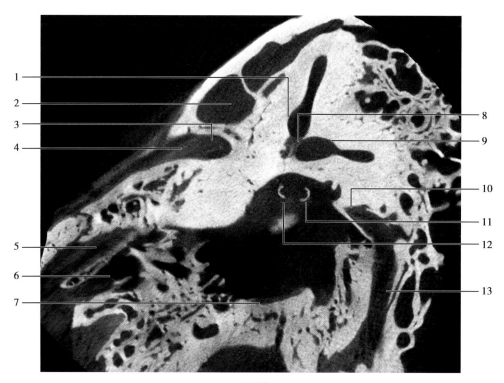

镫骨脚

1. 前半规管壶腹 2. 迷路前上气房 3. 膝神经节 4. 面神经裂孔 5. 鼓膜张肌 6. 咽鼓管
7. 鼓沟 8. 前庭上神经 9. 外半规管壶腹 10. 锥隆起及镫骨肌
11. 镫骨后脚 12. 镫骨前脚 13. 面神经垂直段

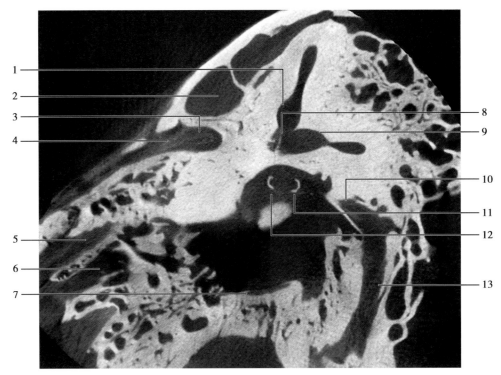

镫骨脚

1. 前半规管壶腹　2. 迷路前上气房　3. 膝神经节　4. 面神经裂孔　5. 鼓膜张肌　5. 咽鼓管
6. 鼓沟　7. 颞骨鼓部　8. 前庭上神经　9. 外半规管壶腹　10. 锥隆起及镫骨肌
11. 镫骨后脚　12. 镫骨前脚　13. 面神经垂直段

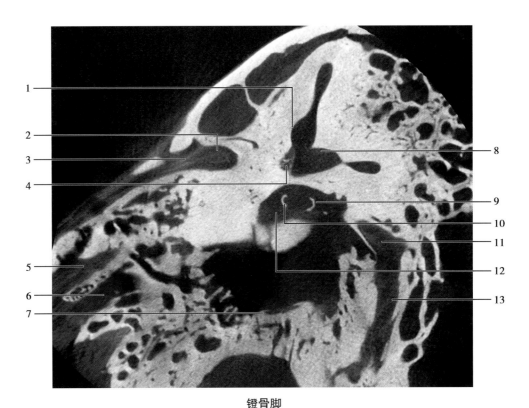

镫骨脚

1. 前半规管壶腹　2. 膝神经节　3. 面神经裂孔　4. 前庭上神经　5. 鼓膜张肌　6. 咽鼓管　7. 鼓沟
8. 外半规管壶腹　9. 镫骨后脚　10. 镫骨前脚　11. 镫骨肌　12. 前庭窗龛　13. 面神经垂直段

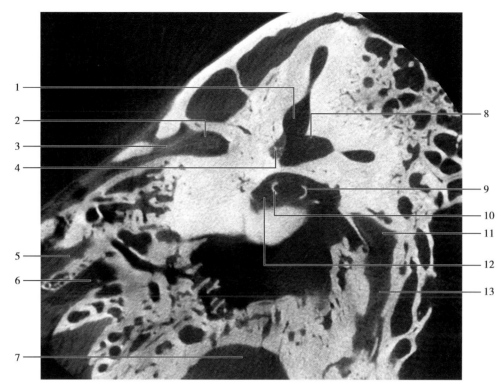

镫骨脚

1. 前半规管壶腹 2. 膝神经节 3. 面神经裂孔 4. 前庭上神经 5. 鼓膜张肌 6. 咽鼓管 7. 颈静脉窝
8. 外半规管壶腹 9. 镫骨后脚 10. 镫骨前脚 11. 镫骨肌 12. 前庭窗龛 13. 面神经垂直段

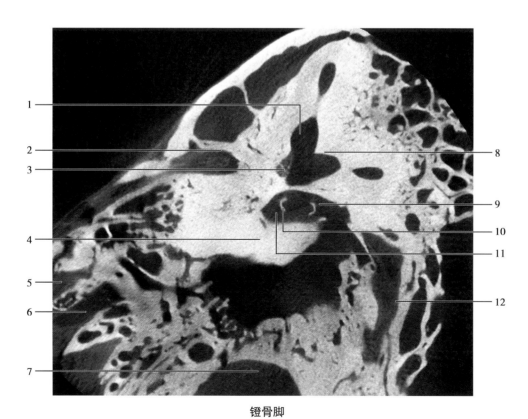

镫骨脚

1. 前半规管壶腹 2. 膝神经节 3. 前庭上神经 4. 鼓岬 5. 鼓膜张肌半管 6. 咽鼓管 7. 颈静脉窝
8. 外半规管壶腹 9. 镫骨后脚 10. 镫骨前脚 11. 前庭窗龛 12. 镫骨肌

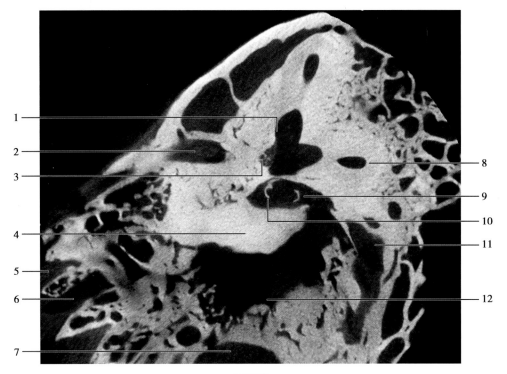

镫骨脚

1. 前半规管壶腹 2. 膝神经节 3. 前庭上神经 4. 鼓岬 5. 鼓膜张肌半管 6. 咽鼓管
7. 颈静脉窝 8. 外半规管 9. 镫骨后脚 10. 镫骨前脚 11. 镫骨肌 12. 下鼓室

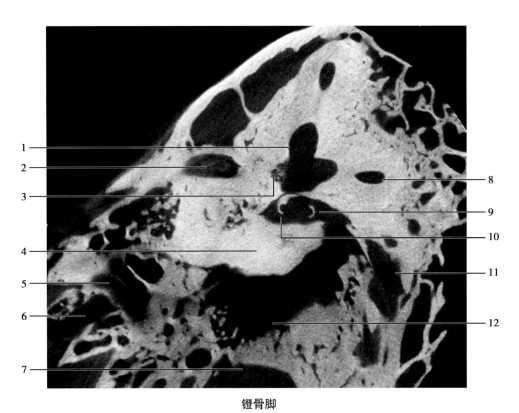

镫骨脚

1. 前半规管壶腹 2. 膝神经节 3. 前庭上神经 4. 鼓岬 5. 颈动脉管 6. 咽鼓管 7. 颈静脉窝
8. 外半规管 9. 镫骨后脚 10. 镫骨前脚 11. 镫骨肌 12. 下鼓室

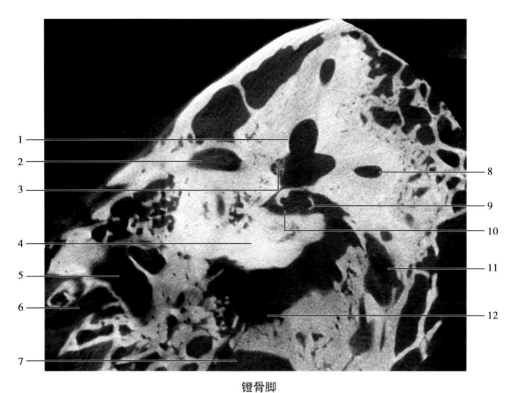

镫骨脚

1. 前半规管壶腹　2. 膝神经节　3. 前庭上神经　4. 鼓岬　5. 颈动脉管　6. 咽鼓管　7. 颈静脉窝
8. 外半规管　9. 镫骨后脚　10. 镫骨前脚　11. 镫骨肌　12. 下鼓室

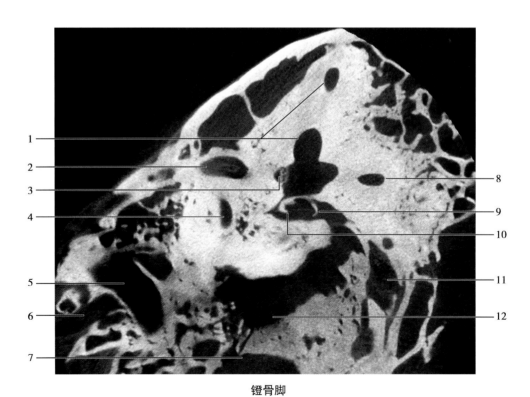

镫骨脚

1. 前半规管　2. 膝神经节　3. 前庭上神经　4. 耳蜗　5. 颈动脉管　6. 咽鼓管　7. 颈静脉窝
8. 外半规管　9. 镫骨后脚　10. 镫骨前脚　11. 镫骨肌　12. 下鼓室

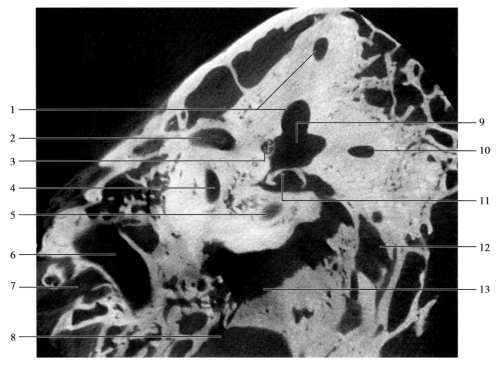

镫骨足板

1. 前半规管　2. 膝神经节　3. 前庭上神经　4. 耳蜗　5. 耳蜗底周（前庭端）　6. 颈动脉管
7. 咽鼓管　8. 颈静脉窝　9. 前庭　10. 外半规管　11. 镫骨足板　12. 镫骨肌　13. 下鼓室

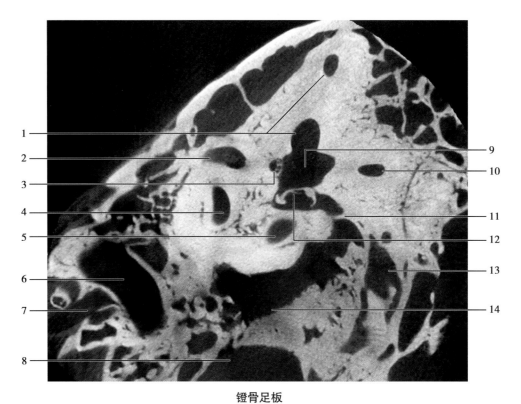

镫骨足板

1. 前半规管　2. 膝神经节　3. 前庭上神经　4. 耳蜗　5. 耳蜗底周　6. 颈动脉管　7. 咽鼓管
8. 颈静脉窝　9. 前庭　10. 外半规管　11. 岬小桥　12. 镫骨足板　13. 镫骨肌　14. 下鼓室

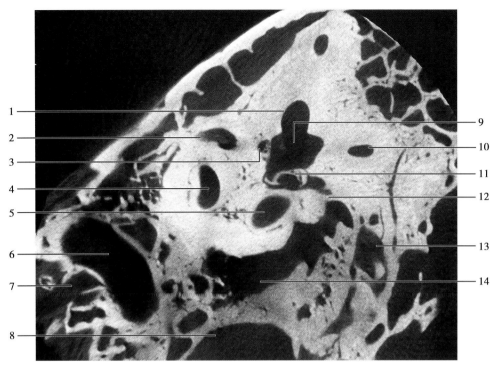

镫骨足板

1. 前半规管　2. 膝神经节　3. 前庭上神经　4. 耳蜗　5. 耳蜗底周　6. 颈动脉管　7. 咽鼓管

8. 颈静脉窝　9. 前庭　10. 外半规管　11. 镫骨足板　12. 岬小桥　13. 镫骨肌　14. 下鼓室

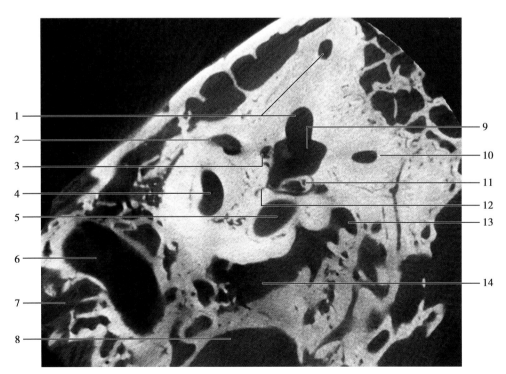

镫骨足板

1. 前半规管　2. 膝神经节　3. 前庭上神经　4. 耳蜗　5. 耳蜗底周　6. 颈动脉管　7. 咽鼓管

8. 颈静脉窝　9. 前庭　10. 外半规管　11. 镫骨足板　12. 窗前裂　13. 后鼓室窦　14. 下鼓室

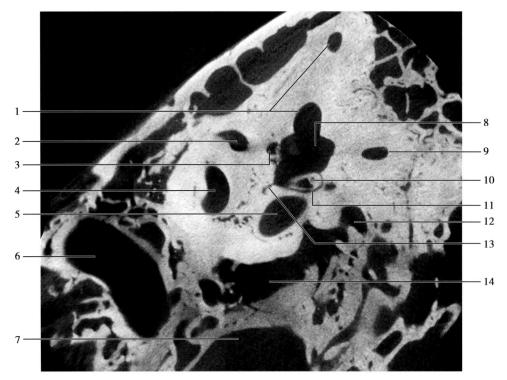

镫骨足板

1. 前半规管　2. 面神经迷路段　3. 前庭上神经　4. 耳蜗　5. 耳蜗底周　6. 颈动脉管　7. 颈静脉窝
8. 前庭　9. 外半规管　10. 镫骨足板　11. 环韧带　12. 后鼓室窦　13. 窗前裂　14. 下鼓室

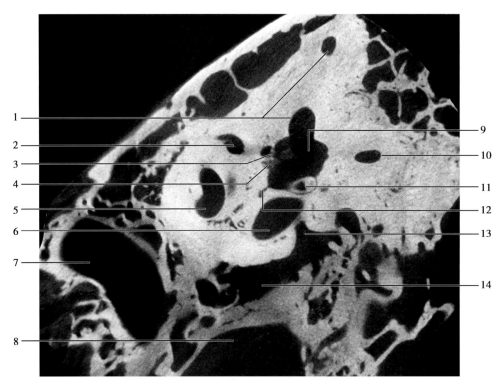

镫骨足板 - 蜗窗龛

1. 前半规管　2. 面神经迷路段　3. 前庭上神经（壶腹支）　4. 前庭上神经（前庭支）　5. 耳蜗第三周
6. 耳蜗底周　7. 颈动脉管　8. 颈静脉窝　9. 前庭　10. 外半规管　11. 镫骨足板
12. 窗前裂　13. 蜗窗龛　14. 下鼓室

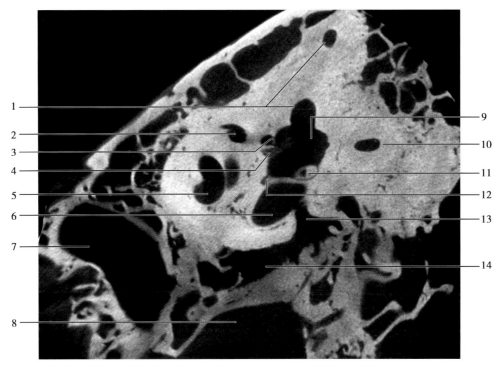

镫骨足板 - 蜗窗龛

1. 前半规管　2. 面神经迷路段　3. 前庭上神经（壶腹支）　4. 前庭上神经（前庭支）　5. 耳蜗第三周
6. 耳蜗底周　7. 颈动脉管　8. 颈静脉窝　9. 前庭　10. 外半规管　11. 镫骨足板
12. 窗前裂　13. 蜗窗龛　14. 下鼓室

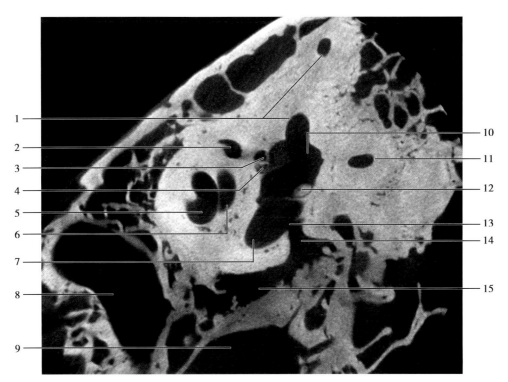

镫骨足板 - 蜗窗 - 蜗窗龛

1. 前半规管　2. 面神经迷路段　3. 前庭上神经（壶腹支）　4. 前庭上神经（前庭支）　5. 耳蜗第三周
6. 耳蜗第二周　7. 耳蜗底周　8. 颈动脉管　9. 颈静脉窝　10. 前庭　11. 外半规管
12. 镫骨足板　13. 蜗窗　14. 蜗窗龛　15. 下鼓室

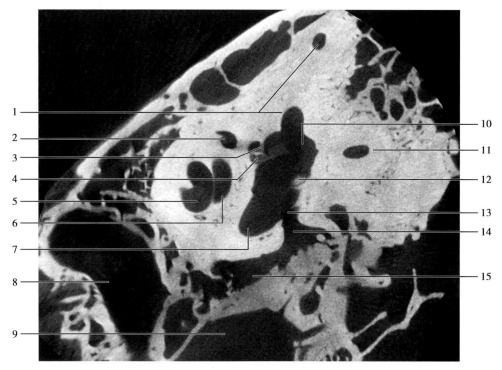

镫骨足板 - 蜗窗 - 蜗窗龛

1. 前半规管　2. 面神经迷路段　3. 前庭上神经（壶腹支）　4. 前庭上神经（前庭支）　5. 耳蜗第三周
6. 耳蜗第二周　7. 耳蜗底周　8. 颈动脉管　9. 颈静脉窝　10. 前庭　11. 外半规管
12. 镫骨足板　13. 蜗窗　14. 蜗窗龛　15. 下鼓室

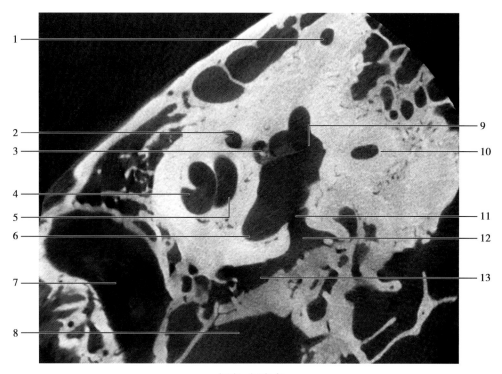

蜗窗 - 蜗窗龛

1. 前半规管　2. 面神经迷路段　3. 前庭上神经　4. 耳蜗第三周　5. 耳蜗第二周　6. 耳蜗底周
7. 颈动脉管　8. 颈静脉窝　9. 前庭　10. 外半规管　11. 蜗窗　12. 蜗窗龛　13. 下鼓室

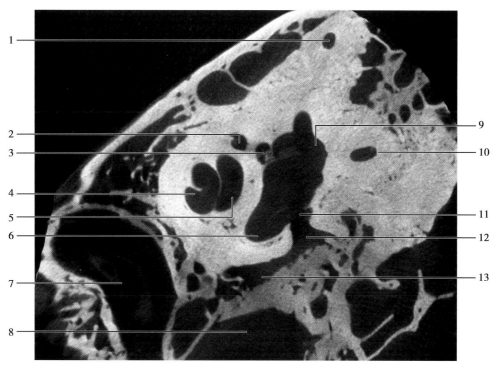

蜗窗 - 蜗窗龛

1. 前半规管　2. 面神经迷路段　3. 前庭上神经　4. 耳蜗第三周　5. 耳蜗第二周　6. 耳蜗底周
7. 颈动脉管　8. 颈静脉窝　9. 前庭　10. 外半规管　11. 蜗窗　12. 蜗窗龛　13. 下鼓室

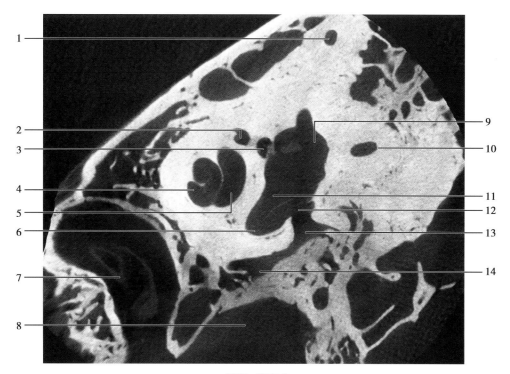

蜗窗 - 蜗窗龛

1. 前半规管　2. 面神经迷路段　3. 前庭上神经　4. 耳蜗第三周　5. 耳蜗第二周　6. 耳蜗底周
7. 颈动脉管　8. 颈静脉窝　9. 前庭　10. 外半规管　11. 耳蜗 - 前庭连合管
12. 蜗窗　13. 蜗窗龛　14. 下鼓室

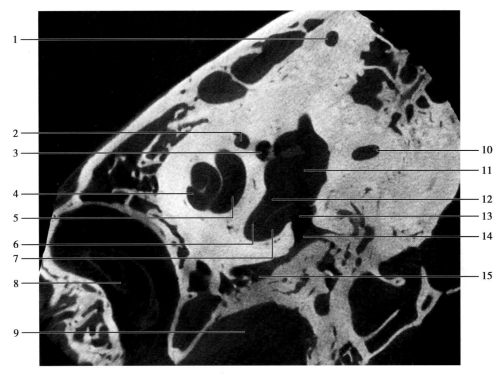

蜗窗 - 蜗窗龛

1. 前半规管 2. 面神经迷路段 3. 前庭上神经 4. 耳蜗第三周 5. 耳蜗第二周 6. 耳蜗底周前庭阶
7. 耳蜗底周鼓阶 8. 颈动脉管 9. 颈静脉窝 10. 外半规管 11. 前庭
12. 耳蜗 - 前庭连合管 13. 蜗窗 14. 蜗窗龛 15. 下鼓室

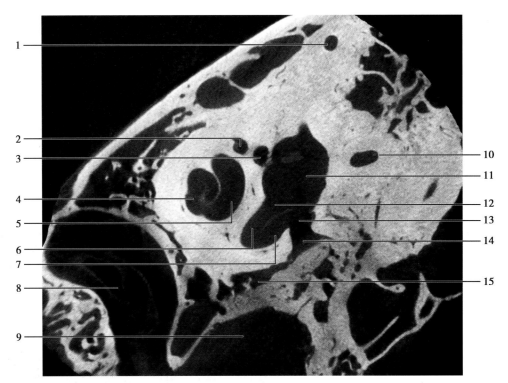

蜗窗 - 蜗窗龛

1. 前半规管 2. 面神经迷路段 3. 前庭上神经 4. 耳蜗第三周 5. 耳蜗第二周 6. 耳蜗底周前庭阶
7. 耳蜗底周鼓阶 8. 颈动脉管 9. 颈静脉窝 10. 外半规管 11. 前庭
12. 耳蜗 - 前庭连合管 13. 蜗窗 14. 蜗窗龛 15. 下鼓室

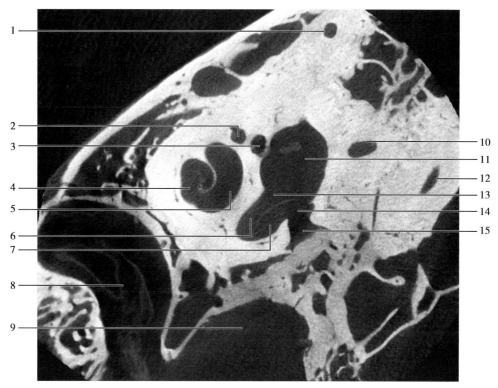

蜗窗 - 蜗窗龛

1. 前半规管　2. 面神经迷路段　3. 前庭上神经　4. 耳蜗第三周　5. 耳蜗第二周　6. 耳蜗底周前庭阶
7. 耳蜗底周鼓阶　8. 颈动脉管　9. 颈静脉窝　10. 外半规管　11. 前庭
12. 后半规管　13. 耳蜗 - 前庭连合管　14. 蜗窗　15. 蜗窗龛

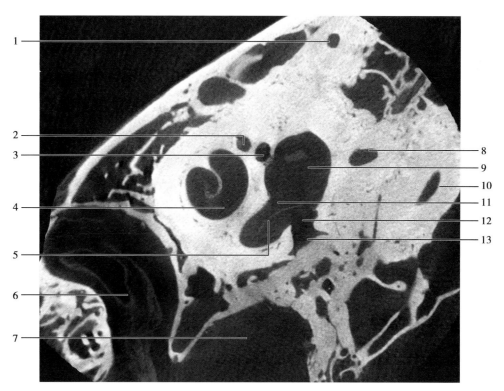

蜗窗 - 蜗窗龛

1. 前半规管　2. 面神经迷路段　3. 前庭上神经　4. 耳蜗第二周　5. 耳蜗底周骨螺旋板　6. 颈动脉管
7. 颈静脉窝　8. 外半规管　9. 前庭　10. 后半规管　11. 耳蜗 - 前庭连合管　12. 蜗窗　13. 蜗窗龛

179

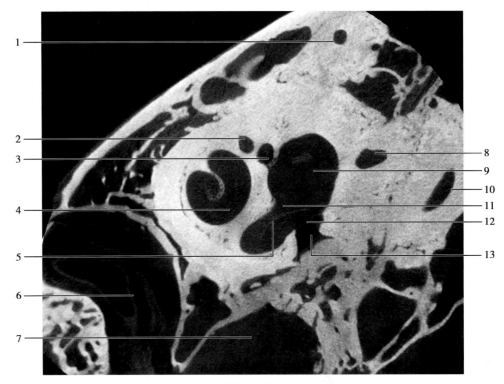

蜗窗 - 蜗窗龛

1. 前半规管 2. 面神经迷路段 3. 前庭上神经 4. 耳蜗第二周 5. 耳蜗底周骨螺旋板 6. 颈动脉管
7. 颈静脉窝 8. 外半规管 9. 前庭 10. 后半规管 11. 耳蜗 - 前庭连合管 12. 蜗窗 13. 蜗窗龛

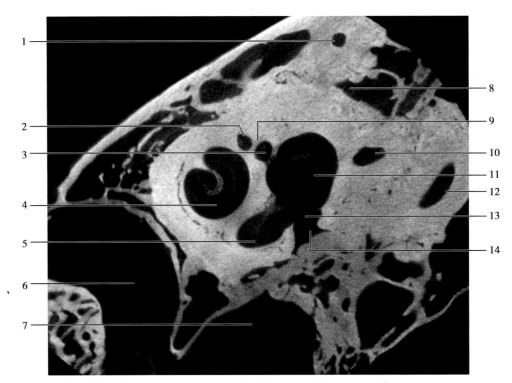

蜗窗 - 蜗窗龛

1. 前半规管 2. 面神经迷路段 3. 前庭上神经 4. 耳蜗第二周 5. 耳蜗底周 6. 颈动脉管 7. 颈静脉窝
8. 岩乳管 9. Bill 嵴 10. 外半规管 11. 前庭 12. 后半规管 13. 蜗窗 14. 蜗窗龛

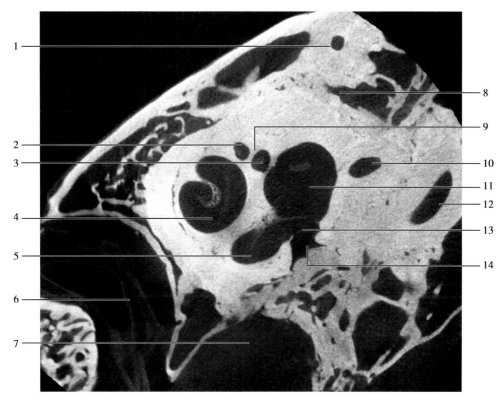

蜗窗 - 蜗窗龛

1. 前半规管 2. 面神经迷路段 3. 前庭上神经 4. 耳蜗第二周 5. 耳蜗底周 6. 颈动脉管 7. 颈静脉窝
8. 岩乳管 9. Bill 嵴 10. 外半规管 11. 前庭 12. 后半规管 13. 蜗窗 14. 蜗窗龛

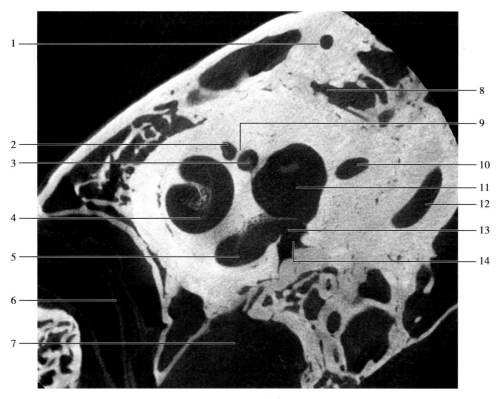

蜗窗 - 蜗窗龛

1. 前半规管 2. 面神经迷路段 3. 前庭上神经 4. 耳蜗第二周 5. 耳蜗底周 6. 颈动脉管 7. 颈静脉窝
8. 岩乳管 9. Bill 嵴 10. 外半规管 11. 前庭 12. 后半规管 13. 蜗窗 14. 蜗窗龛

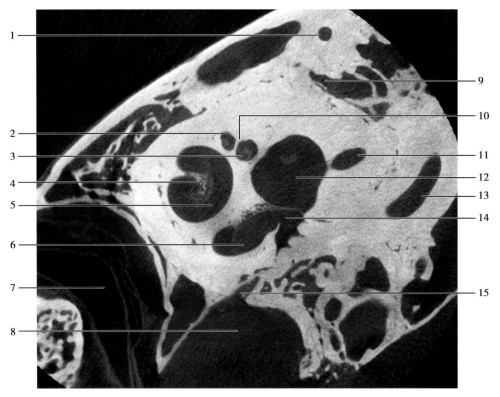

蜗窗 - 前庭

1. 前半规管 2. 面神经迷路段 3. 前庭上神经 4. 蜗轴 5. 耳蜗第二周 6. 耳蜗底周
7. 颈动脉管 8. 颈静脉窝 9. 岩乳管 10. Bill 嵴 11. 外半规管 12. 前庭
13. 后半规管 14. 蜗窗 15. 鼓室小管（舌咽神经鼓室支）

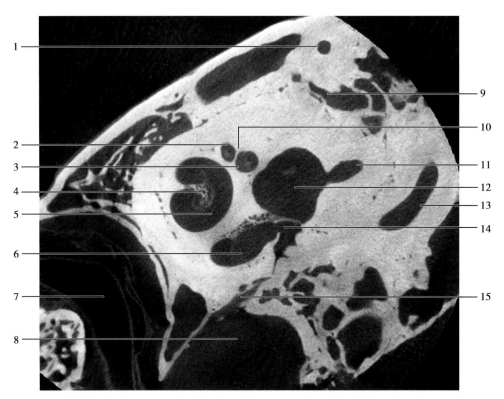

蜗窗 - 前庭

1. 前半规管 2. 面神经迷路段 3. 前庭上神经 4. 蜗轴 5. 耳蜗第二周 6. 耳蜗底周
7. 颈动脉管 8. 颈静脉窝 9. 岩乳管 10. Bill 嵴 11. 外半规管 12. 前庭
13. 后半规管 14. 蜗窗 15. 鼓室小管（舌咽神经鼓室支）

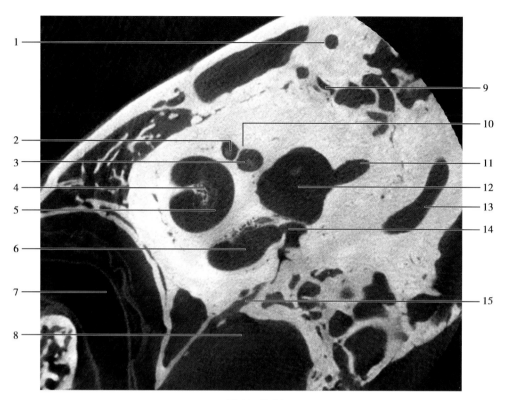

蜗窗 - 前庭

1. 前半规管 2. 面神经迷路段 3. 前庭上神经 4. 蜗轴 5. 耳蜗第二周 6. 耳蜗底周
7. 颈动脉管 8. 颈静脉窝 9. 岩乳管 10. Bill 嵴 11. 外半规管 12. 前庭
13. 后半规管 14. 蜗窗 15. 鼓室小管

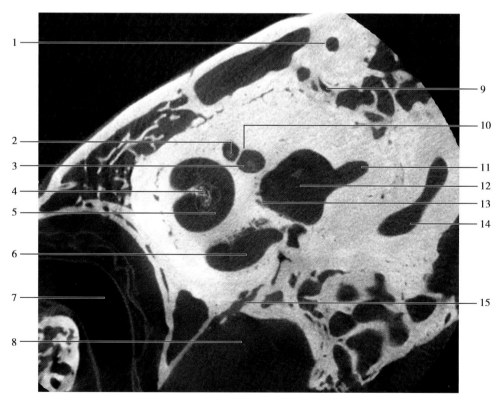

前庭 - 前庭下神经

1. 前半规管 2. 面神经迷路段 3. 前庭上神经 4. 蜗轴 5. 耳蜗第二周 6. 耳蜗底周
7. 颈动脉管 8. 颈静脉窝 9. 岩乳管 10. Bill 嵴 11. 外半规管 12. 前庭
13. 前庭下神经 14. 后半规管 15. 鼓室小管

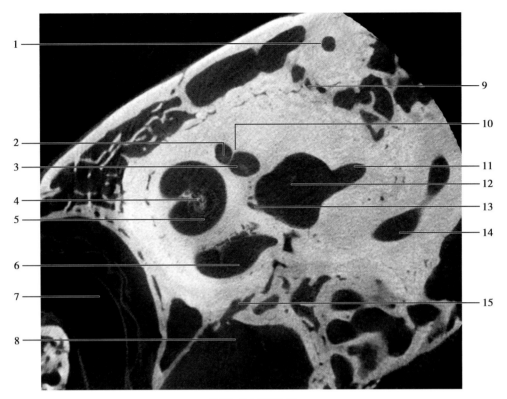

前庭 - 前庭下神经

1. 前半规管　2. 面神经迷路段　3. 前庭上神经　4. 蜗轴　5. 耳蜗第二周　6. 耳蜗底周
7. 颈动脉管　8. 颈静脉窝　9. 岩乳管　10. Bill 嵴　11. 外半规管　12. 前庭
13. 前庭下神经　14. 后半规管　15. 鼓室小管

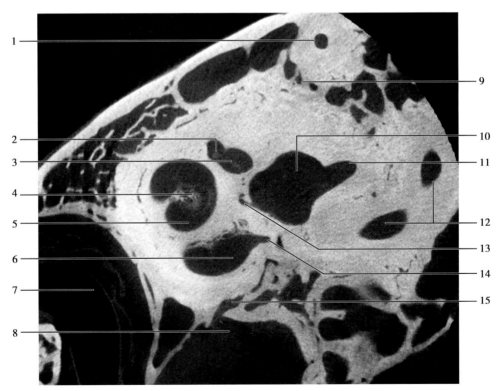

前庭 - 前庭下神经

1. 前半规管　2. 面神经孔　3. 前庭上神经孔　4. 蜗轴　5. 耳蜗第二周　6. 耳蜗底周
7. 颈动脉管　8. 颈静脉窝　9. 岩乳管　10. 前庭　11. 外半规管　12. 后半规管
13. 前庭下神经　14. 蜗水管内口　15. 鼓室小管

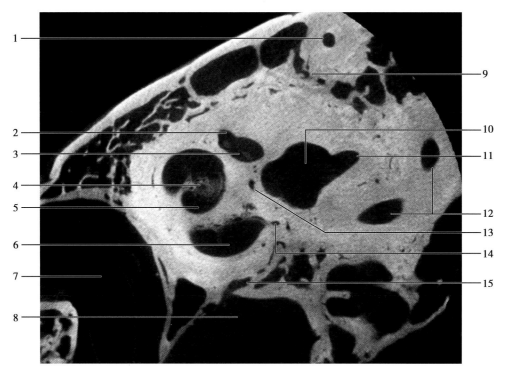

前庭 - 前庭下神经

1. 前半规管　2. 面神经内耳道段　3. 前庭上神经内耳道段　4. 蜗轴　5. 耳蜗第二周　6. 耳蜗底周
7. 颈动脉管　8. 颈静脉窝　9. 岩乳管　10. 前庭　11. 外半规管　12. 后半规管
13. 前庭下神经　14. 蜗水管　15. 鼓室小管

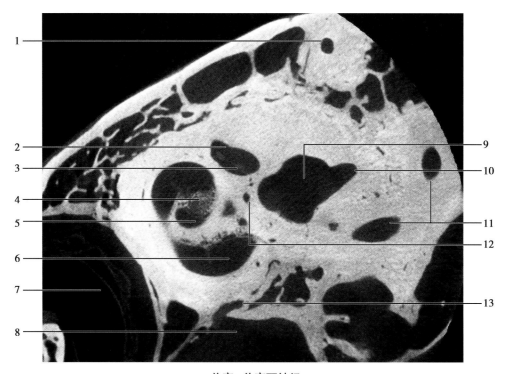

前庭 - 前庭下神经

1. 前半规管　2. 面神经内耳道段　3. 前庭上神经内耳道段　4. 蜗轴　5. 耳蜗第二周　6. 耳蜗底周
7. 颈动脉管　8. 颈静脉窝　9. 前庭　10. 外半规管　11. 后半规管　12. 前庭下神经　13. 鼓室小管

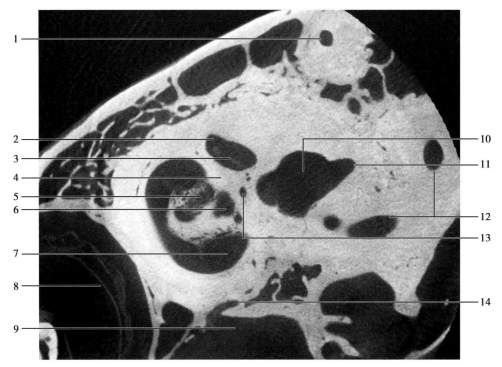

前庭 - 前庭下神经

1. 前半规管 2. 面神经内耳道段 3. 前庭上神经内耳道段 4. 横嵴 5. 蜗轴 6. 蜗神经孔 7. 耳蜗底周
8. 颈动脉管 9. 颈静脉窝 10. 前庭 11. 外半规管 12. 后半规管 13. 前庭下神经 14. 鼓室小管

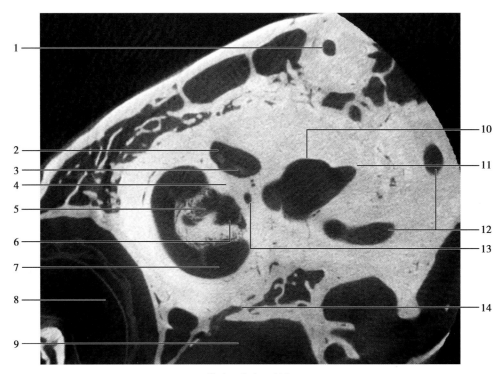

前庭 - 前庭下神经

1. 前半规管 2. 面神经内耳道段 3. 前庭上神经内耳道段 4. 横嵴 5. 蜗轴 6. 蜗神经孔 7. 耳蜗底周
8. 颈动脉管 9. 颈静脉窝 10. 前庭 11. 外半规管 12. 后半规管 13. 前庭下神经 14. 鼓室小管

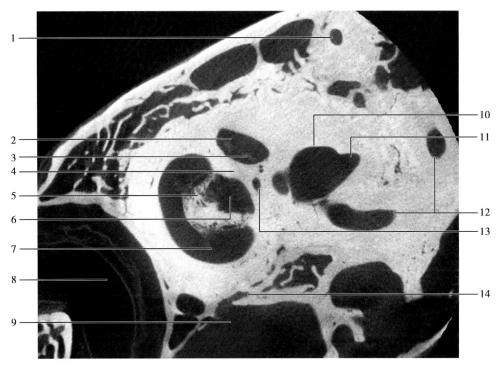

前庭 - 前庭下神经

1. 前半规管　2. 面神经内耳道段　3. 前庭上神经内耳道段　4. 横嵴　5. 蜗轴　6. 蜗神经孔　7. 耳蜗底周
8. 颈动脉管　9. 颈静脉窝　10. 前庭　11. 外半规管　12. 后半规管　13. 前庭下神经　14. 鼓室小管

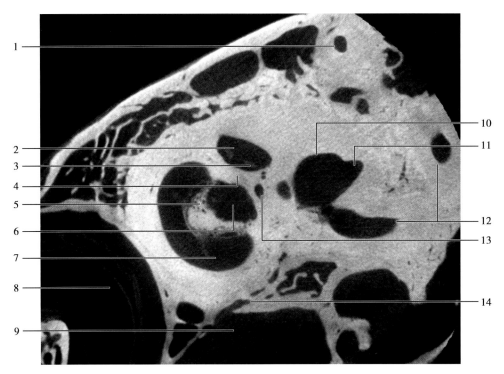

前庭 - 前庭下神经

1. 前半规管　2. 面神经内耳道段　3. 前庭上神经内耳道段　4. 横嵴　5. 蜗轴　6. 蜗神经孔　7. 耳蜗底周
8. 颈动脉管　9. 颈静脉窝　10. 前庭　11. 外半规管　12. 后半规管　13. 前庭下神经　14. 鼓室小管

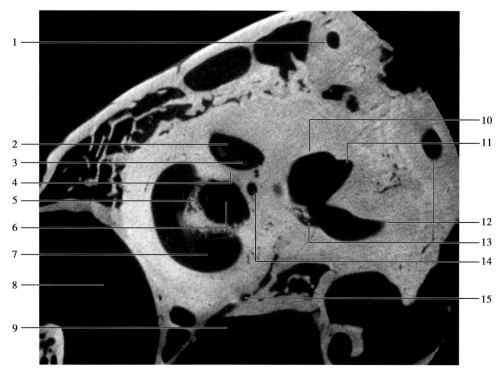

前庭下神经 - 单孔

1. 前半规管 2. 面神经内耳道段 3. 前庭上神经内耳道段 4. 横嵴 5. 蜗轴 6. 蜗神经孔
7. 耳蜗底周 8. 颈动脉管 9. 颈静脉窝 10. 前庭 11. 外半规管 12. 后半规管
13. 单孔 14. 前庭下神经 15. 鼓室小管

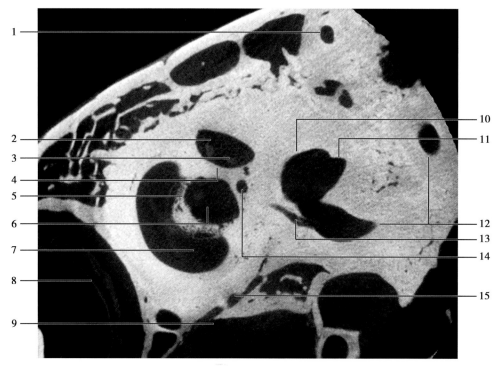

前庭下神经 - 单孔

1. 前半规管 2. 面神经内耳道段 3. 前庭上神经内耳道段 4. 横嵴 5. 蜗轴 6. 蜗神经孔
7. 耳蜗底周 8. 颈动脉管 9. 颈静脉窝 10. 前庭 11. 外半规管 12. 后半规管
13. 单孔 14. 前庭下神经 15. 鼓室小管

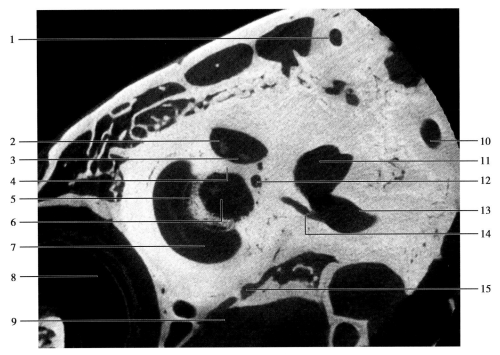

前庭下神经 - 单孔

1. 前半规管　2. 面神经内耳道段　3. 前庭上神经内耳道段　4. 横嵴　5. 蜗轴　6. 蜗神经孔
7. 耳蜗底周　8. 颈动脉管　9. 颈静脉窝　10. 后半规管　11. 前庭　12. 前庭下神经
13. 后半规管壶腹　14. 单孔　15. 鼓室小管

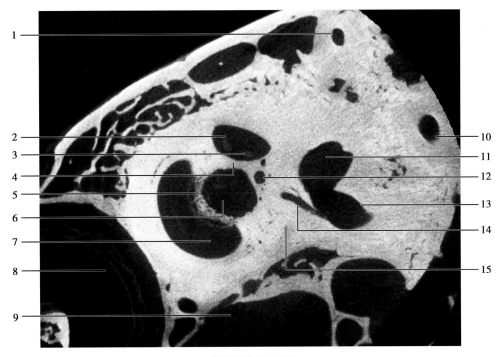

前庭下神经 - 单孔

1. 前半规管　2. 面神经内耳道段　3. 前庭上神经内耳道段　4. 横嵴　5. 蜗轴　6. 蜗神经孔
7. 耳蜗底周　8. 颈动脉管　9. 颈静脉窝　10. 后半规管　11. 前庭　12. 前庭下神经
13. 后半规管壶腹　14. 单孔　15. 蜗水管

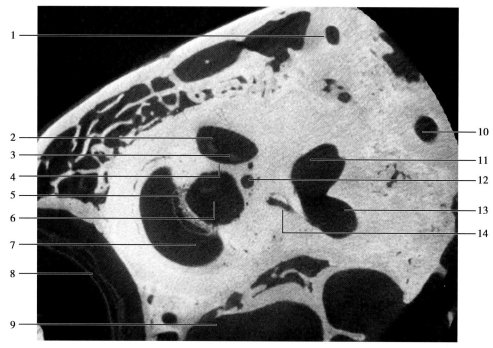

前庭下神经 - 单孔

1. 前半规管　2. 面神经内耳道段　3. 前庭上神经内耳道段　4. 横嵴　5. 蜗轴　6. 蜗神经孔　7. 耳蜗底周

8. 颈动脉管　9. 颈静脉窝　10. 后半规管　11. 前庭　12. 前庭下神经　13. 后半规管壶腹　14. 单孔

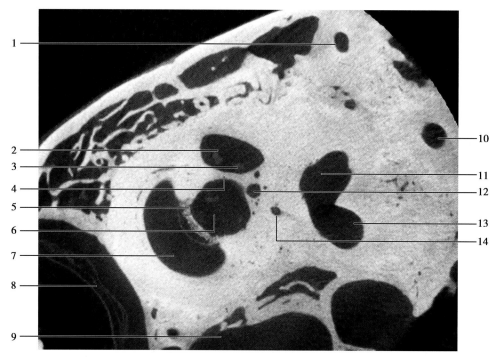

前庭下神经 - 单孔

1. 前半规管　2. 面神经内耳道段　3. 前庭上神经内耳道段　4. 横嵴　5. 蜗轴　6. 蜗神经孔　7. 耳蜗底周

8. 颈动脉管　9. 颈静脉窝　10. 后半规管　11. 前庭　12. 前庭下神经　13. 后半规管壶腹　14. 单孔

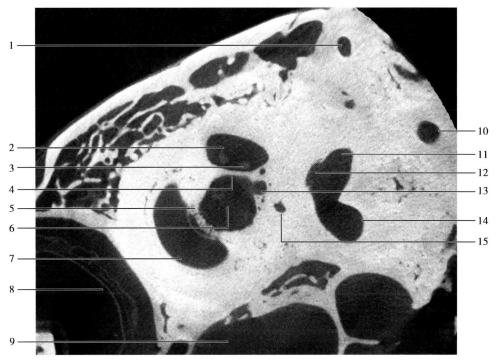

前庭下神经 - 单孔 - 总脚

1. 前半规管　2. 面神经内耳道段　3. 前庭上神经内耳道段　4. 横嵴　5. 蜗轴　6. 蜗神经孔
7. 耳蜗底周　8. 颈动脉管　9. 颈静脉窝　10. 后半规管　11. 总脚　12. 前庭水管内口
13. 前庭下神经　14. 后半规管壶腹　15. 单孔

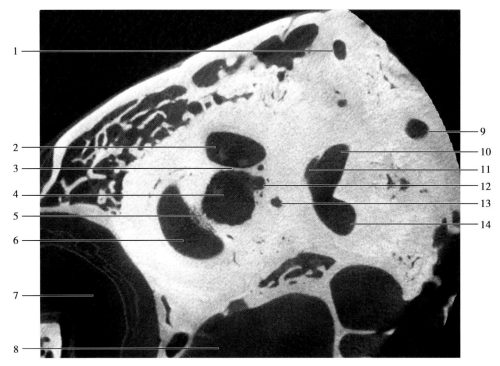

前庭下神经 - 单孔 - 总脚

1. 前半规管　2. 内耳道底上区　3. 横嵴　4. 内耳道底下区　5. 蜗轴　6. 耳蜗底周　7. 颈动脉管
8. 颈静脉窝　9. 后半规管　10. 总脚　11. 前庭水管内口　12. 前庭下神经
13. 单孔　14. 后半规管壶腹

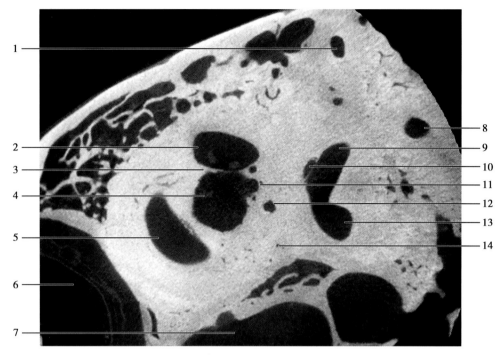

前庭下神经 - 单孔 - 总脚

1. 前半规管　2. 内耳道底上区　3. 横嵴　4. 内耳道底下区　5. 耳蜗底周　6. 颈动脉管　7. 颈静脉窝
8. 后半规管　9. 总脚　10. 前庭水管　11. 前庭下神经　12. 单孔　13. 后半规管壶腹　14. 蜗水管

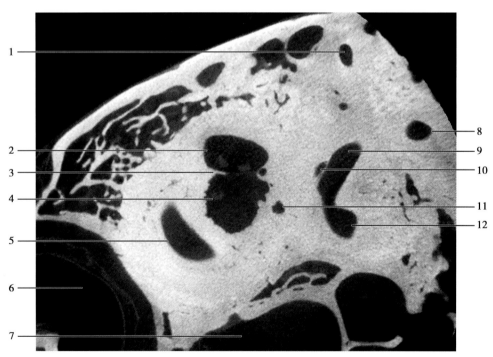

单孔 - 总脚

1. 前半规管　2. 内耳道底上区　3. 横嵴　4. 内耳道底下区　5. 耳蜗底周　6. 颈动脉管
7. 颈静脉窝　8. 后半规管　9. 总脚　10. 前庭水管　11. 单孔　12. 后半规管壶腹

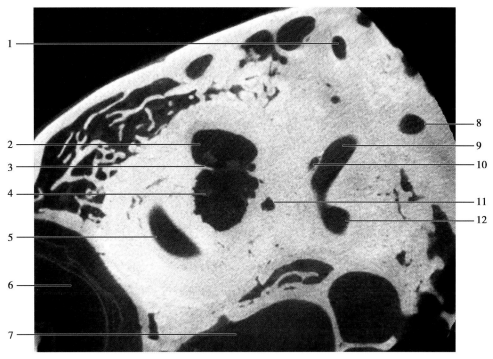

单孔 - 总脚

1. 前半规管 2. 内耳道底上区 3. 横嵴 4. 内耳道底下区 5. 耳蜗底周 6. 颈动脉管
7. 颈静脉窝 8. 后半规管 9. 总脚 10. 前庭水管 11. 单孔 12. 后半规管壶腹

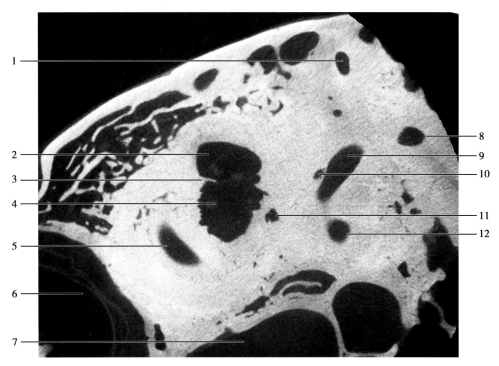

单孔 - 总脚

1. 前半规管 2. 内耳道底上区 3. 横嵴 4. 内耳道底下区 5. 耳蜗底周 6. 颈动脉管
7. 颈静脉窝 8. 后半规管 9. 总脚 10. 前庭水管 11. 单孔 12. 后半规管壶腹

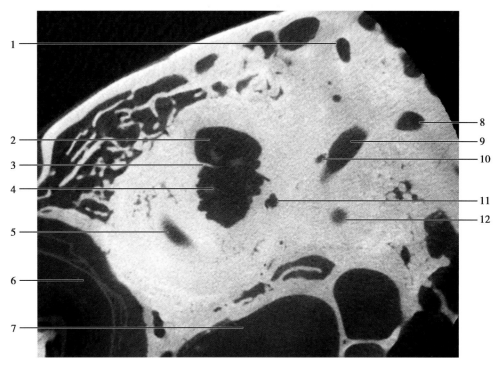

单孔 - 总脚

1. 前半规管　2. 内耳道底上区　3. 横嵴　4. 内耳道底下区　5. 耳蜗底周　6. 颈动脉管
7. 颈静脉窝　8. 后半规管　9. 总脚　10. 前庭水管　11. 单孔　12. 后半规管壶腹

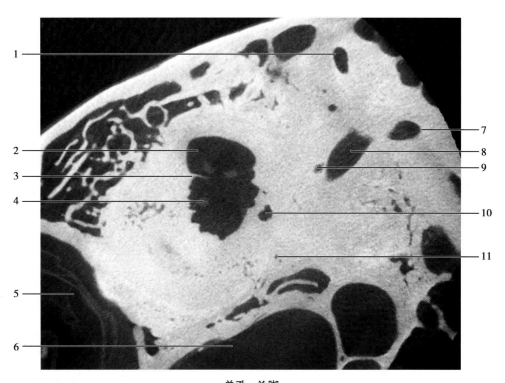

单孔 - 总脚

1. 前半规管　2. 内耳道底上区　3. 横嵴　4. 内耳道底下区　5. 颈动脉管　6. 颈静脉窝
7. 后半规管　8. 总脚　9. 前庭水管　10. 单孔　11. 蜗水管

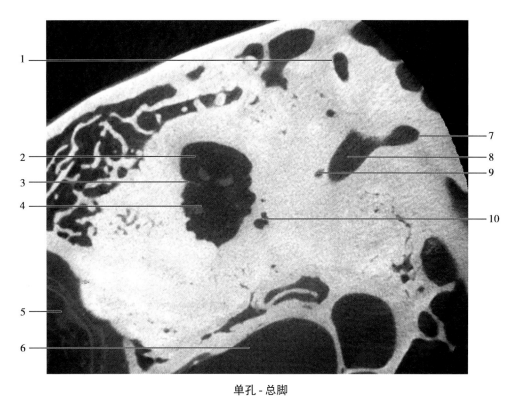

单孔 - 总脚

1. 前半规管 2. 内耳道底上区 3. 横嵴 4. 内耳道底下区 5. 颈动脉管 6. 颈静脉窝
7. 后半规管 8. 总脚 9. 前庭水管 10. 单孔

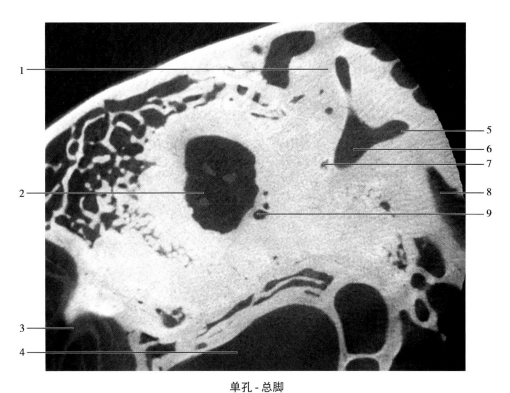

单孔 - 总脚

1. 前半规管 2. 内耳道 3. 颈动脉管 4. 颈静脉窝 5. 后半规管 6.总脚
7. 前庭水管 8. 内淋巴囊裂隙 9. 单孔

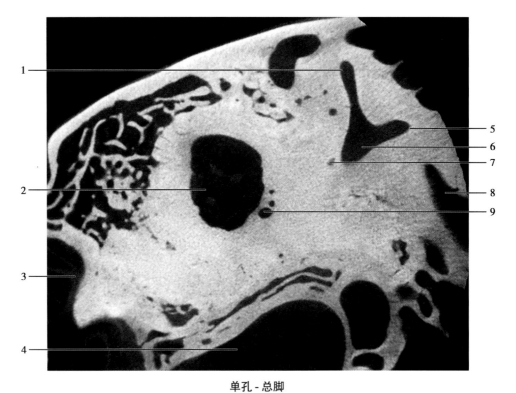

单孔 - 总脚

1. 前半规管　2. 内耳道　3. 颈动脉管　4. 颈静脉窝　5. 后半规管　6. 总脚
7. 前庭水管　8. 内淋巴囊裂隙　9. 单孔

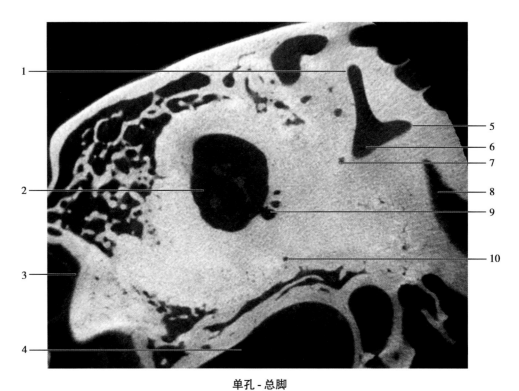

单孔 - 总脚

1. 前半规管　2. 内耳道　3. 颈动脉管　4. 颈静脉窝　5. 后半规管　6. 总脚
7. 前庭水管　8. 内淋巴囊裂隙　9. 单孔　10. 蜗水管

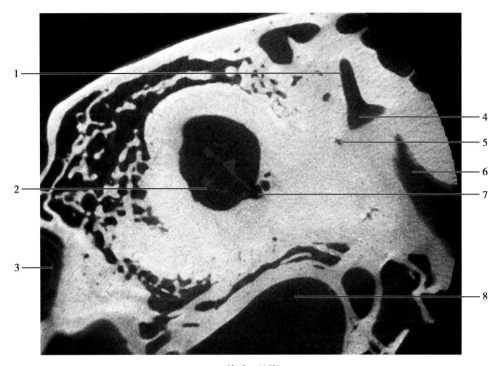

单孔 - 总脚

1．前半规管 2．内耳道 3．颈动脉管 4．总脚 5．前庭水管 6．内淋巴囊裂隙 7．单孔 8．颈静脉窝

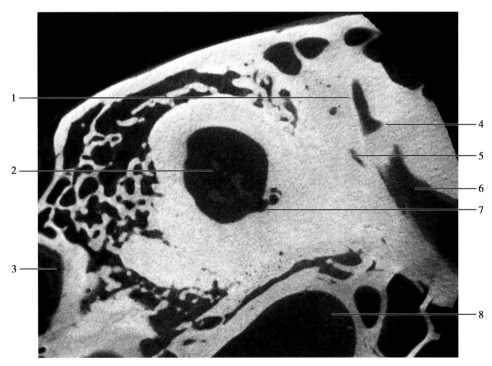

单孔 - 内耳道

1．前半规管 2．内耳道 3．颈动脉管 4．后半规管 5．前庭水管 6．内淋巴囊裂隙 7．单孔 8．颈静脉窝

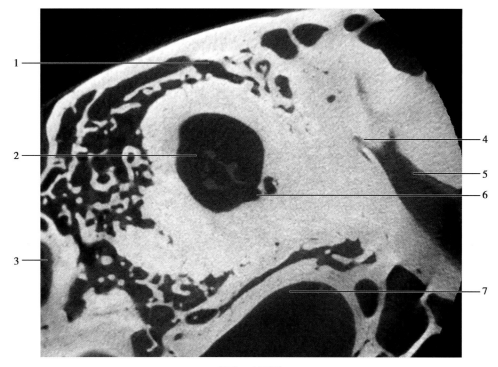

单孔 - 内耳道

1. 内耳道上气房　2. 内耳道　3. 颈动脉管　4. 前庭水管　5. 内淋巴囊裂隙　6. 单孔　7. 颈静脉窝

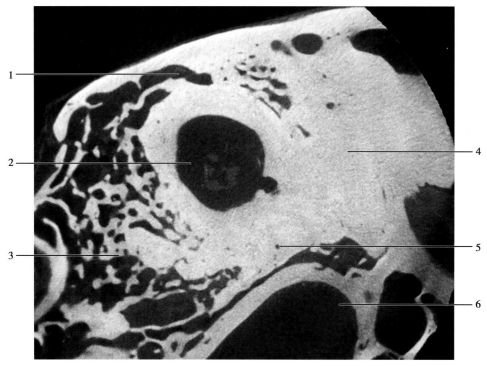

内耳道

1. 内耳道上气房　2. 内耳道　3. 岩尖气房　4. 内耳道后壁　5. 蜗水管　6. 颈静脉窝

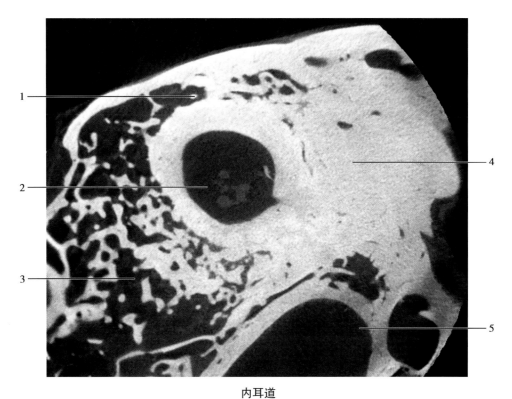

内耳道

1. 内耳道上气房　2. 内耳道　3. 岩尖气房　4. 内耳道后壁　5. 颈静脉窝

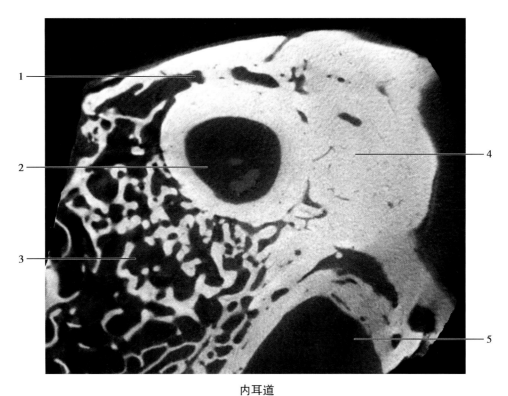

内耳道

1. 内耳道上气房　2. 内耳道　3. 岩尖气房　4. 内耳道后壁　5. 颈静脉窝

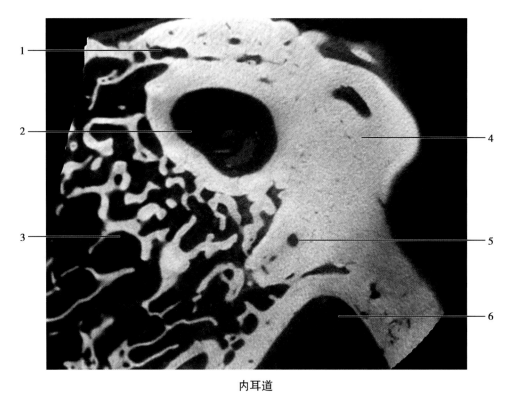

内耳道

1. 内耳道上气房　2. 内耳道　3. 岩尖气房　4. 内耳道后壁　5. 蜗水管　6. 颈静脉窝

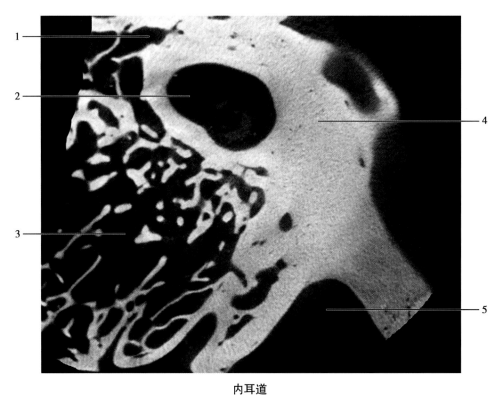

内耳道

1. 内耳道上气房　2. 内耳道　3. 岩尖气房　4. 内耳道后壁　5. 颈静脉窝

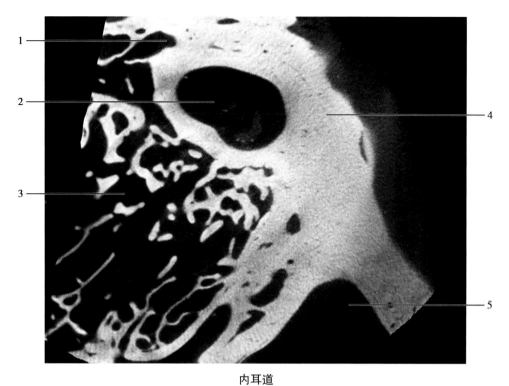

内耳道

1. 内耳道上气房　2. 内耳道　3. 岩尖气房　4. 内耳道后壁　5. 颈静脉窝

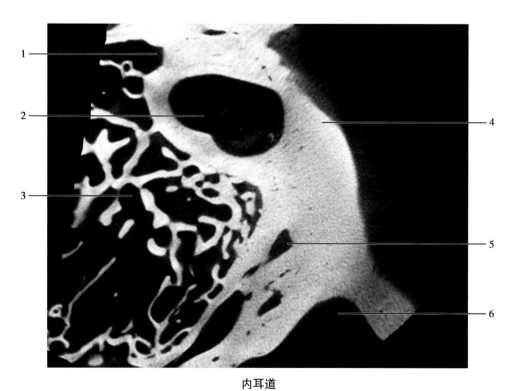

内耳道

1. 内耳道上气房　2. 内耳道　3. 岩尖气房　4. 内耳道后壁　5. 蜗水管外口　6. 颈静脉窝

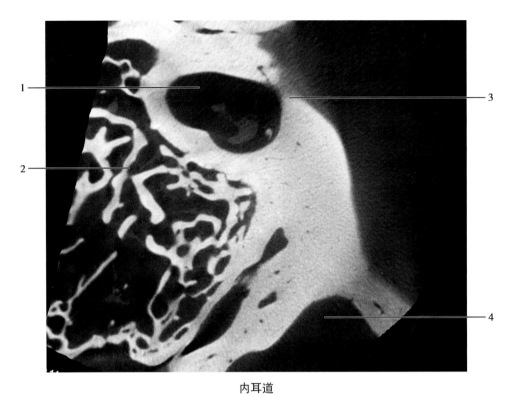

内耳道

1. 内耳道　2. 岩尖气房　3. 内耳门后缘　4. 颈静脉窝

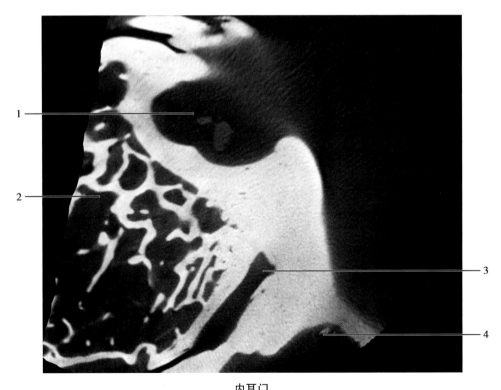

内耳门

1. 内耳门　2. 岩尖气房　3. 岩枕裂　4. 颈静脉窝

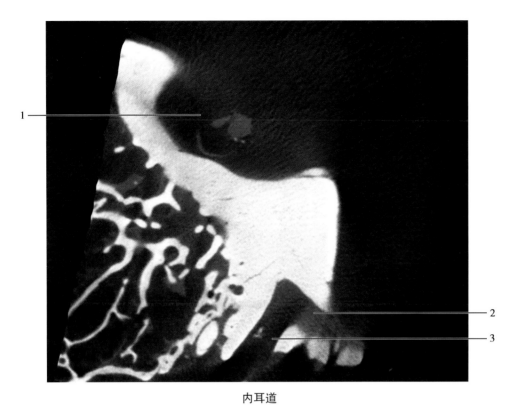

内耳道

1. 内耳门　2. 颈静脉孔神经部　3. 岩枕裂

第四节　镫骨显微 CT 的二维结构重建

　　颞骨内含人体最小的独立骨骼——听小骨，它由锤骨、砧骨及镫骨组成，而镫骨又是三块听小骨中最小者，但它在中耳声音传导中却起重要的作用，对镫骨形态学的研究将有利于对镫骨运动方式的观察、中耳有限元模型的建立。同时，镫骨又借助于环韧带封闭前庭窗，将内耳与中耳隔离，镫骨的发育不良（板上结构发育不良、足板先天性裂缺甚至未发育致前庭窗闭锁等）、镫骨外伤（包括断裂、开窗、脱位等）、镫骨固定（耳硬化症、前庭窗型鼓室硬化症等），可引起较重的传导性听力损失，或感音神经性听力损失，甚至外淋巴漏、颅内感染。因此对镫骨形态学的深入研究，有重要的科研及临床价值。

　　镫骨并非处于水平位，而是前后脚向鼓岬侧轻度倾斜，故常规水平位扫描难以在一个层面显示镫骨足板、前后脚及头颈部，常规矢状位也难以显示镫骨足板全貌。为更加清晰、完整、全方位地观察镫骨的形态，本节以平行于镫骨前后脚层面为参考水平位、平行于镫骨足板层面为参考矢状位、平行于砧骨长脚及镫骨头颈层面为参考冠状位，观察镫骨全貌及其与周围结构的关系。

一、参考水平位镫骨显微 CT 的二维结构重建

　　下列参考水平位镫骨显微 CT 为自上而下显示（左耳）。

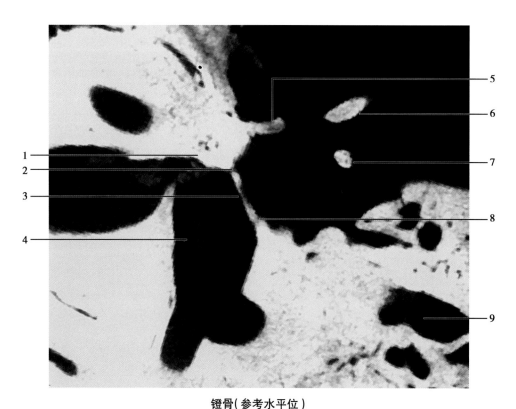

镫骨（参考水平位）
1. 前庭上神经　2. 前庭窗前缘　3. 镫骨足板　4. 前庭　5. 匙突　6. 锤骨柄
7. 砧骨长脚　8. 前庭窗后缘　9. 面神经

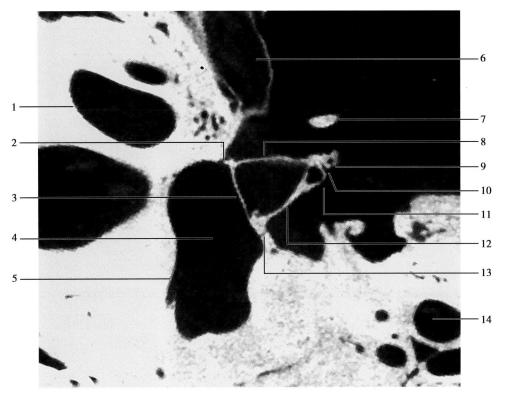

镫骨(参考水平位)

1. 耳蜗　2. 前庭窗前缘　3. 镫骨足板　4. 前庭　5. 前庭水管　6. 鼓膜张肌　7. 锤骨柄　8. 镫骨前脚
9. 豆状突　10. 砧镫关节　11. 镫骨头　12. 镫骨后脚　13. 前庭窗后缘　14. 面神经

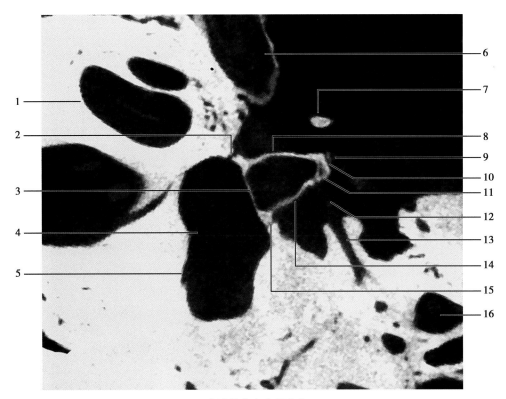

镫骨(参考水平位)

1. 耳蜗　2. 前庭窗前缘　3. 镫骨足板　4. 前庭　5. 前庭水管　6. 鼓膜张肌　7. 锤骨柄
8. 镫骨前脚　9. 豆状突　10. 砧镫关节　11. 镫骨头　12. 镫骨肌腱
13. 镫骨肌　14. 镫骨后脚　15. 前庭窗后缘　16. 面神经

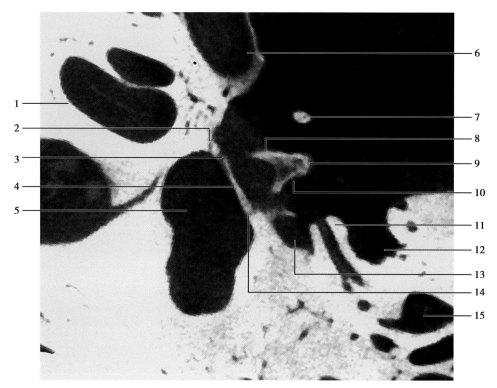

镫骨(参考水平位)

1. 耳蜗　2. 窗前裂　3. 前庭窗前缘　4. 镫骨足板　5. 前庭　6. 鼓膜张肌　7. 锤骨柄　8. 镫骨前脚
9. 镫骨头　10. 镫骨颈　11. 锥隆起(镫骨肌)12. 面神经隐窝　13. 鼓室窦　14. 前庭窗后缘　15. 面神经

二、参考冠状位镫骨显微CT的二维结构重建

下列参考冠状位镫骨显微CT为自前而后显示(左耳)。

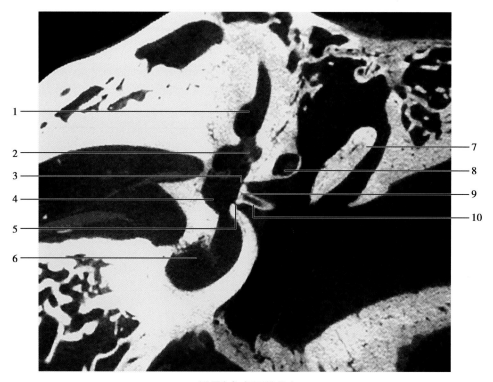

镫骨(参考冠状位)

1. 前半规管　2. 外半规管壶腹嵴　3. 前庭窗上缘　4. 前庭　5. 前庭窗下缘　6. 耳蜗
7. 砧骨体　8. 面神经　9. 镫骨足板　10. 镫骨前脚

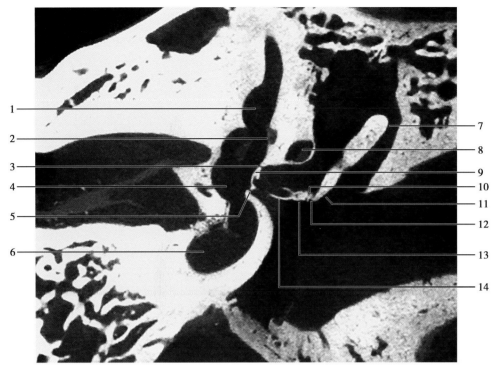

镫骨(参考冠状位)

1. 前半规管　2. 壶腹嵴　3. 前庭窗上缘　4. 前庭　5. 前庭窗下缘　6. 耳蜗　7. 砧骨体　8. 面神经
9. 镫骨足板　10. 砧镫关节　11. 砧骨长脚　12. 豆状突　13. 镫骨头　14. 镫骨前脚

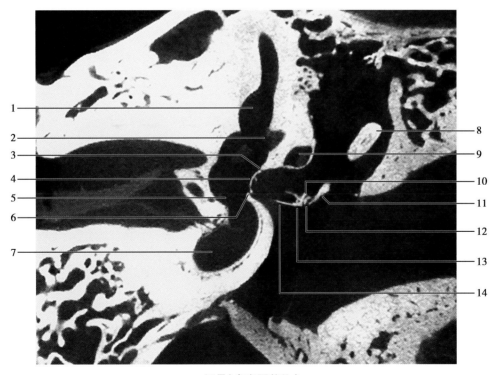

镫骨(参考冠状位)

1. 前半规管　2. 外半规管壶腹嵴　3. 前庭窗上缘　4. 镫骨足板　5. 前庭　6. 前庭窗下缘　7. 耳蜗
8. 砧骨体　9. 面神经　10. 砧镫关节　11. 砧骨长脚　12. 豆状突　13. 镫骨头　14. 镫骨前脚

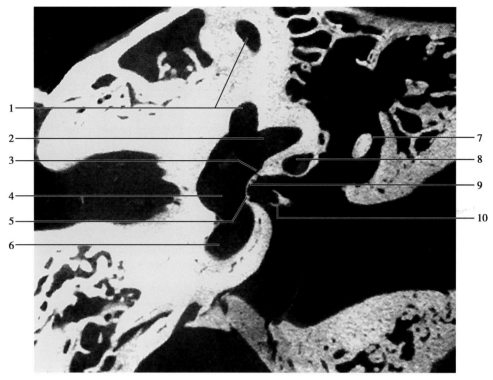

镫骨（参考冠状位）

1. 前半规管　2. 外半规管　3. 前庭窗上缘　4. 前庭　5. 前庭窗下缘　6. 耳蜗　7. 砧骨短脚
8. 面神经　9. 镫骨足板　10. 镫骨后脚

三、参考矢状位镫骨显微 CT 的二维结构重建

下列参考矢状位镫骨显微 CT 为自外而内显示（左耳）。

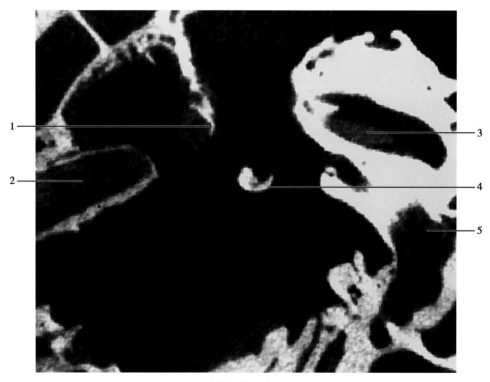

镫骨（参考矢状位）

1. 匙突　2. 鼓膜张肌　3. 面神经　4. 镫骨头（关节面）　5. 镫骨肌

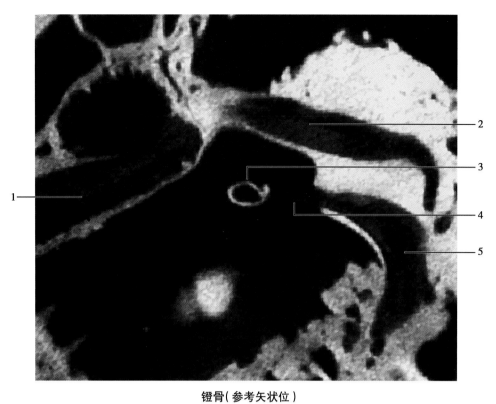

镫骨（参考矢状位）

1. 鼓膜张肌　2. 面神经　3. 镫骨头　4. 镫骨肌腱　5. 镫骨肌

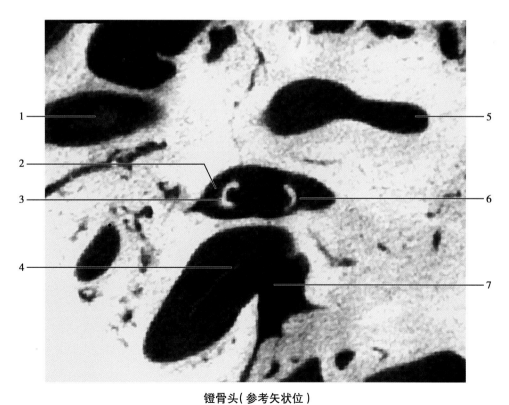

镫骨头（参考矢状位）

1. 膝神经节　2. 前庭窗龛　3. 镫骨前脚　4. 耳蜗前庭端　5. 外半规管　6. 镫骨后脚　7. 蜗窗龛

※镫骨前后脚矢状位约呈对称弧形

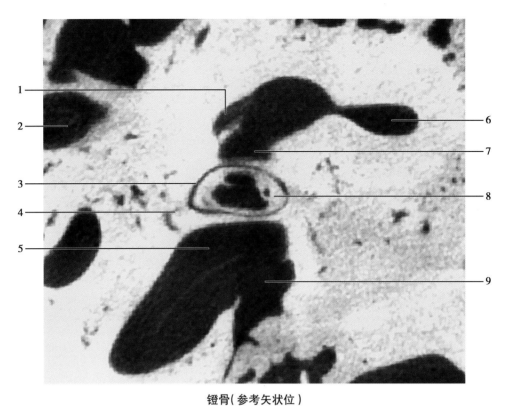

镫骨（参考矢状位）

1. 外半规管壶腹嵴 2. 膝神经节 3. 环韧带 4. 窗前裂 5. 耳蜗前庭端 6. 外半规管
7. 前庭 8. 镫骨足板 9. 蜗窗龛

第五节 耳蜗显微CT的二维结构重建

　　耳蜗形似蜗牛壳,主要由周围的骨性蜗管和中央的蜗轴组成,是听觉形成的终末器官。骨蜗管旋绕蜗轴约 2½～2¾ 周,底周(蜗底)相当于鼓岬,同时又是内耳道底的重要组成部分,蜗顶伸向前下。蜗轴呈螺旋圆锥状,从蜗轴伸出的骨螺旋板绕蜗轴在骨蜗管中自下而上旋转,基底膜自骨螺旋板(缘)延续至骨蜗管外侧壁。螺旋神经节位于蜗轴与骨螺旋板相连处,由双极细胞组成,是听觉形成的第 1 级神经元。在耳蜗底周近蜗窗处的蜗轴上有蜗水管内口,外口位于颞骨岩部下面颈静脉窝与颈动脉管之间的三角凹内。蜗水管是鼓阶外淋巴与蛛网膜下腔脑脊液的沟通管道,内含外淋巴液,同时蜗水管也是颞骨横向骨折的常见部位之一。

　　目前,由于受分辨率及层厚等因素的影响,临床高分辨率CT对耳蜗细微结构及细小病变的显示仍不够充分,相比之下,显微CT因其超高分辨率,而具独特优势,其相关研究将为耳蜗生理、病理及耳蜗植入(像耳蜗电极结构及长度的设计、刺激点的选择、电极植入效果及电极植入创伤的评估)等提供有益帮助。

　　尽管本章第三节已对耳蜗显微CT二维图像做了较为详细描述,但位于颞骨内的耳蜗既非水平位,也非冠状位、矢状位,而是呈由后、上、内伸向前、下、外。因此,我们另选与骨螺旋板平行(我们称之为耳蜗横断面)、蜗管中轴平行(耳蜗纵断面)的方位进一步观察耳蜗细微结构,这也将助于对耳蜗长度、宽度、高度及耳蜗螺旋长度等的观察。

一、耳蜗横断面显微CT的二维结构重建

　　下图标本为右侧耳蜗,显示自底周至第三周层面显微CT。

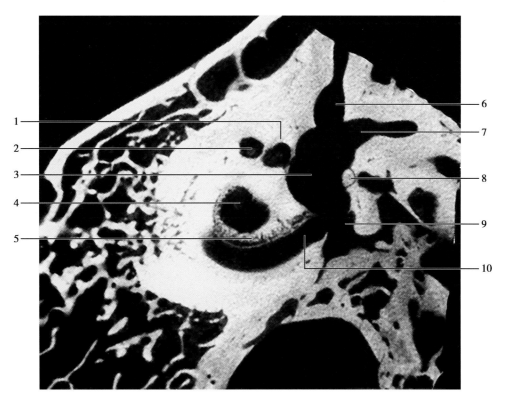

耳蜗底周 - 横断面

1. 前庭上神经　2. 面神经迷路段　3. 前庭　4. 蜗神经孔　5. 骨螺旋板　6. 前半规管
7. 外半规管　8. 镫骨足板　9. 蜗窗龛　10. 耳蜗底周前庭端

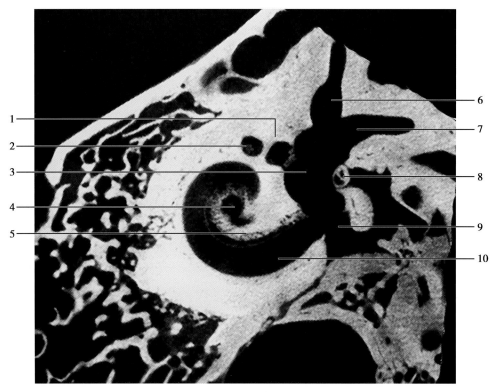

耳蜗底周 - 横断面

1. 前庭上神经　2. 面神经迷路段　3. 前庭　4. 蜗神经孔　5. 骨螺旋板　6. 前半规管
7. 外半规管　8. 镫骨足板　9. 蜗窗龛　10. 耳蜗底周前庭端

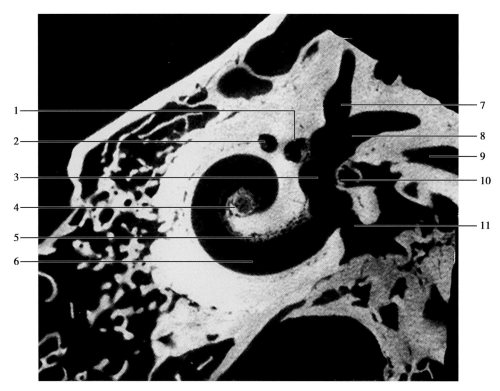

耳蜗底周 - 横断面

1. 前庭上神经　2. 面神经迷路段　3. 前庭　4. 蜗轴　5. 骨螺旋板　6. 耳蜗底周
7. 前半规管　8. 外半规管　9. 面神经水平段　10. 镫骨足板　11. 蜗窗龛

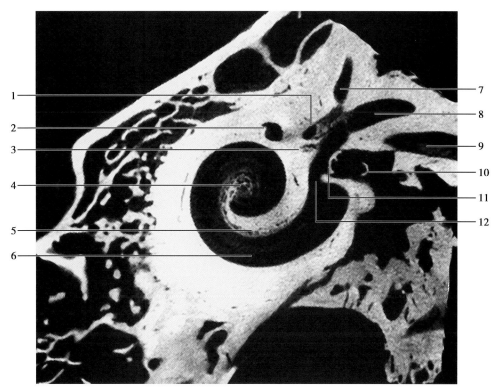

耳蜗底周 - 横断面

1. 前庭上神经之外半规管壶腹支　2. 面神经迷路段　3. 前庭上神经之椭圆囊支　4. 蜗轴

5. 骨螺旋板　6. 耳蜗底周　7. 前半规管　8. 外半规管　9. 面神经水平段

10. 镫骨后脚　11. 镫骨足板前缘　12. 耳蜗 - 前庭连合管

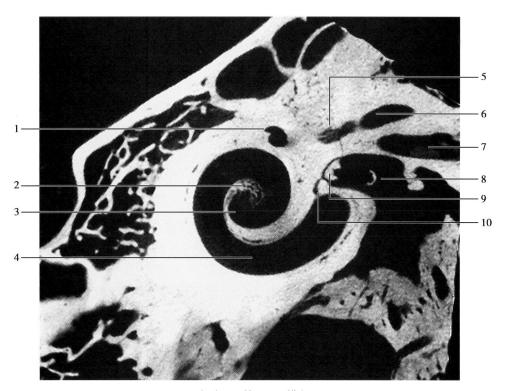

耳蜗底周 - 第二周 - 横断面

1. 面神经迷路段　2. 骨螺旋板　3. 耳蜗第二周　4. 耳蜗底周　5. 前庭上神经之外半规管壶腹支

6. 外半规管　7. 面神经水平段　8. 镫骨后脚　9. 镫骨足板前缘　10. 窗前裂

213

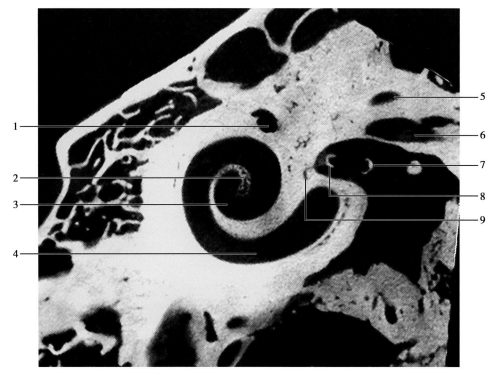

耳蜗底周 - 第二周 - 横断面

1. 面神经迷路段　2. 骨螺旋板　3. 耳蜗第二周　4. 耳蜗底周　5. 外半规管　6. 面神经水平段
7. 镫骨前脚　8. 镫骨后脚　9. 窗前裂

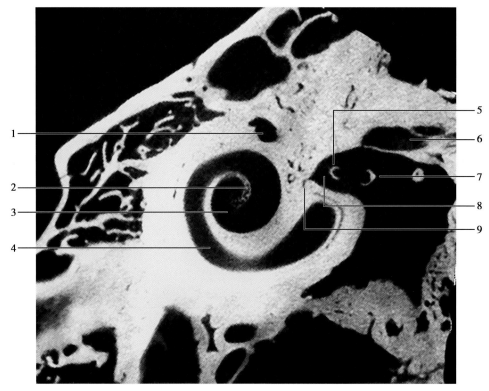

耳蜗底周 - 第二周 - 横断面

1. 面神经迷路段　2. 骨螺旋板　3. 耳蜗第二周　4. 耳蜗底周　5. 镫骨前脚　6. 面神经水平段
7. 镫骨后脚　8. 前庭窗龛　9. 窗前裂

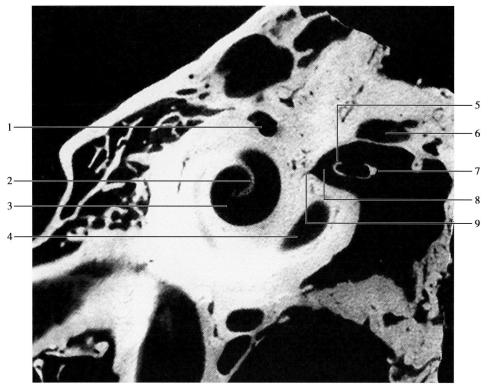

耳蜗第二周 - 横断面

1. 面神经迷路段　2. 骨螺旋板　3. 耳蜗第二周　4. 耳蜗底周　5. 镫骨前脚　6. 面神经水平段
7. 镫骨后脚　8. 前庭窗龛　9. 窗前裂

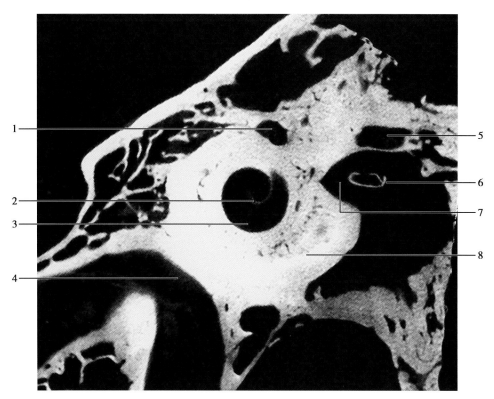

耳蜗第二周 - 横断面

1. 面神经迷路段　2. 骨螺旋板　3. 耳蜗第二周　4. 颈动脉管　5. 面神经水平段
6. 镫骨颈　7. 前庭窗龛　8. 鼓岬

215

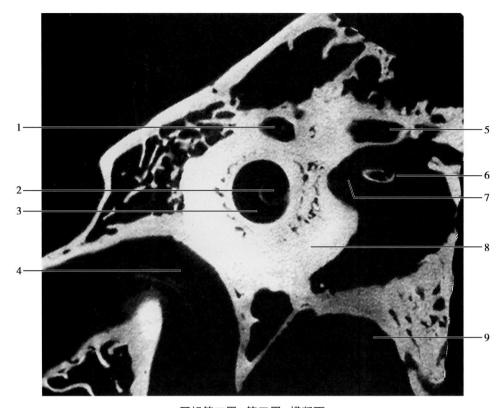

耳蜗第二周 - 第三周 - 横断面
1. 面神经迷路段 2. 耳蜗第三周 3. 耳蜗第二周 4. 颈动脉管 5. 面神经水平段
6. 镫骨颈 7. 前庭窗龛 8. 鼓岬 9. 颈静脉窝

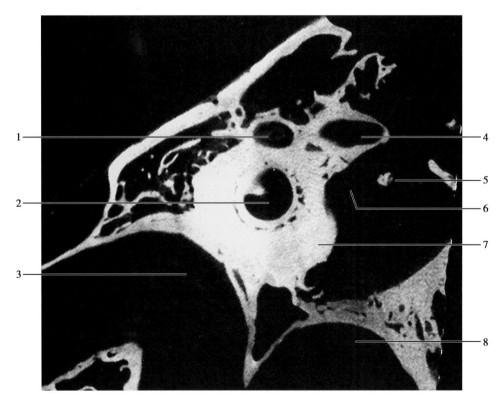

耳蜗第三周 - 横断面
1. 膝神经节 2. 耳蜗第三周 3. 颈动脉管 4. 面神经水平段 5. 镫骨头
6. 前庭窗龛 7. 鼓岬 8. 颈静脉窝

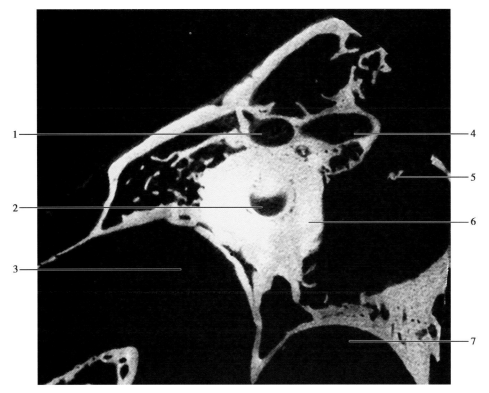

耳蜗第三周 - 横断面

1. 膝神经节　2. 耳蜗第三周　3. 颈动脉管　4. 面神经水平段　5. 砧镫关节　6. 鼓岬　7. 颈静脉窝

二、耳蜗纵断面显微 CT 的二维结构重建

下图标本为右侧耳蜗，显示自上而下显微 CT 影像。

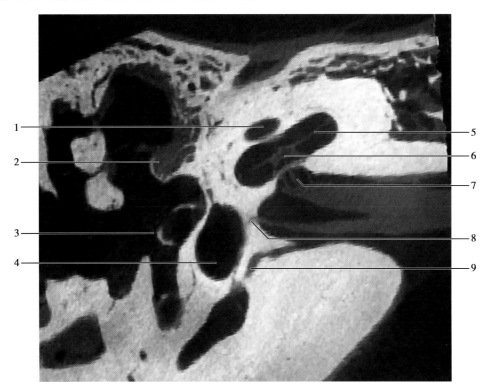

耳蜗 - 纵断面

1. 耳蜗第二周　2. 匙突　3. 镫骨　4. 前庭　5. 耳蜗底周骨螺旋板　6. 蜗轴　7. 蜗神经孔
8. 前庭下神经之球囊支　9. 前庭下神经之后半规管壶腹支（单孔）

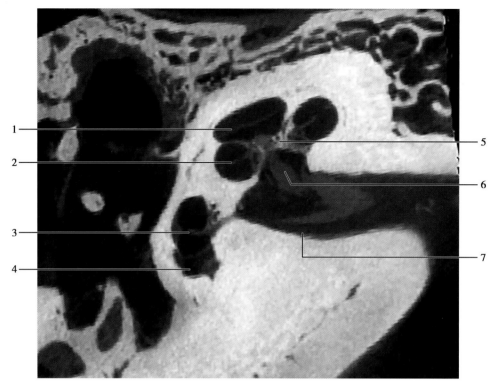

耳蜗 - 纵断面

1. 耳蜗第三周骨螺旋板　2. 耳蜗第二周骨螺旋板　3. 耳蜗底周骨螺旋板（前庭端）
4. 蜗窗龛　5. 蜗轴　6. 蜗神经孔　7. 内耳道

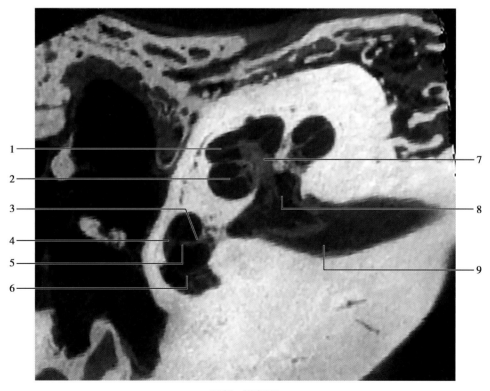

耳蜗 - 纵断面

1. 耳蜗第三周骨螺旋板　2. 耳蜗第二周骨螺旋板　3. 耳蜗底周骨螺旋板（前庭端）
4. 螺旋韧带　5. 基底膜　6. 蜗窗膜　7. 蜗轴　8. 蜗神经孔　9. 内耳道

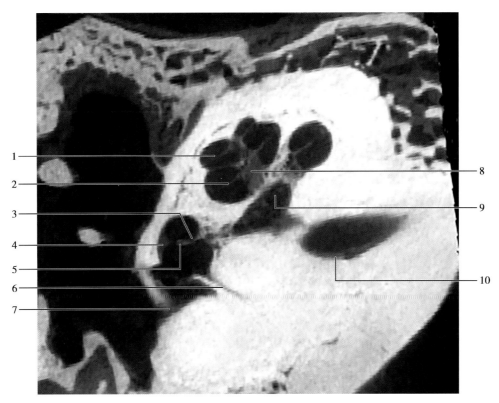

耳蜗 - 纵断面
1. 耳蜗第三周骨螺旋板 2. 耳蜗第二周骨螺旋板 3. 耳蜗底周骨螺旋板（前庭端） 4. 螺旋韧带
5. 基底膜 6. 蜗水管 7. 蜗窗龛 8. 蜗轴 9. 蜗神经孔 10. 内耳道

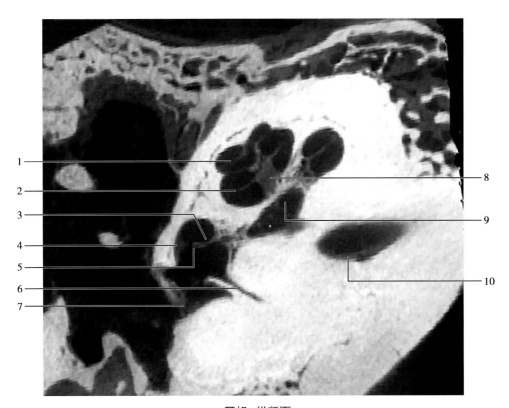

耳蜗 - 纵断面
1. 耳蜗第三周骨螺旋板 2. 耳蜗第二周骨螺旋板 3. 耳蜗底周骨螺旋板（前庭端） 4. 螺旋韧带
5. 基底膜 6. 蜗水管 7. 蜗窗龛 8. 蜗轴 9. 蜗神经孔 10. 内耳道

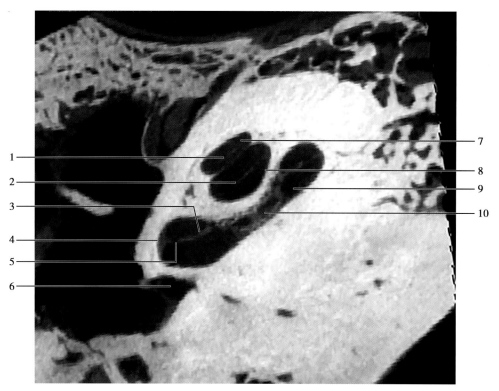

耳蜗 - 纵断面
1. 耳蜗第三周骨螺旋板　2. 耳蜗第二周骨螺旋板　3. 耳蜗底周骨螺旋板　4. 螺旋韧带
5. 基底膜　6. 蜗窗龛　7. 耳蜗第三周　8. 耳蜗第二周　9. 耳蜗底周　10. 蜗轴

第二章　基于显微CT扫描的颞骨三维结构重建

第一节　颞骨三维结构重建的意义与方法

颞骨是人体最为复杂的骨骼之一，内含听觉与平衡觉的终末器官（耳蜗、前庭与半规管）、人体最小的独立骨骼及关节（锤砧关节、砧镫关节），面神经、听神经（蜗神经）、前庭神经及其他脑神经穿行其中，而这些重要结构均隐藏于颞骨之内，通过显微CT扫描后重建，即能清晰显示其空间结构、走形及其毗邻关系，为理解正常解剖、临床疾病诊断及科学研究提供重要参考。

将重建好的二维数据导入Mimics17.0软件，应用最小直径的描记笔沿要观察的各结构轮廓进行分层描记，然后应用其3D功能自动初步重建出三维模型，至少再选择两个不同方位（水平位、冠状位或矢状位）修去多余或补充遗漏结构，如此反复多次，建出满意3D模型，再应用包裹（wrap）、去棱角（triangle reduction）、光滑（smoothing）等功能对有限元模型进行包裹并去除棱角、光滑处理、颜色渲染，测量测试对象，最后也可将三维模型导入3-Matic 9.0软件进行透明处理，360°全方位观察所要观察的对象。

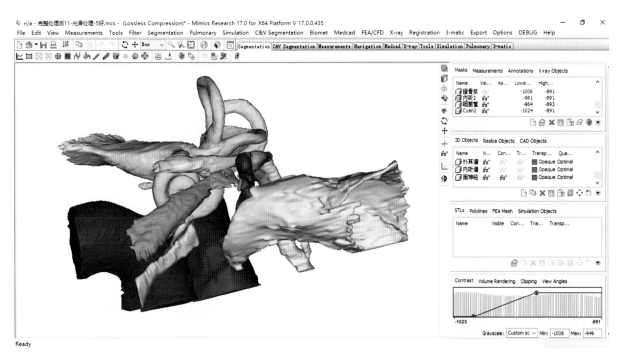

三维结构重建界面

第二节　颞骨三维结构重建

　　为尽可能多的显示颞骨内各结构的三维空间关系,我们先多方位进行总体观察,然后逐步减去外侧、表面结构,显示其内部结构,同时尽可能结合常规体检、手术、临床高分辨率颞骨 CT 等所示方位进行显示。有关颞骨解剖详见《耳疾病与 CT》(人民卫生出版社,2015)。

　　本节除非特殊注明,所示三维结构均为左耳。

一、颞骨三维结构重建总概

　　从外到内,全方位显示外耳道、听骨链、咽鼓管、肌肉、神经、内耳及其内淋巴管、内耳道等空间关系。

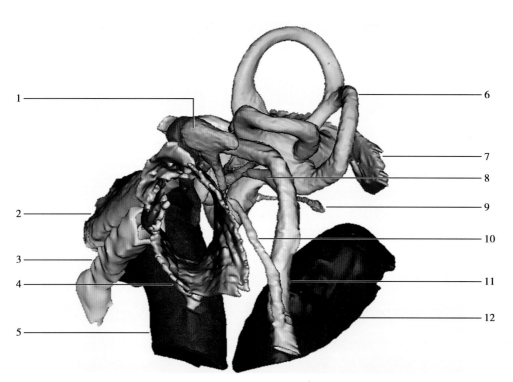

颞骨三维结构重建(外耳道观)
1. 听小骨　2. 鼓膜张肌　3. 咽鼓管　4. 外耳道　5. 颈内动脉　6. 内耳(半规管)　7. 内淋巴囊
8. 镫骨肌　9. 蜗水管　10. 鼓索神经　11. 面神经(垂直段)　12. 颈静脉球

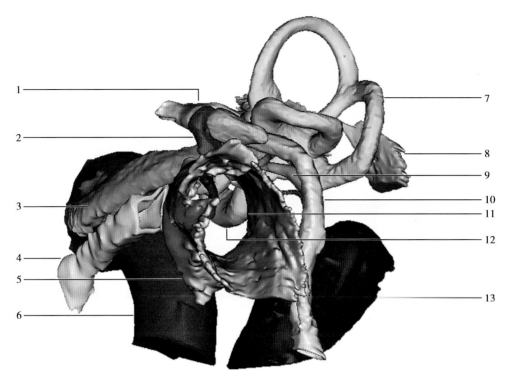

颞骨三维结构重建（外耳道后壁内端观）

1. 膝神经节 2. 听小骨（锤骨） 3. 鼓膜张肌 4. 咽鼓管 5. 外耳道 6. 颈内动脉 7. 内耳（半规管）
8. 内淋巴囊 9. 镫骨肌 10. 面神经（垂直段） 11. 外耳道后壁内端 12. 内耳（耳蜗） 13. 颈静脉球

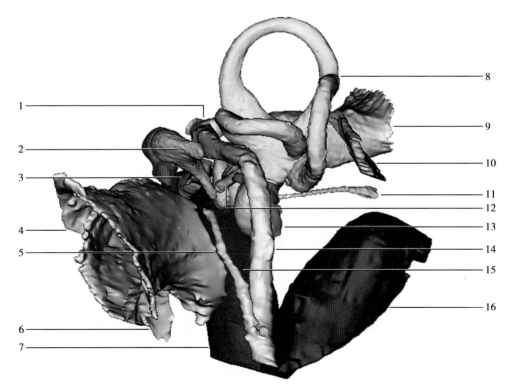

颞骨三维结构重建（中耳乳突手术位观）

1. 膝神经节 2. 听小骨（砧骨） 3. 鼓膜张肌 4. 外耳道 5. 外耳道后壁内端 6. 咽鼓管
7. 颈内动脉 8. 内耳（半规管总脚） 9. 内耳道（门） 10. 内淋巴囊 11. 蜗水管
12. 镫骨 13. 镫骨肌 14. 面神经（垂直段） 15. 鼓索神经 16. 颈静脉球

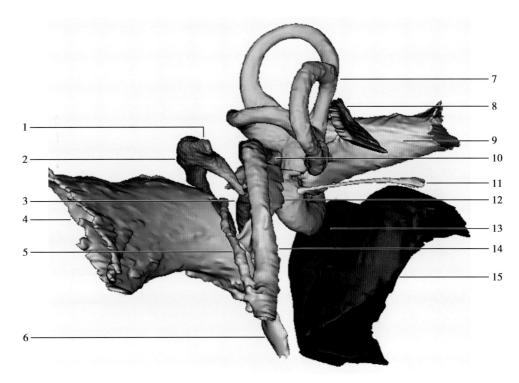

颞骨三维结构重建(冠状位, 后→前观)

1. 砧骨 2. 锤骨 3. 鼓膜张肌 4. 外耳道 5. 鼓索神经 6. 咽鼓管 7. 半规管总脚 8. 内淋巴囊
9. 内耳道 10. 镫骨 11. 蜗水管 12. 镫骨肌 13. 颈内动脉 14. 面神经 15. 颈静脉球

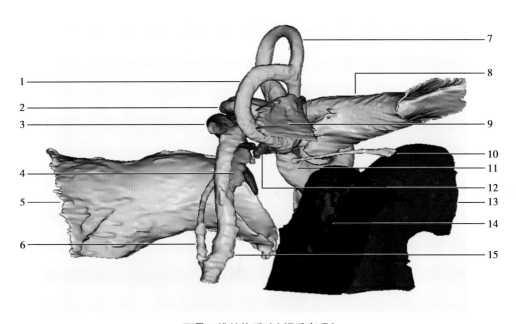

颞骨三维结构重建(颅后窝观)

1. 后半规管 2. 外半规管 3. 砧骨 4. 镫骨肌 5. 外耳道 6. 鼓索神经 7. 前半规管 8. 内耳道
9. 内淋巴囊 10. 蜗水管 11. 耳蜗 12. 镫骨 13. 颈内动脉 14. 颈静脉球 15. 面神经

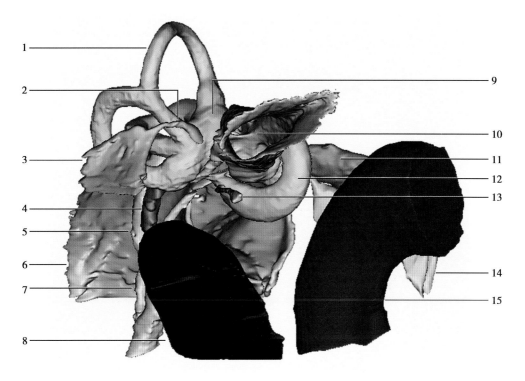

颞骨三维结构重建（内耳道，内→外观）

1. 前半规管　2. 内淋巴管　3. 内淋巴囊　4. 镫骨肌　5. 面神经　6. 外耳道　7. 鼓索神经　8. 颈静脉球
9. 前庭　10. 内耳道（底）　11. 鼓膜张肌　12. 耳蜗　13. 蜗水管　14. 咽鼓管　15. 颈内动脉

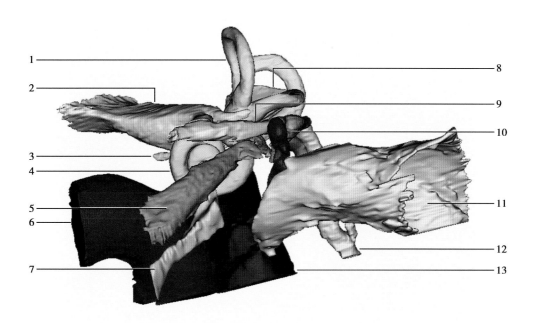

颞骨三维结构重建（岩尖观）

1. 前半规管　2. 内耳道　3. 蜗水管　4. 耳蜗　5. 鼓膜张肌　6. 颈内动脉　7. 咽鼓管　8. 内淋巴囊
9. 面神经水平（鼓室）段　10. 听小骨　11. 外耳道　12. 面神经垂直段　13. 颈静脉球

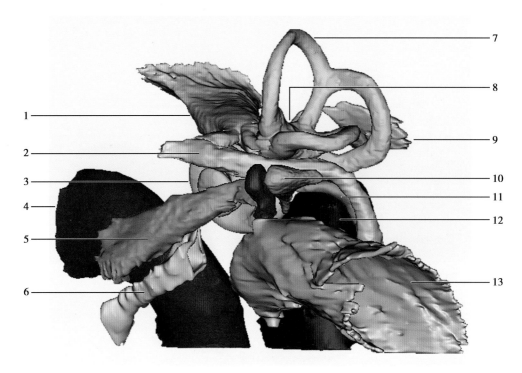

颞骨三维结构重建（外侧观）

1．内耳道　2．面神经　3．耳蜗　4．颈内动脉　5．鼓膜张肌　6．咽鼓管　7．半规管　8．前庭
9．内淋巴囊　10．听小骨　11．镫骨肌　12．颈静脉球　13．外耳道

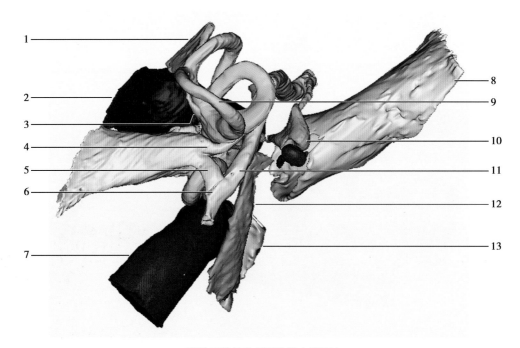

颞骨三维结构重建（颅中窝观）

1．内淋巴囊　2．颈静脉球　3．内淋巴管　4．前庭上神经　5．面神经迷路段　6．膝神经节　7．颈内动脉
8．外耳道　9．前半规管　10．听小骨　11．面神经水平段　12．鼓膜张肌　13．咽鼓管

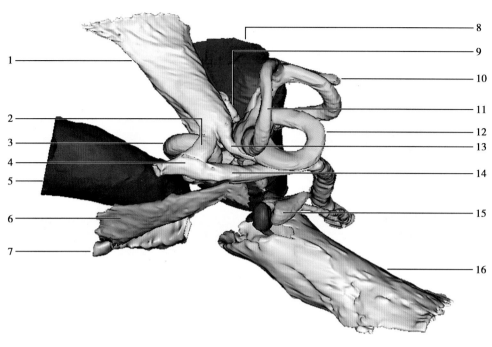

颞骨三维结构重建(颞叶观)

1.内耳道 2.面神经迷路段 3.耳蜗 4.膝神经节 5.颈内动脉 6.鼓膜张肌 7.咽鼓管
8.颈静脉球 9.前庭下神经之后半规管壶腹支 10.内淋巴囊 11.前半规管 12.外半规管
13.前庭上神经 14.面神经水平段 15.听小骨(砧骨) 16.外耳道

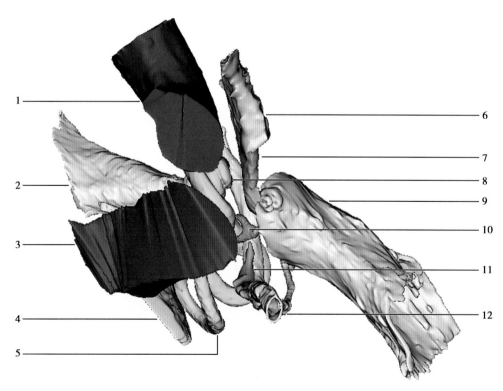

颞骨三维结构重建(颅底观)

1.颈内动脉 2.内耳道 3.颈静脉球 4.内淋巴囊 5.后半规管 6.咽鼓管 7.鼓膜张肌
8.耳蜗 9.外耳道 10.镫骨 11.镫骨肌 12.面神经垂直段

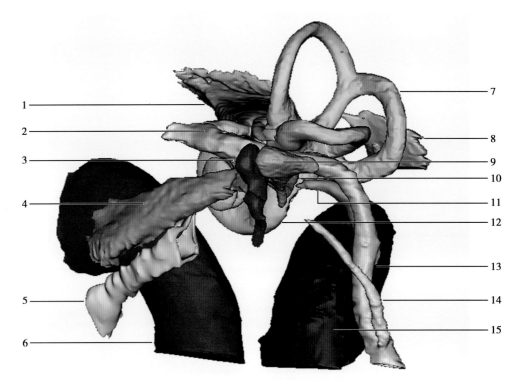

颞骨三维结构重建 - 无外耳道 (外侧观)

1. 内耳道　2. 膝神经节　3. 锤骨　4. 鼓膜张肌　5. 咽鼓管　6. 颈内动脉　7. 后半规管　8. 内淋巴囊
9. 砧骨　10. 镫骨　11. 镫骨肌　12. 耳蜗　13. 面神经垂直段　14. 鼓索神经　15. 颈静脉球

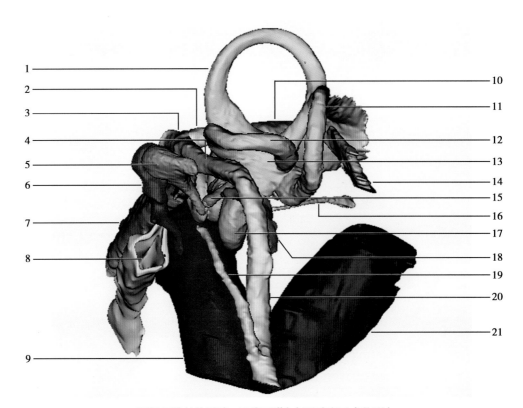

颞骨三维结构重建 - 无外耳道 (中耳乳突手术位观)

1. 前半规管　2. 面神经迷路段　3. 膝神经节　4. 面神经水平段　5. 砧骨　6. 锤骨　7. 鼓膜张肌
8. 咽鼓管鼓室口　9. 颈内动脉　10. 内耳道　11. 后半规管　12. 外半规管　13. 前庭　14. 内淋巴囊
15. 镫骨　16. 蜗水管　17. 耳蜗　18. 镫骨肌　19. 鼓索神经　20. 面神经垂直段　21. 颈静脉球

二、中耳内容物三维结构重建

　　鼓室内容物主要包括听小骨、肌肉与韧带。听小骨包括锤骨、砧骨及镫骨，它们分别组成锤砧关节、砧镫关节，听骨链（锤骨）外连鼓膜、内封（镫骨）前庭窗，是中耳重要的声波传导结构，听骨链中断可造成传导性听力损失。鼓室内肌肉包括鼓膜张肌、镫骨肌，它们分别位于鼓膜张肌半管、锥隆起的骨管内。鼓膜张肌受三叉神经支配，止于锤骨颈前内侧，镫骨肌接受面神经镫骨肌支支配，止于镫骨颈后方。鼓膜张肌腱、镫骨肌腱及韧带与周围组织的反差较弱，故而显示并不十分清楚。咽鼓管连接鼻咽与鼓室，是中耳乳突与外界连通的唯一通道。

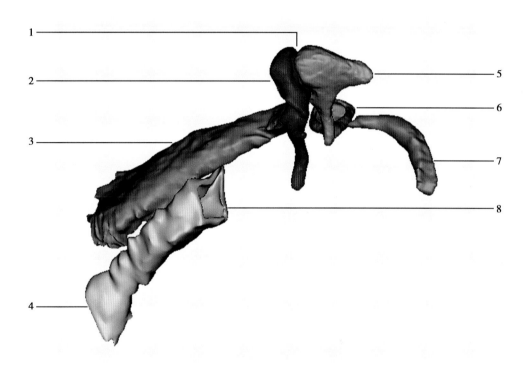

中耳内容物三维结构重建（外侧观）
1. 锤砧关节　2. 锤骨　3. 鼓膜张肌　4. 咽鼓管咽口　5. 砧骨　6. 镫骨　7. 镫骨肌　8. 咽鼓管鼓室口

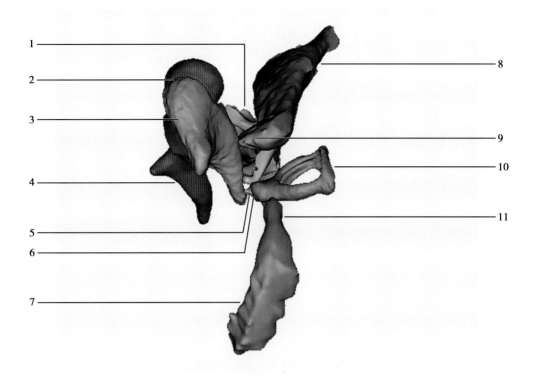

中耳内容物三维结构重建（后上观）
1. 咽鼓管　2. 锤砧关节　3. 砧骨　4. 锤骨　5. 豆状突　6. 砧镫关节　7. 镫骨肌
8. 鼓膜张肌　9. 鼓膜张肌腱　10. 镫骨　11. 镫骨肌腱

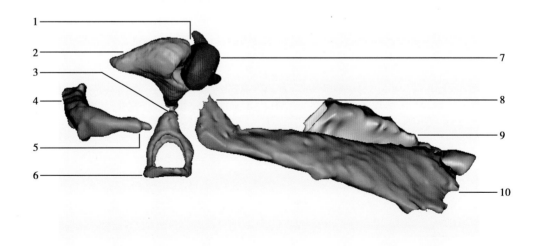

中耳内容物三维结构重建（颅顶观）
1. 锤砧关节　2. 砧骨　3. 砧镫关节　4. 镫骨肌　5. 镫骨肌腱　6. 镫骨　7. 锤骨
8. 鼓膜张肌腱　9. 咽鼓管　10. 鼓膜张肌

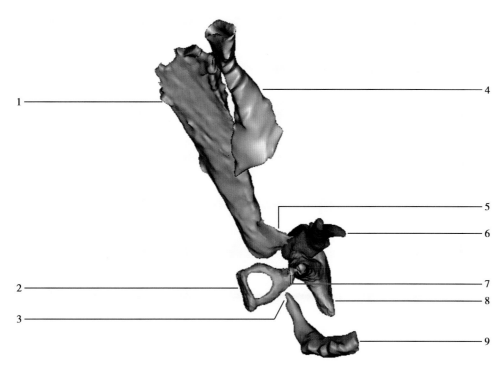

中耳内容物三维结构重建（颅底观）

1. 鼓膜张肌　2. 镫骨　3. 镫骨肌腱　4. 咽鼓管　5. 鼓膜张肌腱　6. 锤骨　7. 砧镫关节　8. 砧骨　9. 镫骨肌

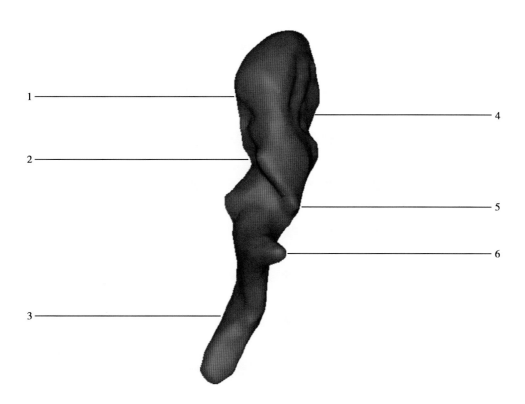

中耳内容物 - 锤骨三维结构重建（前方观）

1. 锤骨头　2. 锤骨颈　3. 锤骨柄　4. 关节面　5. 长突　6. 短突

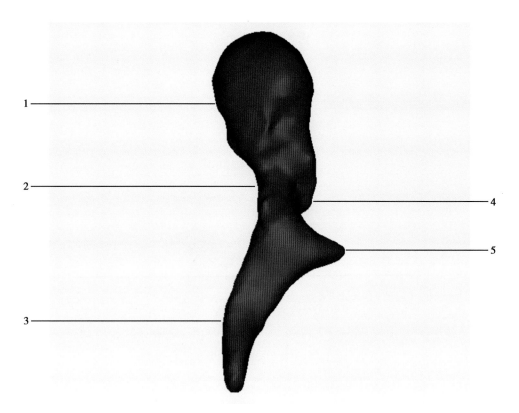

中耳内容物 - 锤骨三维结构重建(外侧观)
1. 锤骨头 2. 锤骨颈 3. 锤骨柄 4. 长突 5. 短突

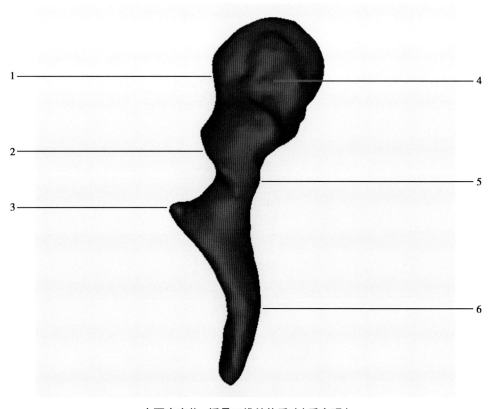

中耳内容物 - 锤骨三维结构重建(后方观)
1. 锤骨头 2. 长突 3. 短突 4. 关节面 5. 锤骨颈 6. 锤骨柄

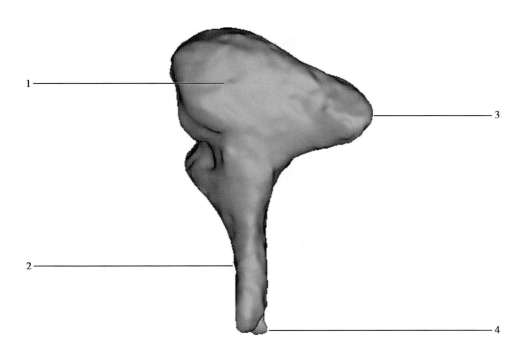

中耳内容物 - 砧骨三维结构重建(外侧观)
1. 砧骨体　2. 长脚　3. 短脚　4. 豆状突

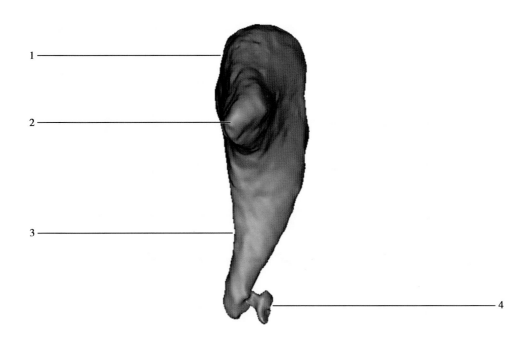

中耳内容物 - 砧骨三维结构重建(后方观)
1. 砧骨体　2. 短脚　3. 长脚　4. 豆状突

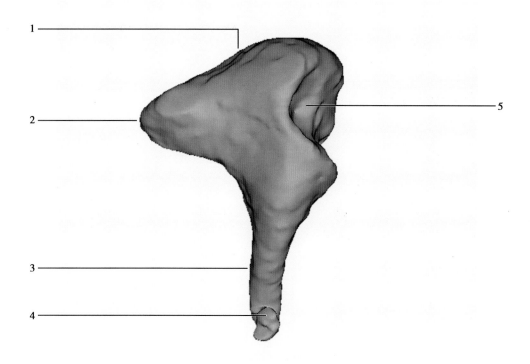

中耳内容物 - 砧骨三维结构重建（内侧观）
1. 砧骨体 2. 短脚 3. 长脚 4. 豆状突 5. 关节面

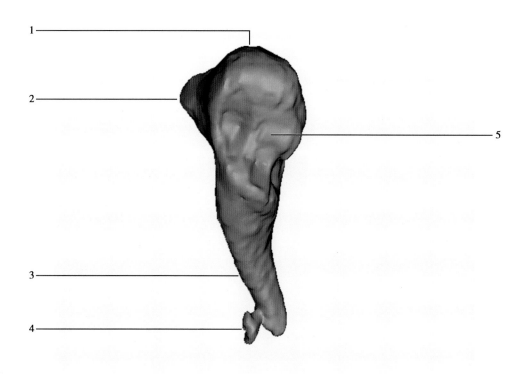

中耳内容物 - 砧骨三维结构重建（前方观）
1. 砧骨体 2. 短脚 3. 长脚 4. 豆状突 5. 关节面

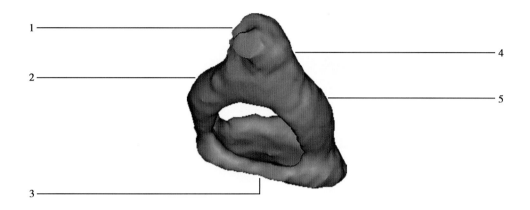

中耳内容物 - 镫骨三维结构重建（下方 - 鼓岬观）
1. 镫骨头　2. 前脚　3. 镫骨足板（下缘）　4. 镫骨颈　5. 后脚

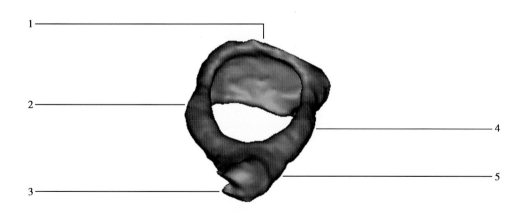

中耳内容物 - 镫骨三维结构重建（上方 - 外半规管观）
1. 镫骨足板（上缘）　2. 前脚　3. 镫骨头　4. 后脚　5. 镫骨颈

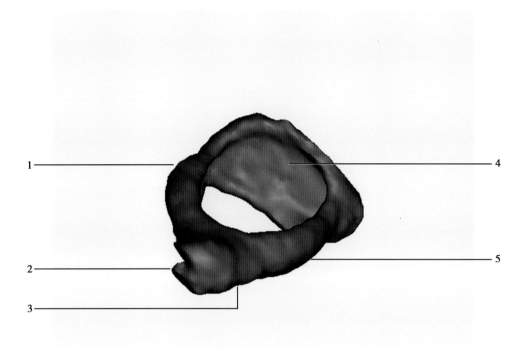

中耳内容物 - 镫骨三维结构重建（足板开窗位观）
1. 前脚　2. 镫骨头　3. 镫骨颈　4. 镫骨足板　5. 后脚

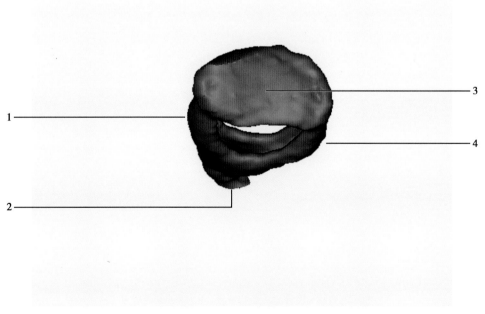

中耳内容物 - 镫骨三维结构重建（颅内观）
1. 后脚　2. 镫骨头　3. 镫骨足板　4. 前脚

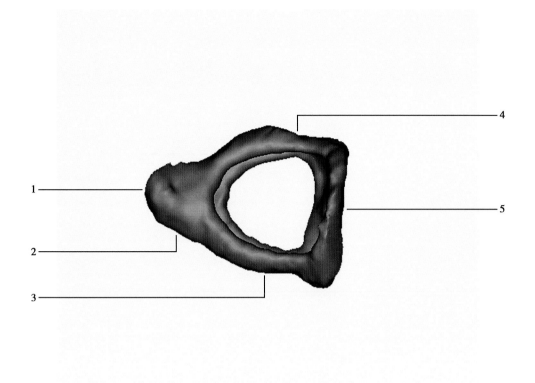

中耳内容物 - 镫骨三维结构重建（颅中窝观）
1. 镫骨头　2. 镫骨颈　3. 后脚　4. 前脚　5. 镫骨足板

三、内耳三维结构重建

内耳由耳蜗、前庭及半规管组成，分骨迷路和膜迷路，膜迷路包裹在骨迷路内，借纤维束固定于骨迷路，悬浮于外淋巴中，由膜管、膜囊组成，它包括耳蜗（膜蜗管）、前庭（球囊、椭圆囊）、（膜）半规管、内淋巴管 - 内淋巴囊（含内淋巴液）。内淋巴管位于前庭水管内，起自前庭内侧壁、沿半规管总脚内侧、在外半规管水平向后外走行，到达颞骨岩部颅后窝面中部的内淋巴囊裂隙处，形似银杏叶的叶茎与叶片，一般认为前庭水管中段直径大于 1.5mm 为前庭水管扩大，为最常见的内耳畸形之一。

蜗水管（含外淋巴液），又称外淋巴管，起自鼓阶起始部的蜗轴（近蜗窗处），止于颈静脉间嵴处的小窝内，是蛛网膜下腔与耳蜗鼓阶间的通道。

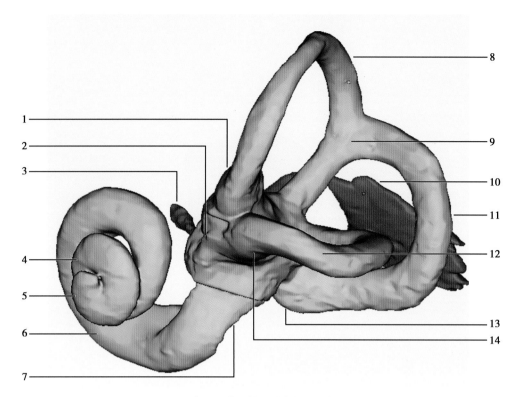

内耳三维结构重建（外侧观）
1. 前半规管壶腹　2. 前庭　3. 蜗水管　4. 耳蜗第二周　5. 耳蜗第三周　6. 耳蜗底周
7. 耳蜗前庭端　8. 前半规管　9. 总脚　10. 内淋巴囊　11. 后半规管
12. 外半规管　13. 后半规管壶腹　14. 外半规管壶腹

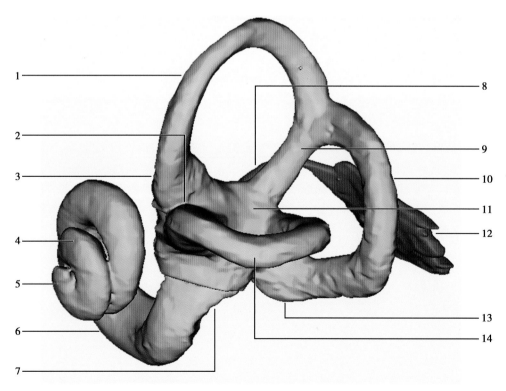

内耳三维结构重建（中耳乳突手术位观）
1. 前半规管　2. 外半规管壶腹　3. 前半规管壶腹　4. 耳蜗第二周　5. 耳蜗第三周
6. 耳蜗底周　7. 耳蜗前庭端　8. 内淋巴管　9. 总脚　10. 后半规管　11. 前庭
12. 内淋巴囊　13. 后半规管壶腹　14. 外半规管

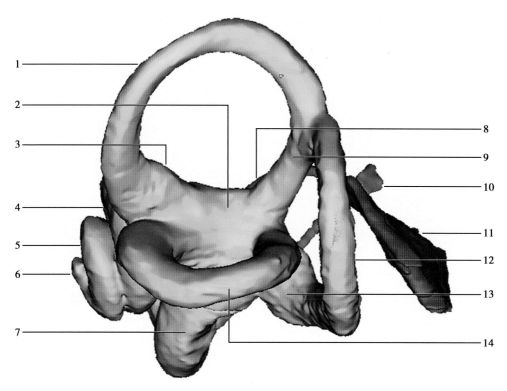

内耳三维结构重建（后方观）

1．前半规管 2．前庭 3．前半规管壶腹 4．耳蜗底周 5．耳蜗第二周 6．耳蜗第三周 7．耳蜗前庭端
8．内淋巴管 9．总脚 10．蜗水管 11．内淋巴囊 12．后半规管 13．后半规管壶腹 14．外半规管

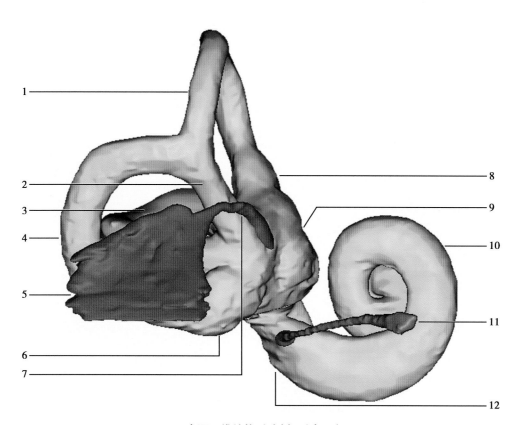

内耳三维结构重建（颅后窝观）

1．前半规管 2．总脚 3．外半规管 4．后半规管 5．内淋巴囊 6．后半规管壶腹 7．内淋巴管
8．前半骨管壶腹 9．前庭 10．耳蜗底周 11．蜗水管 12．耳蜗前庭端

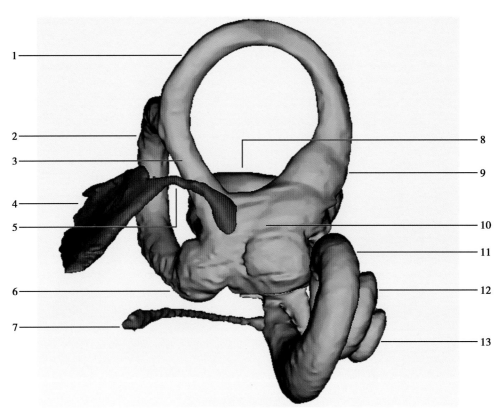

内耳三维结构重建（后内方观）

1. 前半规管　2. 后半规管　3. 总脚　4. 内淋巴囊　5. 内淋巴管　6. 后半规管壶腹　7. 蜗水管
8. 外半规管　9. 前半规管壶腹　10. 前庭　11. 耳蜗底周　12. 耳蜗第二周　13. 耳蜗第三周

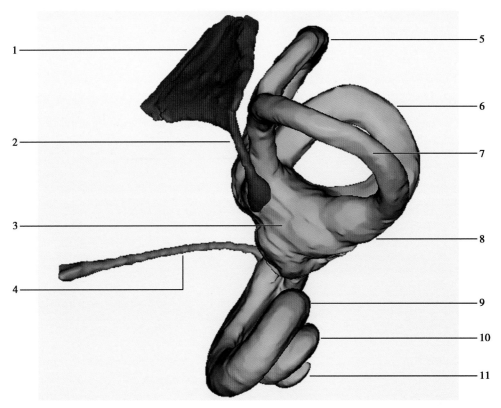

内耳三维结构重建（颅中窝观）

1. 内淋巴囊　2. 内淋巴管　3. 前庭　4. 蜗水管　5. 后半规管　6. 外半规管　7. 前半规管
8. 前半规管壶腹　9. 耳蜗底周　10. 耳蜗第二周　11. 耳蜗第三周

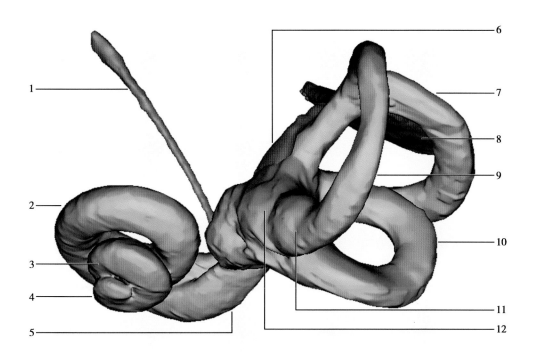

内耳三维结构重建（颞叶观）

1. 蜗水管　2. 耳蜗底周　3. 耳蜗第二周　4. 耳蜗第三周　5. 耳蜗前庭端　6. 内淋巴管　7. 后半规管
8. 内淋巴囊　9. 前半规管　10. 外半规管　11. 前半规管壶腹　12. 前庭

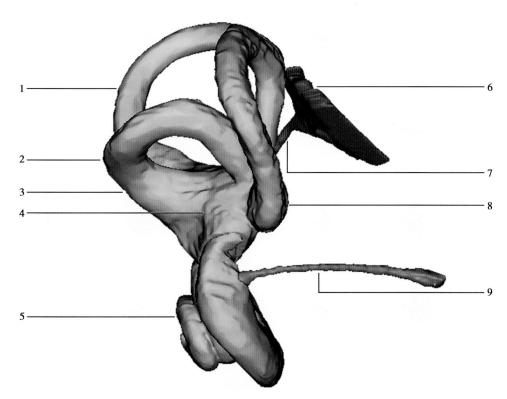

内耳三维结构重建（颅底观）

1. 前半规管　2. 外半规管　3. 外半规管壶腹　4. 前庭　5. 耳蜗　6. 内淋巴囊
7. 内淋巴管　8. 后半规管　9. 蜗水管

四、颞骨内神经 - 内耳道底三维结构重建

穿行于颞骨内的脑神经包括面神经、蜗神经、前庭神经。

内耳道位于颞骨岩部，略呈圆柱状，其内端为内耳门，位于岩尖后外面，约呈扁圆形，后缘较锐，前缘较平，无明显边缘，向内通入内耳道，内耳道长约 10mm，内径约 4～5mm，内耳道狭窄可引起蜗神经等发育不全，可致儿童单侧神经性听力损失甚至极重度听力损失，多于无意中发现，应与流行性腮腺炎所致极重度听力损失鉴别，但极少有面神经发育不全而致先天性面瘫者。内耳道底被前后走行的横嵴分为上、下两区，上区又被一垂直骨嵴（Bill 嵴）分为前、后两区。前上为面神经孔区，向外为面神经迷路段；前下为蜗神经孔区，蜗神经呈螺旋状向外穿越蜗神经孔入蜗轴分布；后上为前庭上区，分布前庭神经上终末支；后下为前庭下区，为前庭神经下终末支，该区神经骨管很短，在抵达球囊之前，该管分成较多微管。在前庭下区的后下方、内耳道后壁上有一单孔，有前庭神经下终末支的后半规管壶腹支通过。

面神经从内耳门到内耳道底长约 10mm，位于前庭 - 耳蜗神经的前上方，该段面神经与前庭神经、蜗神经共处一管道内，由于组织反差并不明显，目前显微 CT 尚无法区分内耳道内的这三种神经，所以只能将内耳道重建。面神经经内耳道底的面神经孔区入迷路上方骨质的面神经骨管，形成面神经迷路段，长约 2.5～6.0mm，该段管腔较细，向外止于膝神经节。由此向前经面神经裂孔发出岩浅大神经。面神经由膝神经节向后略向外沿鼓室内侧壁水平行走，故又称水平段或鼓室段，长约 11mm，在外半规管后脚至锥隆起之间称为锥曲段（第二膝），面神经骨管裂缺常发生前庭窗处。面神经在锥隆起处发出镫骨肌支，至茎乳孔之间称乳突段，又称垂直段，长约 16mm，该段骨管较粗。在出茎乳孔之前或之后发出鼓索神经，鼓索神经位于面神经垂直段前外侧，穿过鼓索小管，在锥隆起水平、鼓环后上入鼓室，在砧骨长脚外、锤骨颈内向前上走行，跨越鼓室，入鼓室前壁小管，经岩鼓裂出鼓室。穿越鼓室段的鼓索神经与周围结构反差较弱，三维结构显示不清。

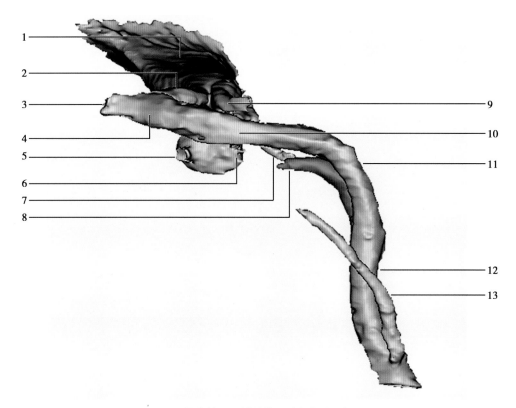

颞骨内神经三维结构重建（外侧观）

1. 内耳道 2. 面神经迷路段 3. 岩浅大神经 4. 膝神经节 5. 蜗神经 6. 前庭下神经之球囊支
7. 前庭下神经之后半规管壶腹支（单孔） 8. 镫骨肌（支） 9. 前庭上神经 10. 面神经水平段
11. 第二膝 12. 面神经垂直段 13. 鼓索神经

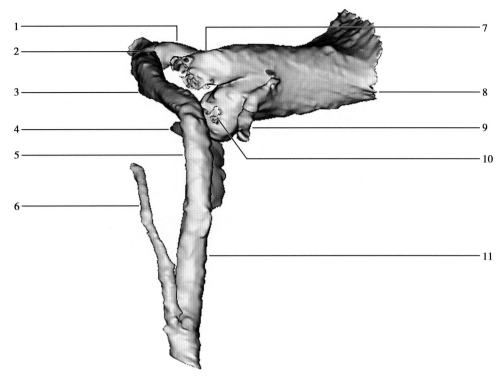

颞骨内神经三维结构重建（中耳乳突手术位观）

1. 面神经迷路段　2. 膝神经节　3. 面神经水平段　4. 镫骨肌（支）　5. 面神经第二膝
6. 鼓索神经　7. 前庭上神经　8. 内耳道　9. 前庭下神经之后半规管壶腹支
10. 前庭下神经之球囊支　11. 面神经垂直段

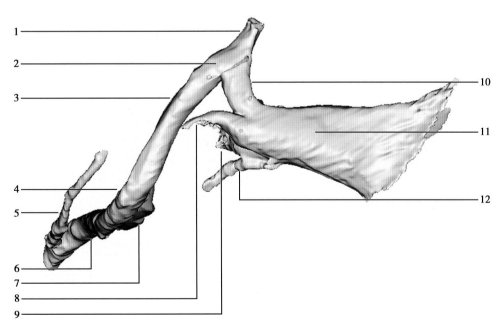

颞骨内神经三维结构重建（后上观）

1. 岩浅大神经　2. 膝神经节　3. 面神经水平段　4. 面神经第二膝　5. 鼓索神经　6. 面神经垂直段
7. 镫骨肌　8. 前庭上神经　9. 前庭下神经之球囊支　10. 面神经迷路段
11. 内耳道　12. 前庭下神经之后半规管壶腹支

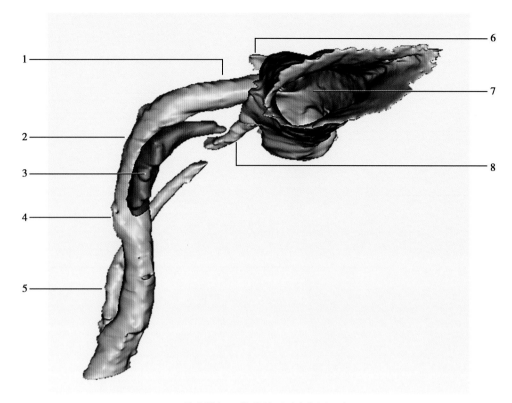

颞骨内神经三维结构重建（内侧观）
1. 面神经水平段　2. 面神经第二膝　3. 镫骨肌　4. 面神经垂直段　5. 鼓索神经　6. 前庭上神经
7. 内耳道底　8. 前庭下神经之后半规管壶腹支

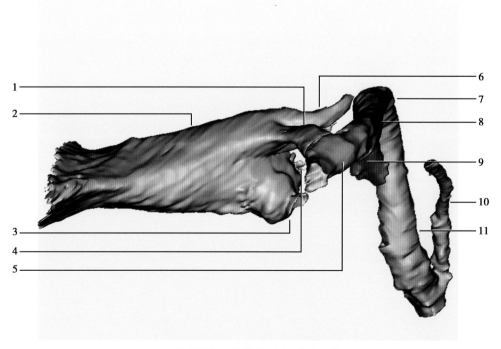

颞骨内神经三维结构重建（岩尖观）
1. 面神经迷路段　2. 内耳道　3. 蜗神经　4. 前庭下神经之球囊支　5. 膝神经节　6. 前庭上神经
7. 面神经第二膝　8. 面神经水平段　9. 镫骨肌　10. 鼓索神经　11. 面神经垂直段

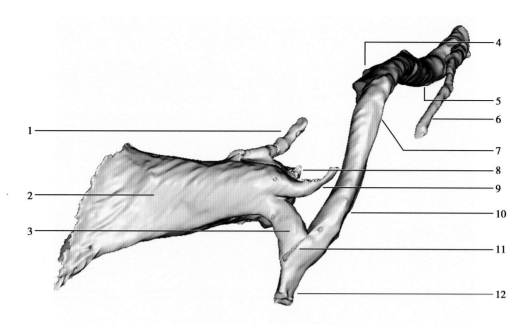

颞骨内神经三维结构重建(颅中窝观)

1. 前庭下神经之后半规管壶腹支　2. 内耳道　3. 面神经迷路段　4. 镫骨肌　5. 面神经垂直段
6. 鼓索神经　7. 面神经第二膝　8. 前庭下神经之球囊支　9. 前庭上神经
10. 面神经水平段　11. 膝神经节　12. 岩浅大神经

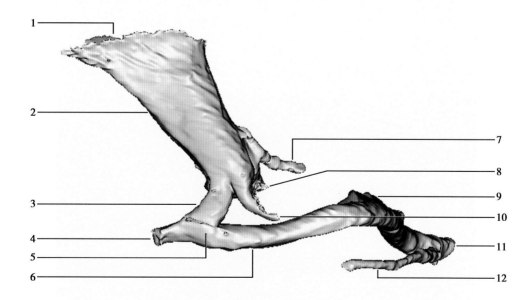

颞骨内神经三维结构重建(颞叶观)

1. 内耳门　2. 内耳道　3. 面神经迷路段　4. 岩浅大神经　5. 膝神经节　6. 面神经水平段
7. 前庭下神经之后半规管壶腹支　8. 前庭下神经之球囊支　9. 镫骨肌
10. 前庭上神经　11. 面神经垂直段　12. 鼓索神经

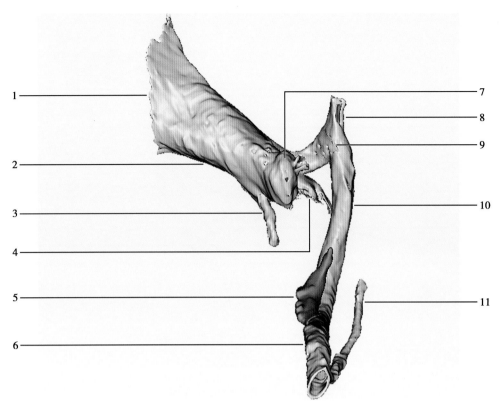

颞骨内神经三维结构重建(颅底观)

1. 内耳门　2. 内耳道　3. 前庭下神经之后半规管壶腹支　4. 前庭上神经　5. 镫骨肌　6. 面神经垂直段
7. 蜗神经　8. 岩浅大神经　9. 膝神经节　10. 面神经水平段　11. 鼓索神经

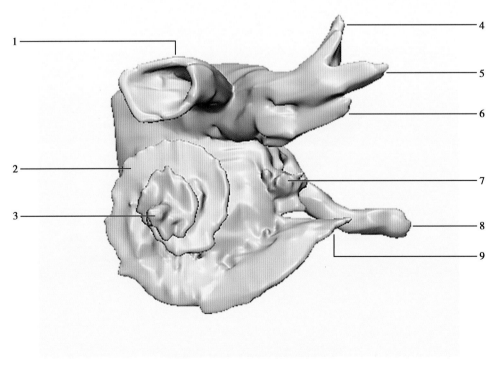

内耳道底三维结构重建(外侧观)

1. 面神经迷路段　2. 骨螺旋板　3. 蜗轴　4. 前庭上神经之前半规管壶腹支　5. 前庭上神经之外半规管壶腹支
6. 前庭上神经之椭圆囊支　7. 前庭下神经之球囊支　8. 前庭下神经之后半规管壶腹支　9. 骨螺旋板前庭端

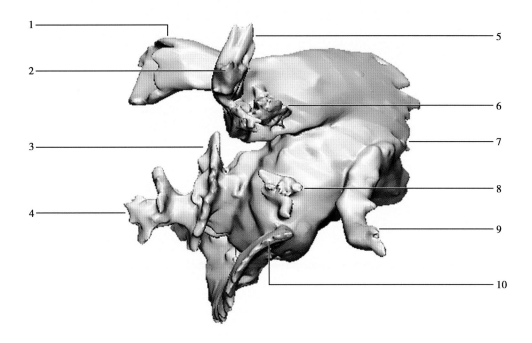

内耳道底三维结构重建(中耳乳突手术位观)

1. 面神经迷路段 2. 前庭上神经之外半规管壶腹支 3. 骨螺旋板 4. 蜗轴 5. 前庭上神经之前半规管壶腹支
6. 前庭上神经之椭圆囊支 7. 内耳道 8. 前庭下神经之球囊支 9. 前庭下神经之后半规管壶腹支
10. 骨螺旋板前庭端

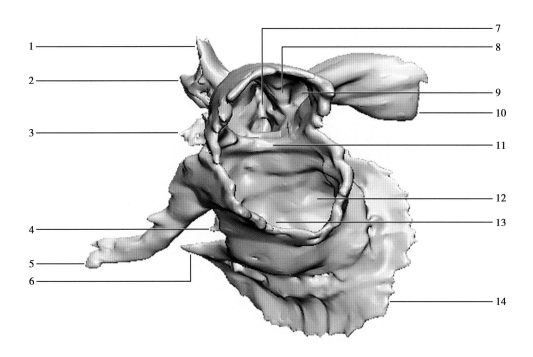

内耳道底三维结构重建(内侧观)

1. 前庭上神经之前半规管壶腹支 2. 外半规管壶腹支 3. 椭圆囊支 4. 前庭下神经之球囊支
5. 前庭下神经之后半规管壶腹支 6. 骨螺旋板前庭端 7. 前庭上神经孔区 8. Bill嵴 9. 面神经孔区
10. 面神经迷路段 11. 横嵴 12. 蜗神经孔区 13. 前庭下神经孔区 14. 骨螺旋板

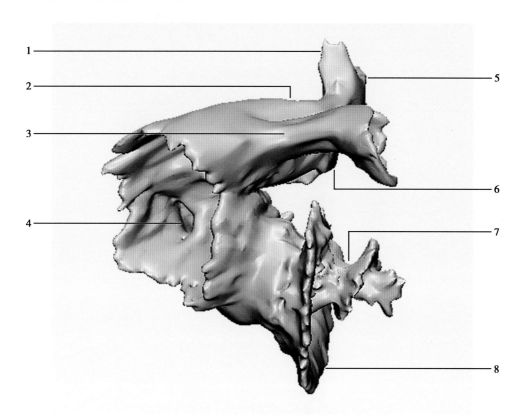

内耳道底三维结构重建(前方观)
1. 前庭上神经之前半规管壶腹支 2. 前庭上神经 3. 面神经迷路段 4. 前庭下神经之后半规管壶腹支孔区(单孔)
5. 前庭上神经之外半规管壶腹支 6. 前庭上神经之椭圆囊支 7. 蜗轴 8. 骨螺旋板

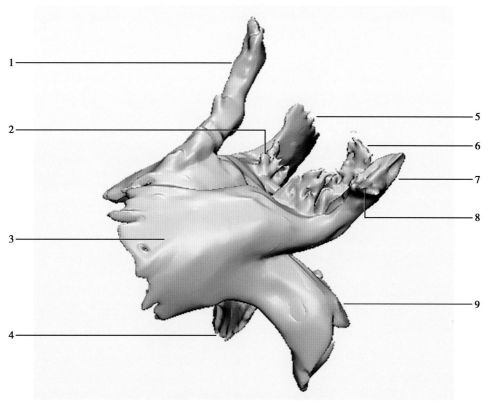

内耳道底三维结构重建(颅中窝观)
1. 前庭下神经之后半规管壶腹支 2. 前庭下神经之球囊支 3. 内耳道 4. 骨螺旋板 5. 骨螺旋板前庭端
6. 前庭上神经之椭圆囊支 7. 前庭上神经之外半规管壶腹支 8. 前庭上神经之前半规管壶腹支 9. 面神经迷路段

五、面神经与外耳道三维结构重建

有关外耳道解剖,在此不再累述。鼓膜后下方与外耳道连接处 - 外耳道与面神经垂直段接近,外耳道疾病,特别是胆脂瘤、肿瘤等,常可引起此处外耳道骨质破坏,可致该处面神经垂直段裸露,操作不慎,可致面瘫。在外耳道底壁以下水平,面神经垂直段位于鼓环平面的外侧,在切除外耳道底、后壁骨质时应引起重视。

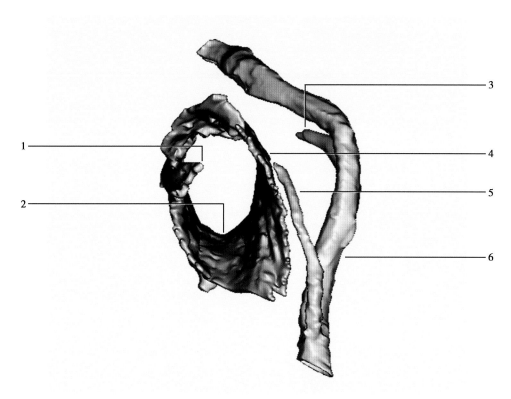

面神经与外耳道三维重建(外耳道观)
1. 外耳道前上嵴　2. 外耳道底壁　3. 镫骨肌　4. 外耳道后壁　5. 鼓索神经　6. 面神经垂直段

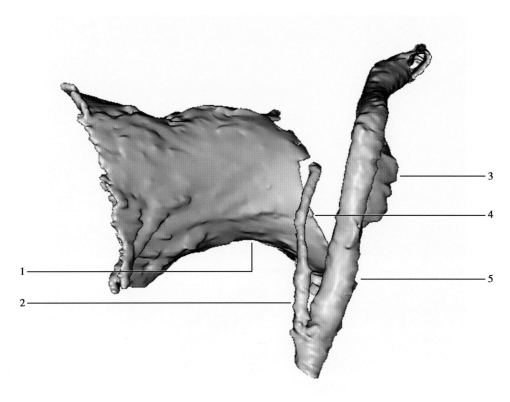

外耳道与面神经三维重建（冠状位，后→前观）
1. 外耳道底壁　2. 鼓索神经　3. 镫骨肌　4. 外耳道内端　5. 面神经垂直段
注：外耳道内端前 - 后壁所成平面（鼓膜）与面神经垂直段相交，在外耳道底壁以下水平，面神经位于鼓膜平面的外侧

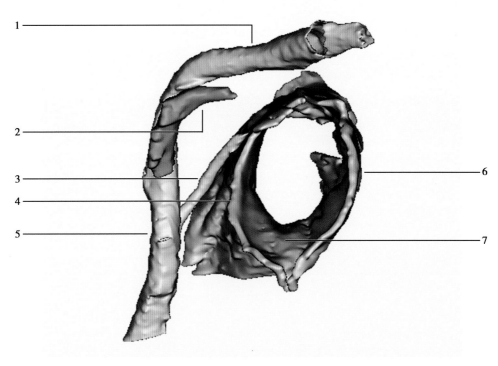

外耳道与面神经三维重建（内侧观）
1. 面神经水平段　2. 镫骨肌　3. 鼓索神经　4. 外耳道后壁内端　5. 面神经垂直段
6. 外耳道前壁　7. 外耳道底壁

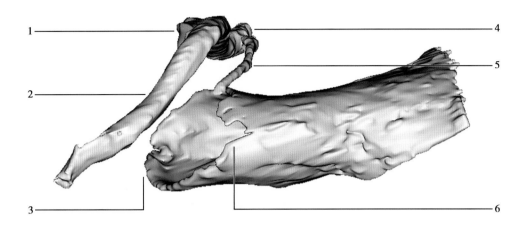

外耳道与面神经三维重建（颅中窝观）

1. 镫骨肌　2. 面神经水平段　3. 外耳道下壁内端　4. 面神经垂直段　5. 鼓索神经　6. 外耳道上壁内端

六、面神经与镫骨肌三维结构重建

　　面神经在面神经第二膝下缘、垂直段起始部发出镫骨肌支，支配镫骨肌。镫骨肌位于锥隆起骨管内，镫骨肌并非位于面神经前壁，而是位于面神经的前内侧并向前走行，止于镫骨颈。因此镫骨肌（腱）不能作为面神经深浅的精确标志。

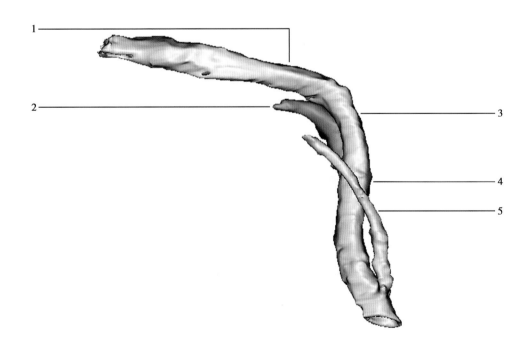

面神经与镫骨肌三维重建（外侧观）

1. 面神经水平段　2. 镫骨肌　3. 面神经第二膝　4. 面神经垂直段　5. 鼓索神经

251

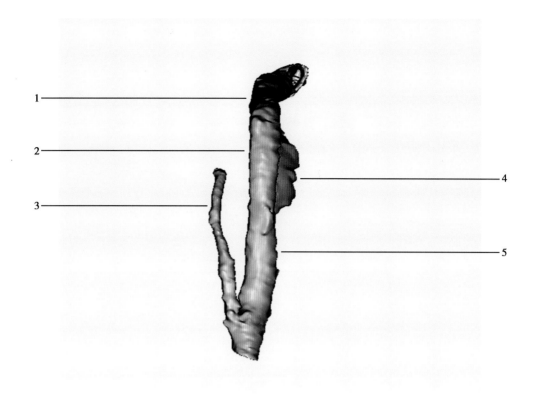

面神经与镫骨肌三维重建(冠状位,后面观)
1.面神经水平段　2.面神经第二膝　3.鼓索神经　4.镫骨肌　5.面神经垂直段

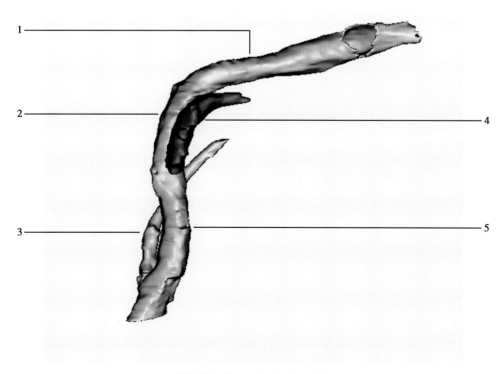

面神经与镫骨肌三维重建(内侧观)
1.面神经水平段　2.面神经第二膝　3.鼓索神经　4.镫骨肌　5.面神经垂直段

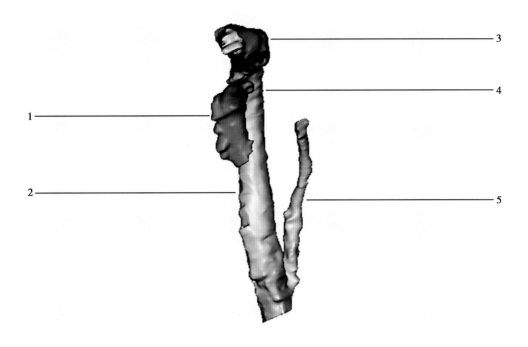

面神经与镫骨肌三维重建（冠状位，前面观）
1. 镫骨肌　2. 面神经垂直段　3. 面神经水平段　4. 面神经第二膝　5. 鼓索神经

七、内耳与神经三维结构重建

内耳道外侧壁即内耳内侧壁的一部分。面神经迷路段穿过迷路（耳蜗）上方骨质，到达膝神经节，继而向后外沿鼓室内侧壁（即内耳外侧壁）向后近似水平行走，称为鼓室段（水平段），其中 - 后段位于外半规管弓之下，两者或近似平行或呈一定角度，在外半规管后脚处面神经以钝角、向下稍偏后外延续为面神经乳突段（垂直段）。

耳蜗、前庭、半规管分别接受相应神经支配。蜗神经纤维入蜗神经孔沿蜗轴向耳蜗各周呈螺旋状分布。蜗神经孔狭窄可同时伴内耳道狭窄，造成先天性感音神经性听力损失，甚至极重度感音神经性听力损失。前庭神经上终末支相对较粗，穿越前庭上方、前半规管前方骨质，分布于前、外半规管壶腹及椭圆囊，三者近似上下排列。前庭神经下终末支穿越内耳道薄壁分布于球囊斑。通过内耳道后下壁细长骨管（单孔）的前庭神经下终末支支配后半规管壶腹（其中第 8～11 幅为做内耳透明化处理，以显示神经在内耳中的分布）。

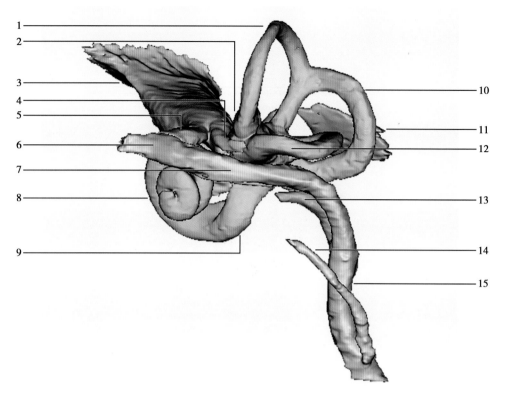

内耳与神经三维结构重建（外侧观）

1. 前半规管　2. 前半规管壶腹　3. 内耳道　4. 前庭上神经　5. 面神经迷路段　6. 膝神经节
7. 面神经水平段　8. 耳蜗　9. 耳蜗前庭端　10. 后半规管　11. 内淋巴囊　12. 外半规管
13. 镫骨肌　14. 鼓索神经　15. 面神经垂直段

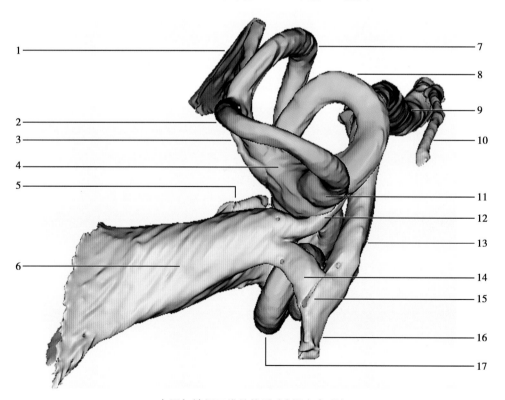

内耳与神经三维结构重建（颅中窝观）

1. 内淋巴囊　2. 前半规管　3. 内淋巴管　4. 前庭　5. 前庭下神经后半规管壶腹支　6. 内耳道
7. 后半规管　8. 外半规管　9. 面神经垂直段　10. 鼓索神经　11. 前半规管壶腹　12. 前庭上神经
13. 面神经水平段　14. 面神经迷路段　15. 膝神经节　16. 岩浅大神经　17. 耳蜗

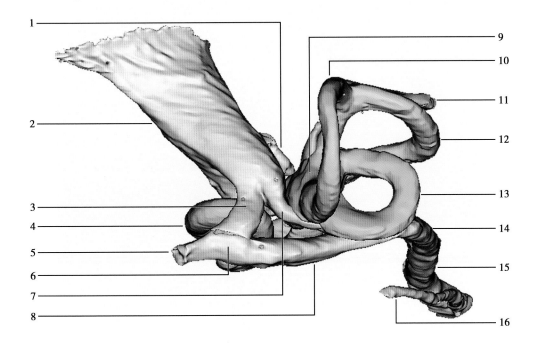

内耳与神经三维结构重建（颞叶观）

1.前庭下神经后半规管壶腹支 2.内耳道 3.面神经迷路段 4.耳蜗 5.岩浅大神经 6.膝神经节
7.前庭上神经 8.面神经水平段 9.前庭 10.前半规管 11.内淋巴囊 12.后半规管
13.外半规管 14.面神经第二膝 15.面神经垂直段 16.鼓索神经

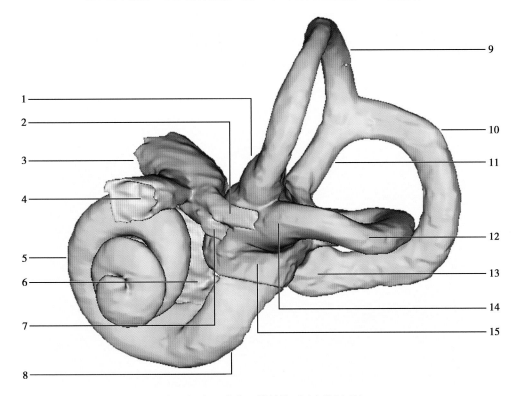

内耳与内耳道底三维结构重建（外侧观）

1.前半规管壶腹 2.前庭上神经之半规管壶腹支 3.内耳道底 4.面神经迷路段 5.耳蜗
6.蜗神经纤维前庭端 7.前庭上神经之椭圆囊支 8.耳蜗前庭端 9.前半规管 10.后半规管
11.总脚 12.外半规管 13.后半规管壶腹 14.外半规管壶腹 15.前庭

255

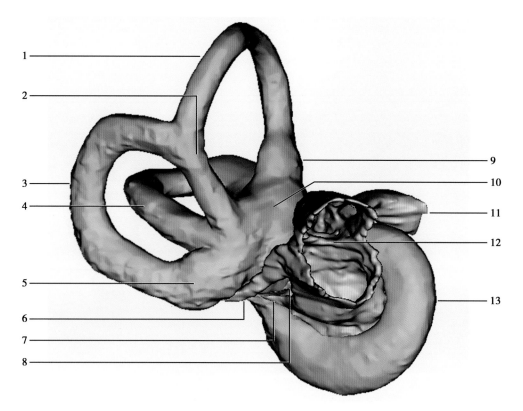

内耳与内耳道底三维结构重建（内侧观）

1. 前半规管 2. 总脚 3. 后半规管 4. 外半规管 5. 后半规管壶腹 6. 前庭下神经之后半规管壶腹支
7. 蜗神经纤维前庭端 8. 前庭下神经之球囊支 9. 前半规管壶腹 10. 前庭
11. 面神经迷路段 12. 内耳道底横嵴 13. 耳蜗

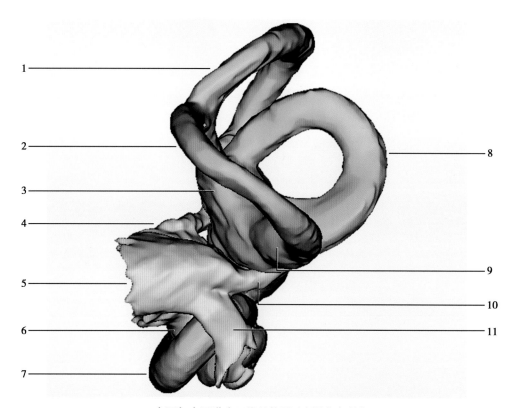

内耳与内耳道底三维结构重建（颅中窝观）

1. 后半规管 2. 前半规管 3. 前庭 4. 前庭下神经之后半规管壶腹支 5. 内耳道底 6. 蜗神经
7. 耳蜗 8. 外半规管 9. 前半规管壶腹 10. 前庭上神经 11. 面神经迷路段

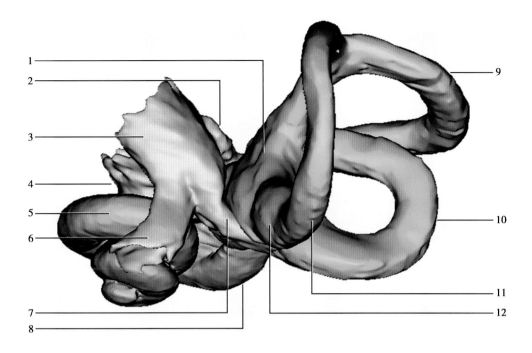

内耳与内耳道底三维结构重建（颞叶观）

1. 前庭 2. 前庭下神经之后半规管壶腹支 3. 内耳道底 4. 蜗神经 5. 耳蜗底周 6. 面神经迷路段
7. 前庭上神经 8. 耳蜗前庭端 9. 后半规管 10. 外半规管 11. 前半规管 12. 前半规管壶腹

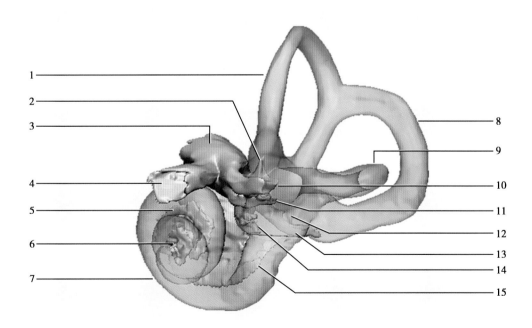

内耳（透明）与内耳道底三维结构重建（外侧观）

1. 前半规管 2. 前庭上神经之前半规管壶腹支 3. 内耳道底 4. 面神经迷路段 5. 骨螺旋板 6. 蜗轴
7. 耳蜗 8. 后半规管 9. 外半规管 10. 前庭上神经之外半规管壶腹支 11. 前庭上神经之球囊支
12. 前庭 13. 前庭下神经之后半规管壶腹支 14. 前庭下神经之球囊支 15. 骨螺旋板前庭端

257

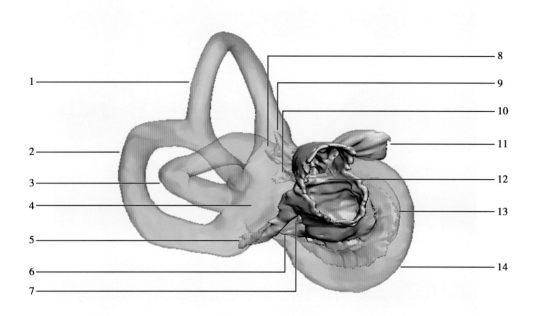

内耳(透明)与内耳道底三维结构重建(内侧观)

1. 前半规管　2. 后半规管　3. 外半规管　4. 前庭　5. 前庭下神经之后半规管壶腹支　6. 骨螺旋板前庭端

7. 前庭下神经之球囊支　8. 前庭上神经之外半规管壶腹支　9. 前庭上神经之前半规管壶腹支

10. 前庭上神经之椭圆囊支　11. 面神经迷路段　12. 内耳道底　13. 骨螺旋板　14. 耳蜗

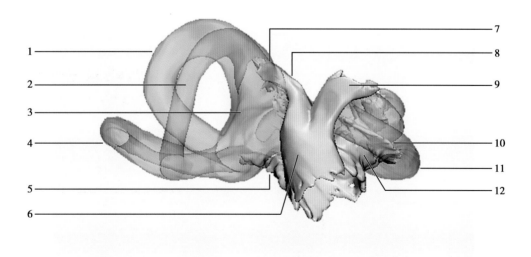

内耳与内耳道底三维结构重建(颅顶观)

1. 外半规管　2. 前半规管　3. 前庭　4. 后半规管　5. 前庭下神经之后半规管壶腹支　6. 内耳道底

7. 前庭上神经之半规管壶腹支　8. 前庭上神经　9. 面神经迷路段

10. 骨螺旋缘　11. 耳蜗　12. 蜗神经

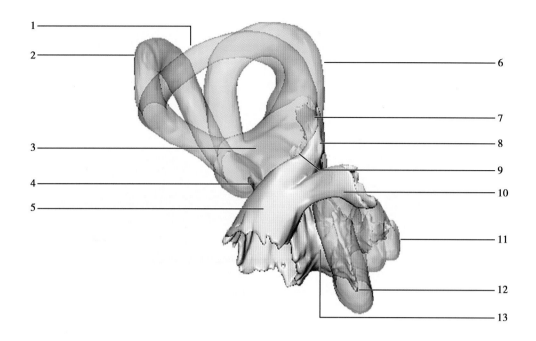

内耳（透明）与内耳道底三维结构重建（颅中窝观）

1. 前半规管　2. 后半规管　3. 前庭　4. 前庭下神经之后半规管壶腹支　5. 内耳道底　6. 外半规管
7. 前庭上神经壶腹支　8. 前庭上神经　9. 前庭上神经之椭圆囊支　10. 面神经迷路段
11. 耳蜗　12. 骨螺旋缘　13. 蜗神经

八、内耳与颞骨内大血管三维结构重建

颈内动脉穿越颞骨内颈动脉管，并在颞骨内由垂直段（升部）转为向前内的水平段（部），位于耳蜗前、内、下方。颈内静脉在颞骨岩部的后、下方，呈乙字走形，并在岩部后下形成颈静脉球，位于内耳（耳蜗）后、内、下方，高位颈静脉球可凸入后下鼓室，裸露时鼓膜呈蓝色，可伴有搏动，甚至是耳鸣（并非所有颈静脉球高位均伴搏动性耳鸣）。

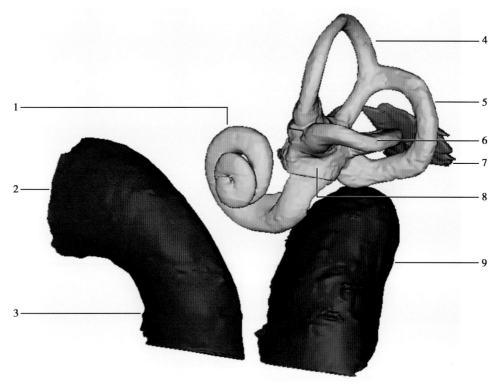

内耳与血管三维结构重建（外侧观）

1. 耳蜗　2. 颈内动脉水平部　3. 颈内动脉升部（垂直部）　4. 前半规管　5. 后半规管
6. 外半规管　7. 内淋巴囊　8. 前庭　9. 颈静脉球

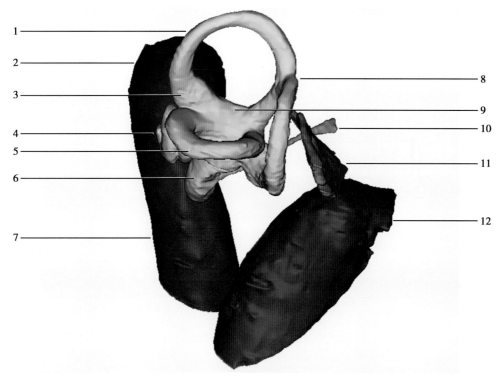

内耳与血管三维结构重建（后方观）

1. 前半规管　2. 颈内动脉水平部　3. 前半规管壶腹　4. 耳蜗　5. 外半规管　6. 耳蜗底周
7. 颈内动脉升部　8. 总脚　9. 前庭　10. 蜗水管　11. 内淋巴囊　12. 颈静脉球

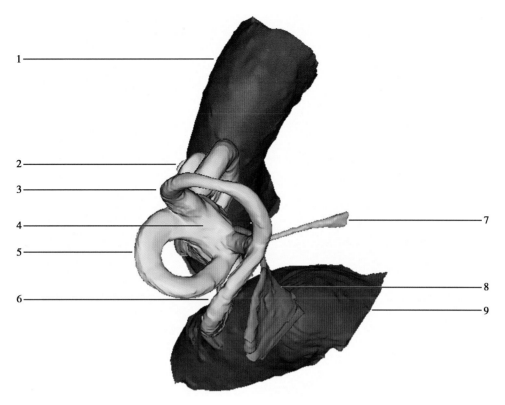

内耳与血管三维结构重建（颅顶观）

1. 颈内动脉　2. 耳蜗　3. 前半规管　4. 前庭　5. 外半规管　6. 后半规管　7. 蜗水管

8. 内淋巴囊　9. 颈静脉球

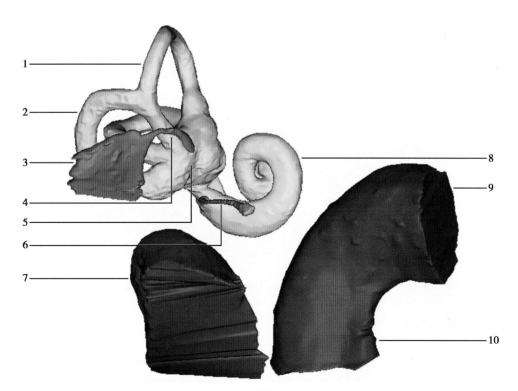

内耳与血管三维结构重建（内侧观）

1. 前半规管　2. 后半规管　3. 内淋巴囊　4. 内淋巴管　5. 前庭　6. 蜗水管　7. 颈静脉球

8. 耳蜗　9. 颈内动脉水平部　10. 颈内动脉升部

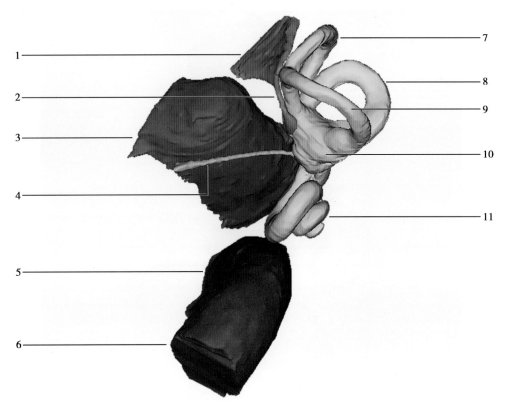

内耳与血管三维结构重建(颅中窝观)

1. 内淋巴囊　2. 内淋巴管　3. 颈静脉球　4. 蜗水管　5. 颈内动脉升部　6. 颈内动脉水平部
7. 后半规管　8. 外半规管　9. 前半规管　10. 前庭　11. 耳蜗

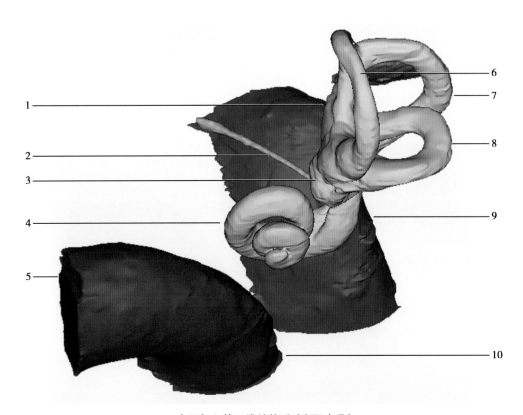

内耳与血管三维结构重建(颞叶观)

1. 内淋巴管　2. 蜗水管　3. 前庭　4. 耳蜗　5. 颈内动脉水平部　6. 前半规管　7. 后半规管
8. 外半规管　9. 颈静脉球　10. 颈内动脉升部

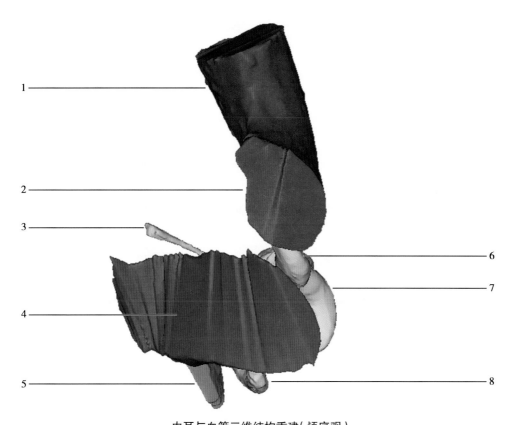

内耳与血管三维结构重建（颅底观）

1. 颈内动脉水平部　2. 颈内动脉升部　3. 蜗水管　4. 颈静脉球　5. 内淋巴囊
6. 耳蜗　7. 外半规管　8. 后半规管

九、前庭窗区－蜗窗区的三维结构重建

前庭窗、蜗窗是声波经中耳传入内耳的重要结构。前庭窗被近似椭圆形的镫骨足板及环状韧带封闭，通向内耳的前庭。研究镫骨（足板）与前庭窗的微细结构及连接方式将有助于了解镫骨的运动方式及有限元模型的建立。前庭窗的畸形（未发育、狭窄）、外伤（镫骨足板脱位、穿孔）、环状韧带及窗前裂硬化是该区较为常见的疾病。蜗窗位于鼓岬后下方的蜗窗龛内，为蜗窗膜封闭，通向内耳鼓阶的起始部，蜗窗龛也是电子耳蜗、人工中耳植入的研究重点。

后鼓室是鼓膜后缘以后的鼓室腔，解剖结构较为复杂，如以锥隆起为中心描述，其上方为鼓窦入口，内侧为后鼓室窦，内下为鼓室窦（统称鼓室窦），外侧为面（神经）隐窝，为中耳疾病的隐匿部位，尤其是（后）鼓室窦深浅不一，当后鼓室内陷袋、后鼓室肿瘤清理不彻底时，将造成疾病残留。后鼓室探查是常用的手术方式，去除部分外耳道后上壁骨质以显露砧镫关节、镫骨、镫骨肌腱、蜗窗龛及部分鼓室窦。术前观察后鼓室的深度，即外耳道后壁（鼓沟）与鼓室后壁的距离，及外耳道后壁与面神经垂直段的距离，将有助于了解外耳道后壁即后鼓室外侧壁的切除范围。

面神经隐窝为鼓索神经（前界）、面神经（后界）及砧骨（短脚）窝（上界）所构成的三角区域，是人工耳蜗植入、后鼓室探查的重要入路之一。

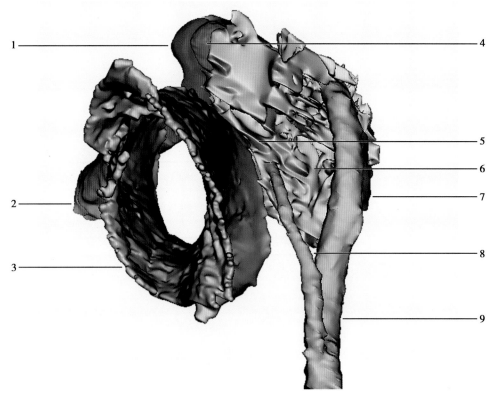

前庭窗龛与蜗窗龛三维结构重建(保留后鼓室外侧壁, 中耳乳突手术位观)
1. 锤骨　2. 鼓膜张肌　3. 外耳道　4. 砧骨　5. 后鼓室外侧壁　6. 面神经隐窝外侧壁
7. 镫骨肌　8. 鼓索神经　9. 面神经

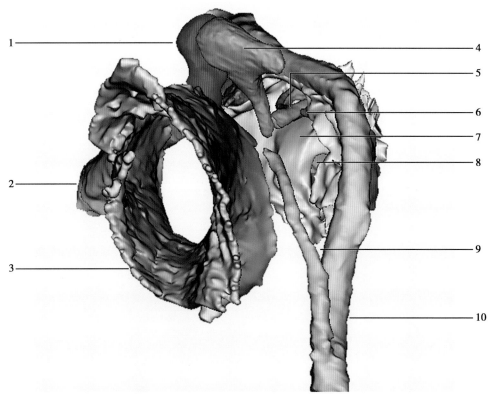

前庭窗龛与蜗窗龛三维结构重建(中耳乳突手术位观)
1. 锤骨　2. 鼓膜张肌　3. 外耳道　4. 砧骨　5. 镫骨　6. 镫骨肌腱　7. 鼓岬
8. 蜗窗　9. 鼓索神经　10. 面神经

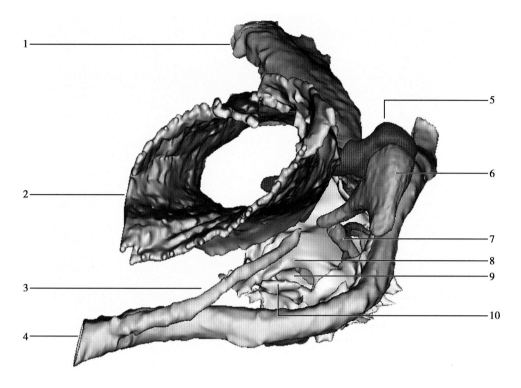

前庭窗龛与蜗窗龛三维结构重建（面神经隐窝观）

1. 鼓膜张肌　2. 外耳道　3. 鼓索神经　4. 面神经　5. 锤骨　6. 砧骨　7. 镫骨
8. 蜗窗龛前缘　9. 蜗窗龛　10. 鼓室后壁

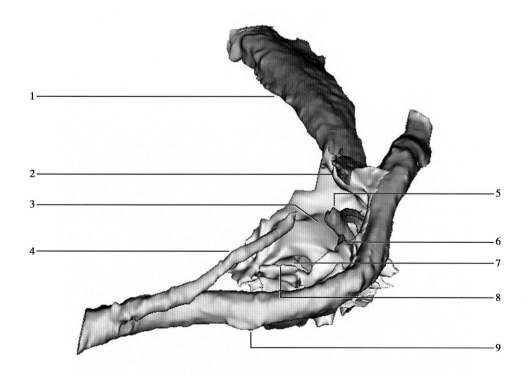

前庭窗龛与蜗窗龛三维结构重建（面神经隐窝观）

1. 鼓膜张肌　2. 匙突　3. 前庭窗龛　4. 鼓索神经　5. 镫骨　6. 锥隆起及镫骨肌腱
7. 蜗窗龛　8. 鼓室后壁　9. 面神经

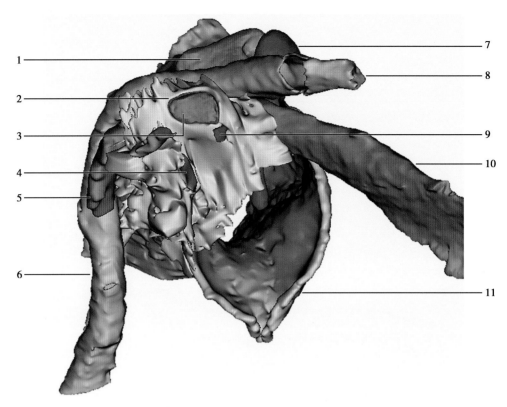

前庭窗龛与蜗窗龛三维结构重建(内侧观)

1.砧骨 2.环韧带(红色) 3.镫骨底板 4.蜗窗 5.镫骨肌 6.面神经 7.锤骨
8.岩浅大神经 9.窗前裂 10.鼓膜张肌 11.外耳道

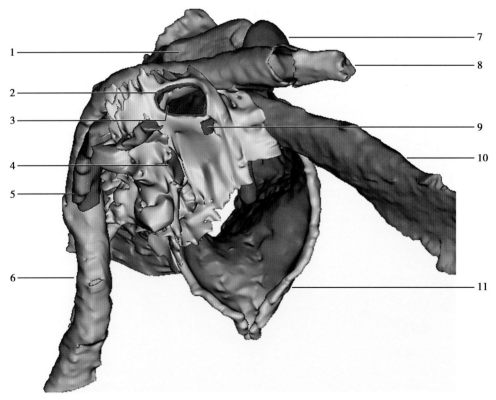

前庭窗龛与蜗窗龛三维结构重建(内侧观)

1.砧骨 2.环韧带(红色) 3.前庭窗 4.蜗窗 5.镫骨肌 6.面神经 7.锤骨
8.岩浅大神经 9.窗前裂 10.鼓膜张肌 11.外耳道

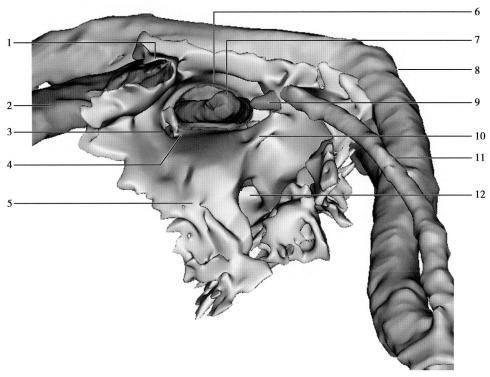

前庭窗龛与蜗窗龛三维结构重建(外侧观)

1.匙突　2.鼓膜张肌　3.窗前裂　4.前庭窗龛　5.鼓岬(耳蜗)　6.环韧带(红色)　7.镫骨
8.面神经　9.锥隆起及镫骨肌腱　10.岬小桥　11.鼓索神经　12.蜗窗龛

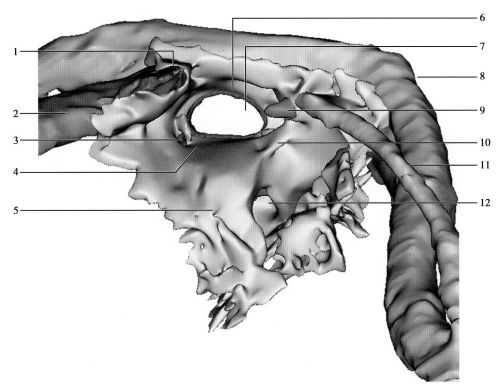

前庭窗龛与蜗窗龛三维结构重建(外侧观)

1.匙突　2.鼓膜张肌　3.窗前裂　4.前庭窗龛　5.鼓岬(耳蜗)　6.环韧带(红色)　7.镫骨
8.面神经　9.锥隆起及镫骨肌腱　10.岬小桥　11.鼓索神经　12.蜗窗龛

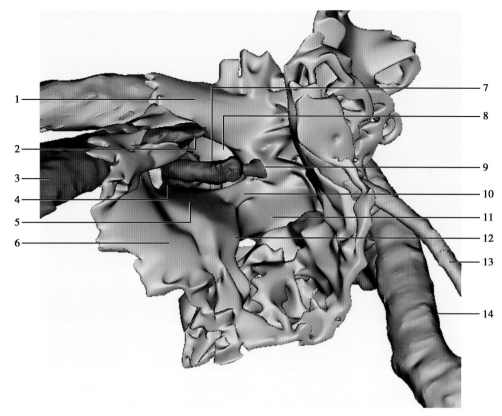

前庭窗龛与蜗窗龛 - 后鼓室三维结构重建（前外侧观）
1. 面神经骨管水平段　2. 鼓膜张肌腱　3. 鼓膜张肌　4. 环韧带（红色）　5. 前庭窗龛　6. 鼓岬（耳蜗）　7. 镫骨
8. 后鼓室窦　9. 锥隆起及镫骨肌腱　10. 岬小桥　11. 鼓室窦　12. 蜗窗龛前缘　13. 鼓索神经　14. 面神经垂直段

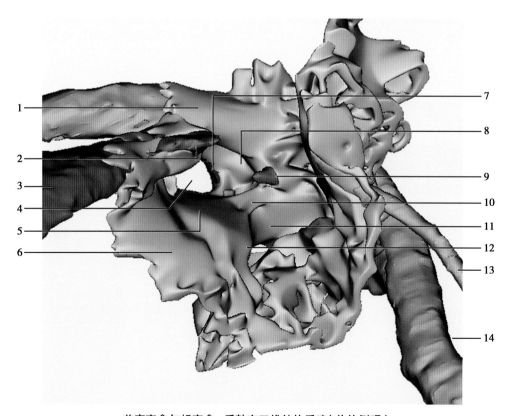

前庭窗龛与蜗窗龛 - 后鼓室三维结构重建（前外侧观）
1. 面神经骨管水平段　2. 鼓膜张肌腱　3. 鼓膜张肌　4. 前庭窗　5. 前庭窗龛　6. 鼓岬（耳蜗）　7. 环韧带（红色）
8. 后鼓室窦　9. 锥隆起及镫骨肌腱　10. 岬小桥　11. 鼓室窦　12. 蜗窗龛前缘　13. 鼓索神经　14. 面神经垂直段

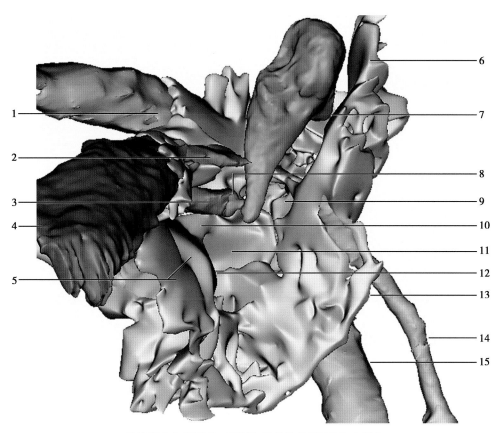

前庭窗龛与蜗窗龛 - 后鼓室三维结构重建（前方观）

1. 面神经水平段　2. 鼓膜张肌腱　3. 镫骨　4. 鼓膜张肌　5. 鼓岬　6. 鼓窦入口外侧壁　7. 砧骨短脚　8. 砧镫关节
9. 面神经隐窝　10. 岬小桥　11. 鼓室窦　12. 蜗窗龛前缘　13. 鼓室后下壁　14. 鼓索神经　15. 面神经垂直段

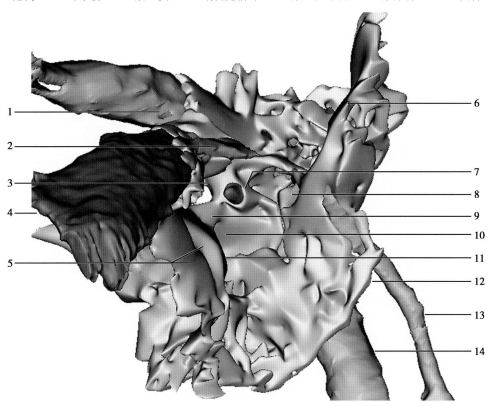

前庭窗龛与蜗窗龛 - 后鼓室三维结构重建（前方观）

1. 面神经水平段　2. 鼓膜张肌腱　3. 后鼓室窦　4. 鼓膜张肌　5. 鼓岬　6. 鼓窦入口外侧壁　7. 锥隆起
8. 面神经隐窝　9. 岬小桥　10. 鼓室窦　11. 蜗窗龛前缘　12. 鼓室后下壁　13. 鼓索神经　14. 面神经垂直段

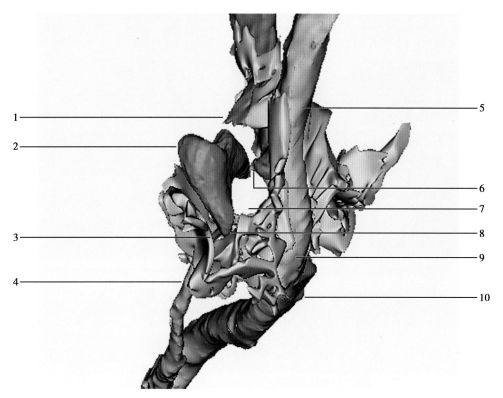

前庭窗龛与蜗窗龛 - 后鼓室三维结构重建（后上观）
1. 鼓膜张肌腱 2. 砧骨 3. 鼓窦入口外侧壁 4. 鼓索神经 5. 面神经水平段 6. 砧镫关节
7. 后鼓室 8. 砧骨短脚（窝） 9. 面神经第二膝 10. 镫骨肌

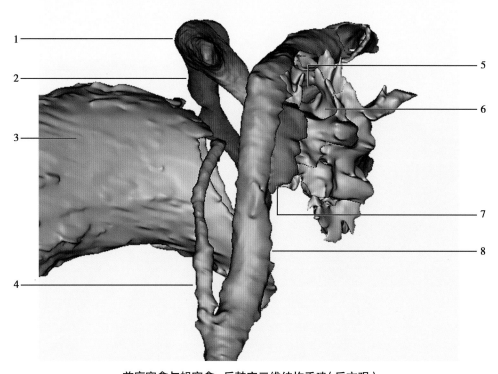

前庭窗龛与蜗窗龛 - 后鼓室三维结构重建（后方观）
1. 砧骨 2. 锤骨 3. 外耳道 4. 鼓索神经 5. 镫骨 6. 后鼓室窦（与前庭窗龛相通）
7. 镫骨肌 8. 面神经垂直段

十、迷路前上区三维结构重建

迷路前上区位于面神经迷路段、鼓室段起始部、前半规管和颅中窝之间的狭小区域,颞骨气化良好时,该区是上鼓室与岩尖的通道。同时,该区也是胆脂瘤、骨折、面神经肿瘤的好发部位(其中第2、4、6图为迷路前上区做透明处理)。

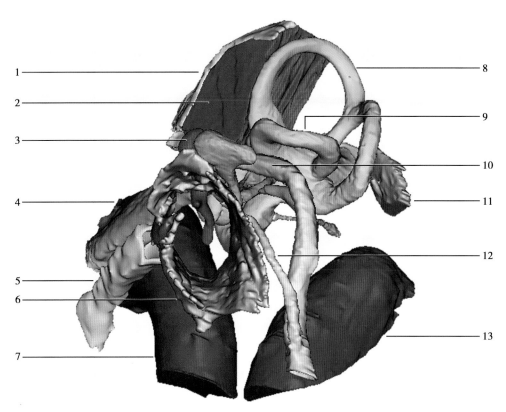

迷路前上区三维结构重建(中耳乳突手术位观)

1.颅中窝 2.迷路前上区 3.听小骨(锤骨) 4.鼓膜张肌 5.咽鼓管 6.外耳道 7.颈内动脉
8.前半规管 9.外半规管 10.面神经水平段 11.内淋巴囊 12.鼓索神经 13.颈静脉球

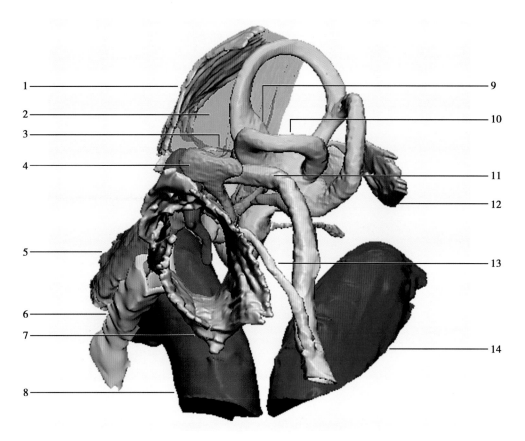

迷路前上区三维结构重建（中耳乳突手术位观）

1. 颅中窝　2. 迷路前上区　3. 面神经迷路段　4. 听小骨（砧骨）　5. 鼓膜张肌　6. 咽鼓管　7. 外耳道　8. 颈内动脉
9. 前半规管壶腹　10. 外半规管　11. 面神经水平段　12. 内淋巴囊　13. 鼓索神经　14. 颈静脉球

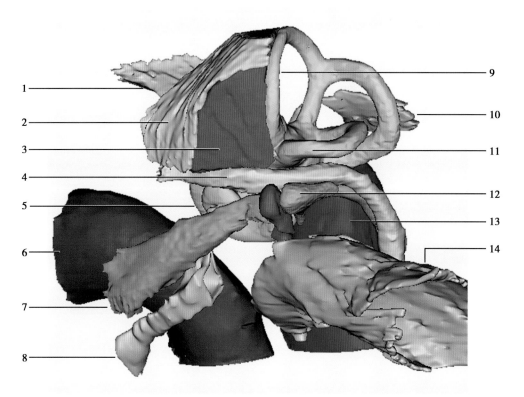

迷路前上区三维结构重建（颞叶观）

1. 内耳道　2. 颅中窝　3. 迷路前上区　4. 面神经水平段　5. 耳蜗　6. 颈内动脉　7. 鼓膜张肌　8. 咽鼓管
9. 前半规管　10. 内淋巴囊　11. 外半规管　12. 听小骨（砧骨）　13. 颈静脉球　14. 外耳道

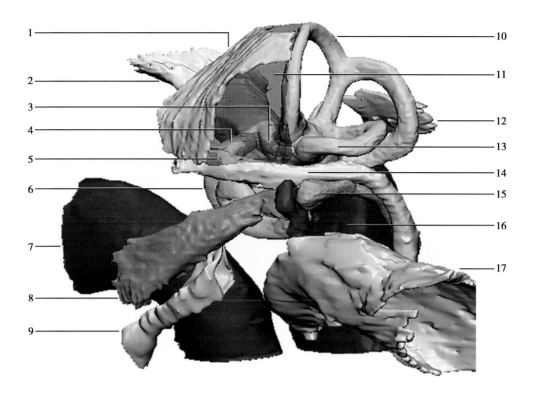

迷路前上区三维结构重建(颞叶观)

1. 颅中窝　2. 内耳道　3. 前庭上神经　4. 面神经迷路段　5. 膝神经节　6. 耳蜗　7. 颈内动脉
8. 鼓膜张肌　9. 咽鼓管　10. 前半规管　11. 迷路前上区　12. 内淋巴囊　13. 外半规管
14. 面神经水平段　15. 听小骨(砧骨)　16. 颈静脉球　17. 外耳道

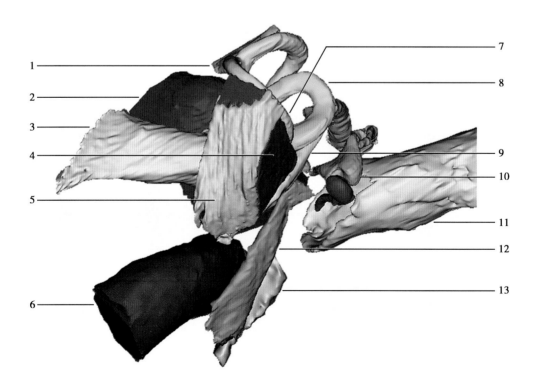

迷路前上区三维结构重建(颅中窝观)

1. 内淋巴囊　2. 颈静脉球　3. 内耳道　4. 迷路前上区　5. 颅中窝　6. 颈内动脉　7. 前半规管
8. 外半规管　9. 面神经水平段　10. 听小骨(砧骨)　11. 外耳道　12. 鼓膜张肌　13. 咽鼓管

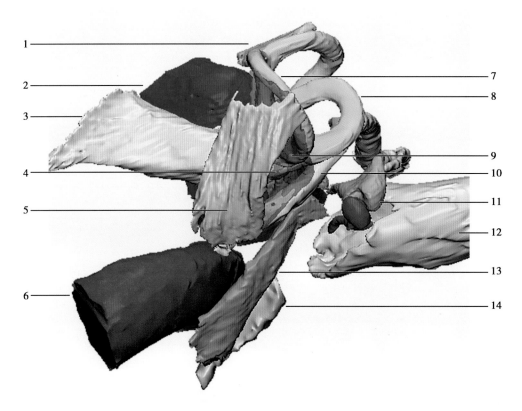

迷路前上区三维结构重建（颅中窝观）

1. 内淋巴囊　2. 颈静脉球　3. 内耳道　4. 前庭上神经　5. 颅中窝　6. 颈内动脉　7. 前半规管　8. 外半规管
9. 迷路前上区　10. 面神经水平段　11. 听小骨（砧骨）　12. 外耳道　13. 鼓膜张肌　14. 咽鼓管

第三章 颞骨微小病变的显微 CT 观察

第一节 颞骨微小病变的模型制作及临床意义

临床常规高分辨率颞骨 CT 分辨率在 0.5mm 以上，对一些较小病变（如直径 1mm 左右，甚至更小的病变，或称为显微病变），因部分容积效应等要对其做出准确判断十分困难。但这些病变却并非罕见，像镫骨足板开窗、脱位、碎裂，耳硬化症之环韧带硬化，砧镫关节脱位，鼓岬瘘或开窗（电极植入），面神经骨管裂（缺），半规管瘘（裂）等判断具有重要的临床意义，而显微 CT 扫描对这些微小病变的观察具有独特优势，为此我们在显微镜下造出相关疾病的模型，在显微 CT 下观察它们的表现。

第二节 颞骨微小病变的二维结构观察

本节选取颞骨常见的微小病变,像锤砧关节、砧镫关节脱位,镫骨足板脱位、穿孔、碎裂,耳蜗、半规管、面神经骨管开窗等作为模型进行观察,但颞骨微小病变远不止此。除特殊注明外,所示结构均为左侧。

一、锤砧关节脱位

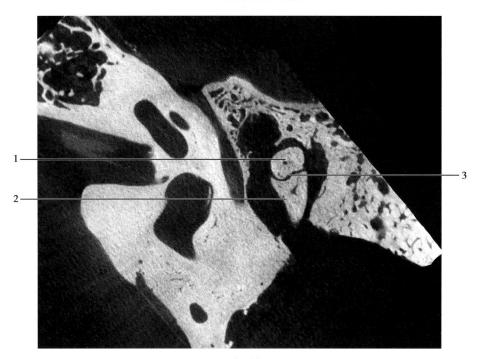

A. 水平位
1. 锤骨　2. 砧骨　3. 扩大的锤砧关节缝隙

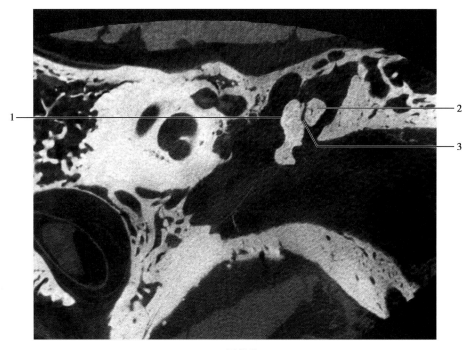

B. 冠状位
1. 锤骨　2. 砧骨　3. 扩大的锤砧缝隙

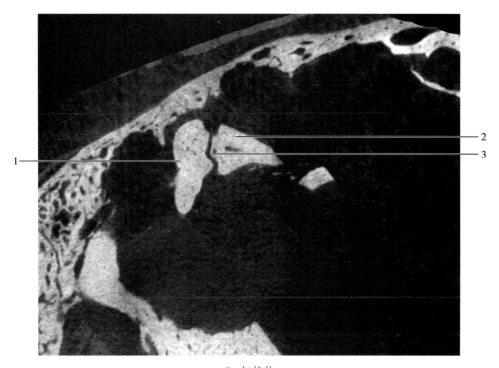

C. 矢状位

1. 锤骨　2. 砧骨　3. 扩大的锤砧关节缝隙

锤砧关节脱位

二、砧镫关节脱位

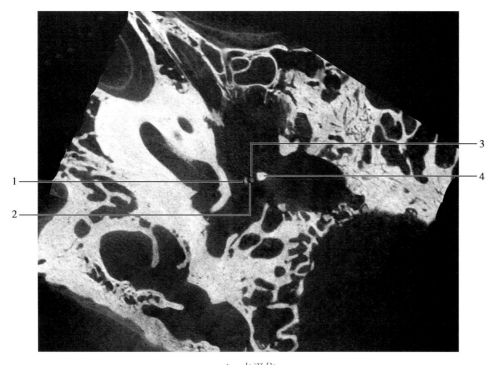

A. 水平位

1. 镫骨头　2. 扩大的砧镫关节缝隙　3. 豆状突　4. 砧骨长脚

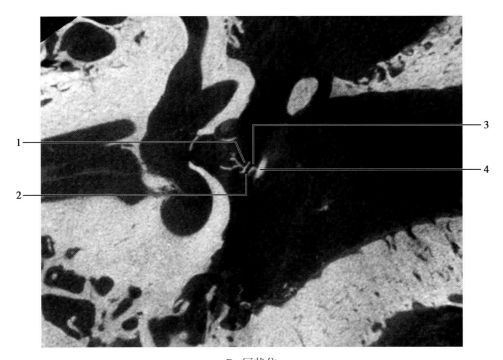

B. 冠状位

1. 镫骨头 2. 扩大的砧镫关节缝隙 3. 豆状突 4. 砧骨长脚

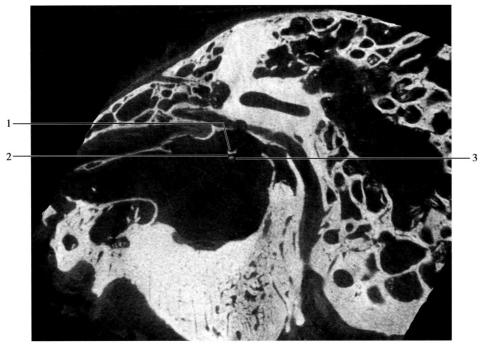

C. 矢状位

1. 镫骨头 2. 扩大的砧镫关节缝隙 3. 豆状突

砧镫关节脱位

三、镫骨足板病变

（一）镫骨足板开窗（瘘）

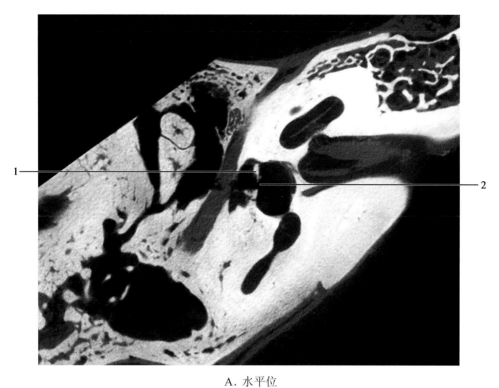

A. 水平位
1. 镫骨足板　2. 镫骨足板骨质部分缺失

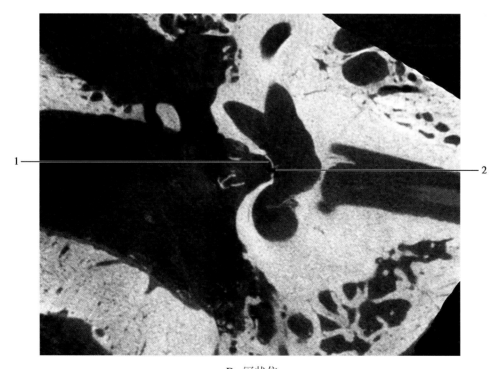

B. 冠状位
1. 镫骨足板　2. 镫骨足板骨质部分缺失

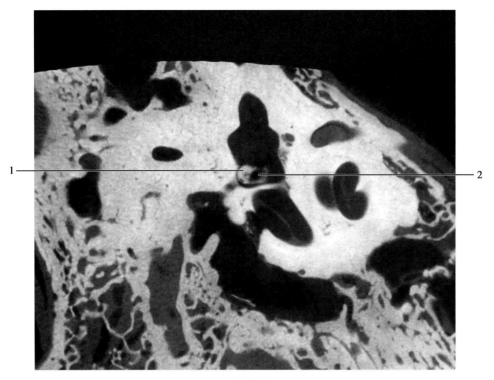

C. 矢状位
1. 镫骨足板　2. 镫骨足板骨质部分缺失
镫骨足板穿孔（右）

（二）镫骨足板脱位

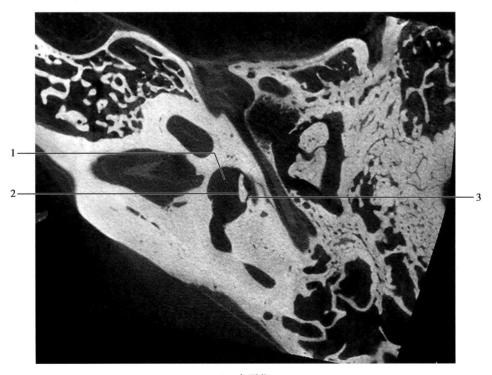

A. 水平位
1. 前庭　2. 镫骨足板向前庭移位　3. 前庭窗

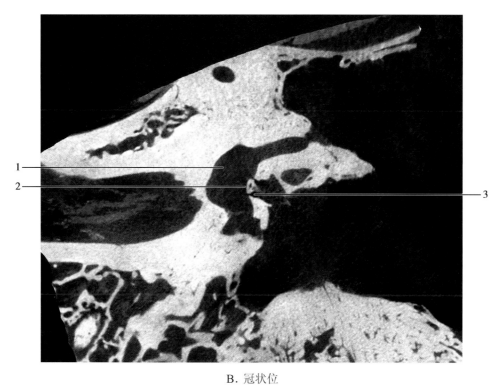

B. 冠状位
1. 前庭　2. 镫骨足板向前庭移位　3. 前庭窗

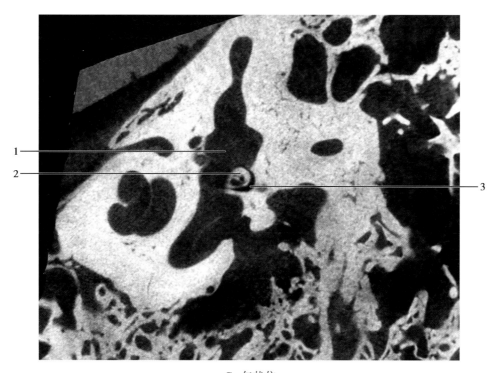

C. 矢状位
1. 前庭　2. 脱位的镫骨足板　3. 前庭窗处扩大的缝隙
镫骨足板脱位

（三）镫骨足板碎裂

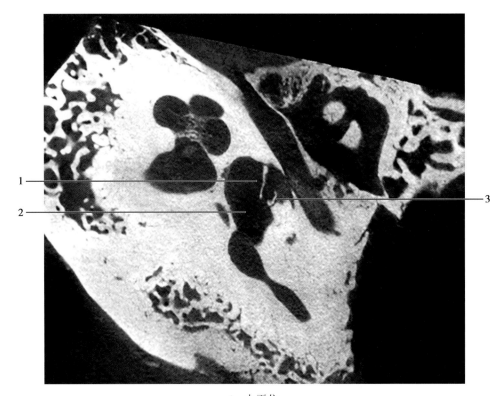

A. 水平位
1. 碎裂的镫骨足板　2. 前庭　3. 镫骨后脚

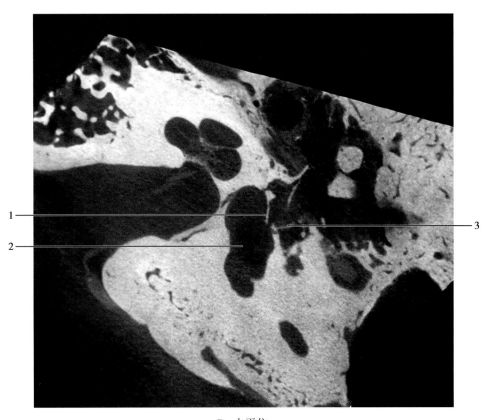

B. 水平位
1. 碎裂的镫骨足板　2. 前庭　3. 镫骨后脚
镫骨足板断裂

四、外半规管磨薄及开窗

（一）外半规管磨薄

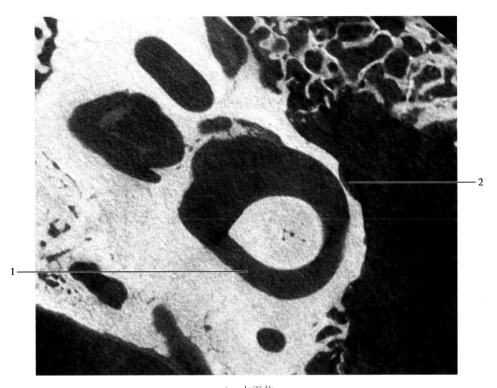

A．水平位
1．外半规管　2．外半规管骨壁局部变薄

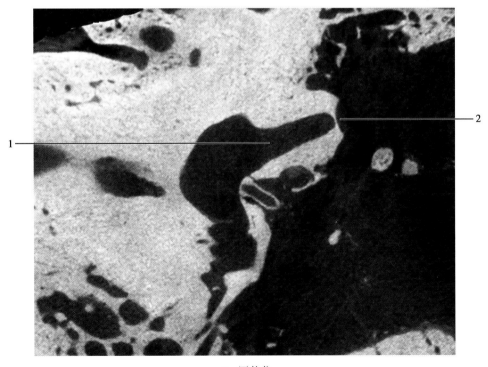

B．冠状位
1．外半规管　2．外半规管骨壁局部变薄

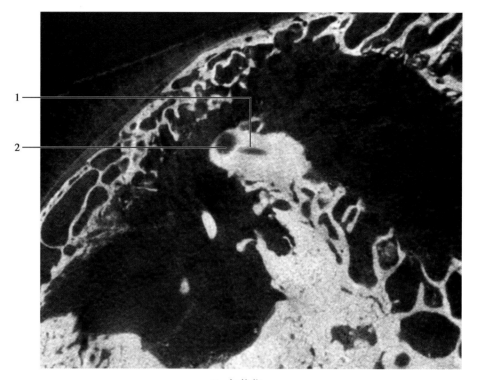

C. 矢状位
1. 外半规管　2. 外半规管骨壁局部骨质缺损
外半规管磨薄

（二）外半规管开窗（瘘）

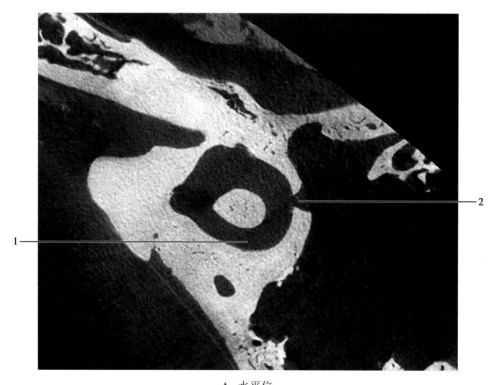

A. 水平位
1. 外半规管　2. 外半规管骨质部分缺失（贯通）

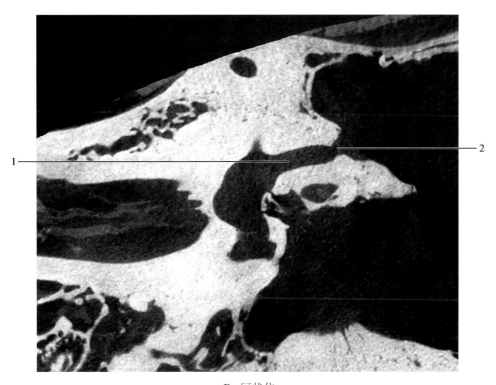

B．冠状位

1．外半规管　2．外半规管骨质部分缺失（贯通）

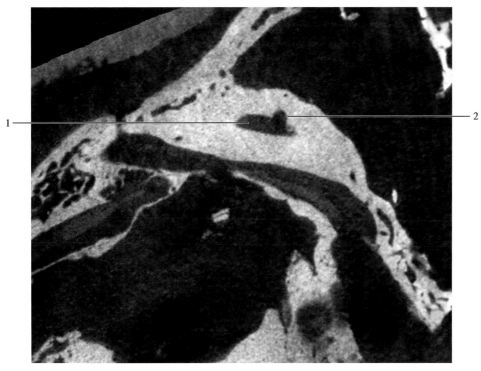

C．矢状位

1．外半规管　2．外半规管骨质部分缺失

外半规管开窗（瘘）

五、耳蜗开窗及碎裂

（一）耳蜗开窗（瘘）

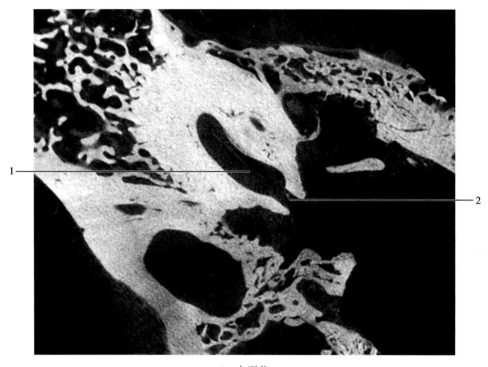

A. 水平位
1. 耳蜗底周　2. 鼓岬骨质部分缺失（贯通蜗管内外）

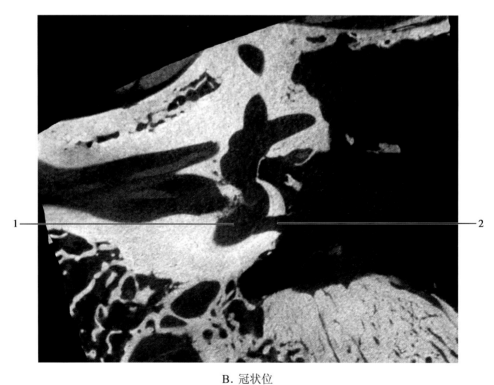

B. 冠状位
1. 耳蜗底周　2. 鼓岬骨是部分缺失（贯通蜗管内外）

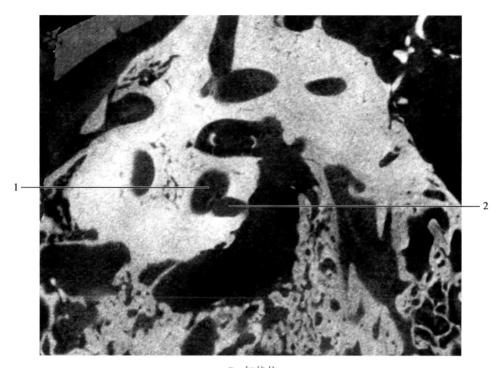

C. 矢状位
1. 耳蜗底周　2. 鼓岬骨质部分缺失
耳蜗开窗（瘘）

（二）耳蜗碎裂

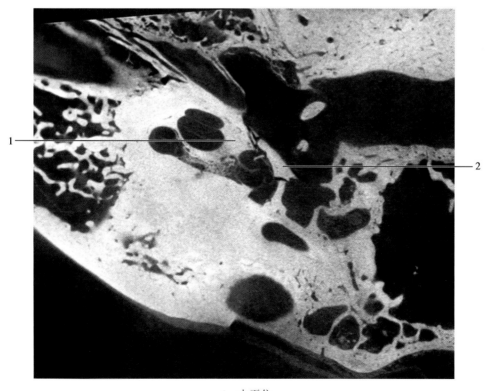

A. 水平位
1. 耳蜗（鼓岬）　2. 蜗管骨壁不规则碎裂

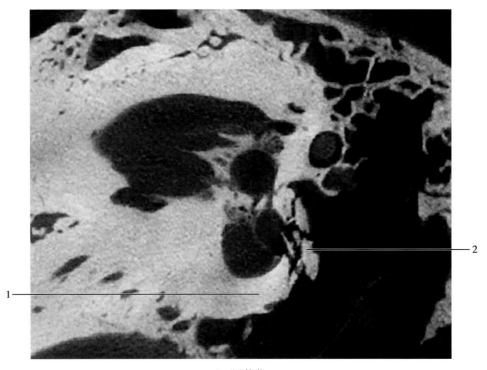

B. 冠状位
1. 耳蜗（鼓岬）　2. 蜗管骨壁不规则碎裂

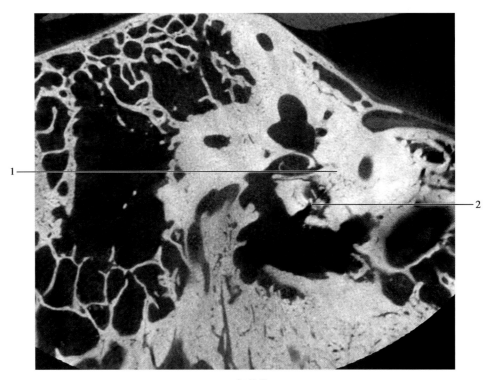

C. 矢状位
1. 耳蜗（鼓岬）　2. 耳蜗骨壁不规则碎裂

耳蜗碎裂

六、面神经骨管开窗

（一）面神经水平段骨管开窗

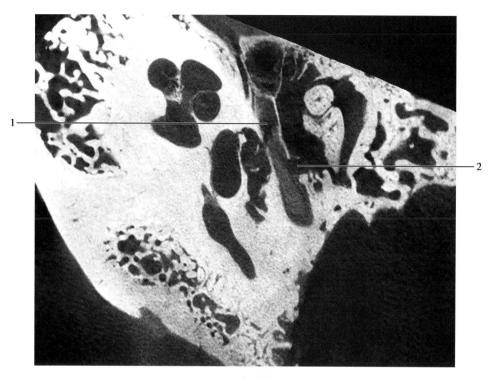

A. 水平位

1. 面神经水平段　2. 面神经水平段外侧骨壁部分缺失

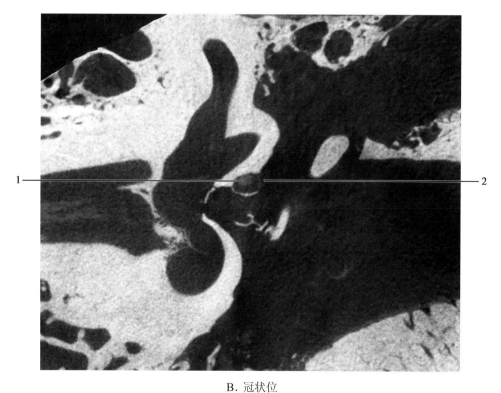

B. 冠状位

1. 面神经水平段　2. 面神经水平段骨管外侧骨壁部分缺失

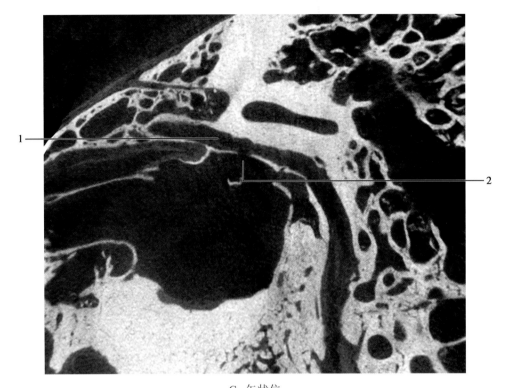

C. 矢状位
1. 面神经水平段　2. 面神经水平段下壁骨质部分缺失
面神经水平段骨管开窗

（二）面神经第二膝骨管开窗

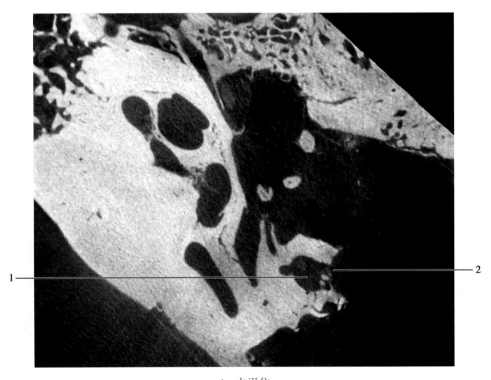

A. 水平位
1. 面神经第二膝　2. 面神经第二膝骨管外侧壁部分缺失

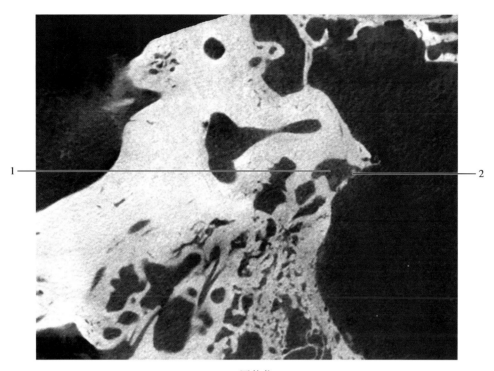

B. 冠状位

1. 面神经第二膝　2. 面神经第二膝骨管外侧壁部分缺失

面神经第二膝骨管开窗

（三）面神经垂直段骨管开窗

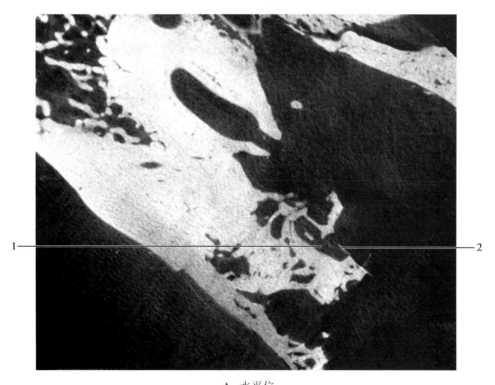

A. 水平位

1. 面神经垂直段　2. 面神经垂直段骨管外侧壁部分缺失

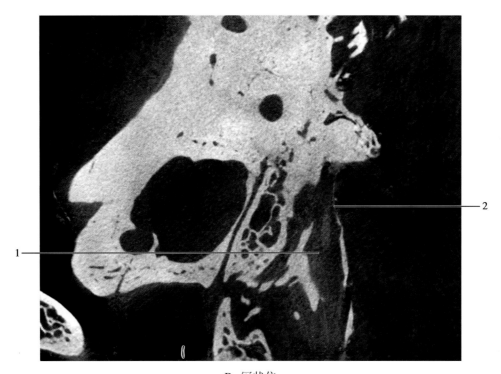

B. 冠状位

1. 面神经垂直段　2. 面神经垂直段骨管外侧壁部分缺失

面神经垂直段骨管开窗

第三节　颞骨微小病变的三维结构观察

本节将部分微小病变以三维结构的形式再现,并可与其相应二维结构比较。除非特殊注明,所示结构均为左侧。

一、锤砧关节脱位

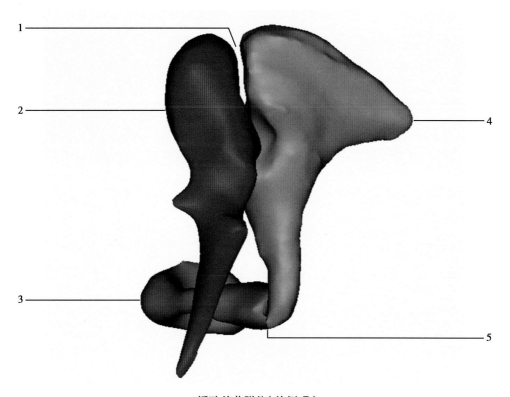

锤砧关节脱位(外侧观)
1.扩大的锤砧关节　2.锤骨　3.镫骨　4.砧骨　5.砧镫关节

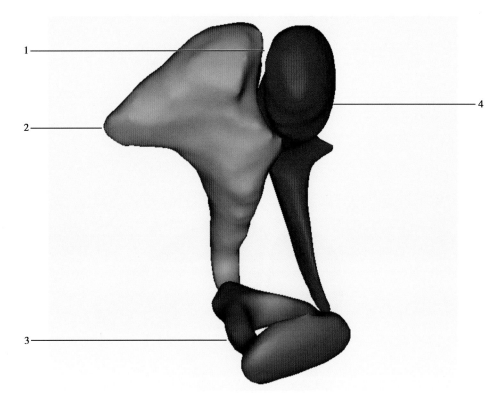

锤砧关节脱位（内侧观）
1. 扩大的锤砧关节　2. 砧骨　3. 镫骨　4. 锤骨

二、砧镫关节脱位

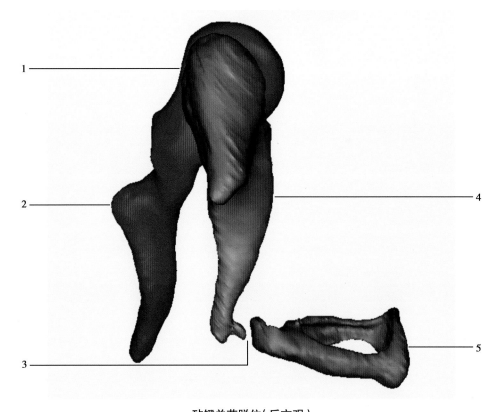

砧镫关节脱位（后方观）
1. 锤砧关节　2. 砧骨　3. 扩大的砧镫关节　4. 锤骨　5. 镫骨

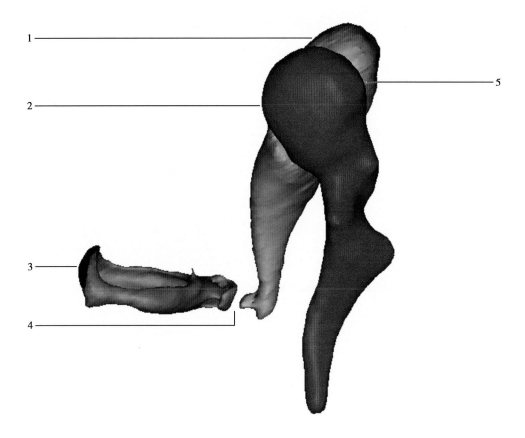

砧镫关节脱位（前方观）
1. 锤骨　2. 砧骨　3. 镫骨　4. 扩大的砧镫关节　5. 锤砧关节

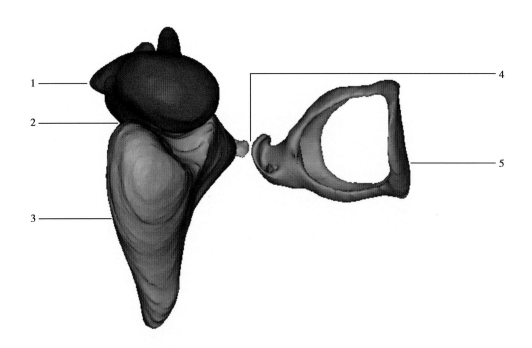

砧镫关节脱位（颅中窝观）
1. 锤骨　2. 锤砧关节　3. 砧骨　4. 扩大的砧镫关节　5. 镫骨

三、镫骨足板病变

（一）镫骨足板开窗

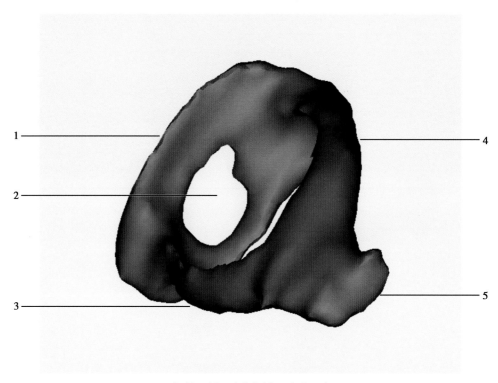

镫骨足板开窗（右）（手术位观）
1. 底板上缘　2. 足板骨质部分缺失　3. 后脚　4. 前脚　5. 镫骨小头

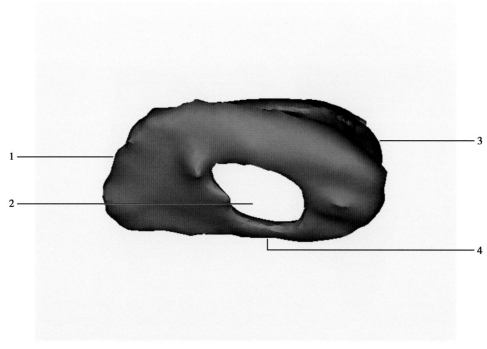

镫骨足板开窗（右）（内侧观）
1. 底板前缘　2. 足板骨质部分缺失　3. 镫骨后脚　4. 足板下缘

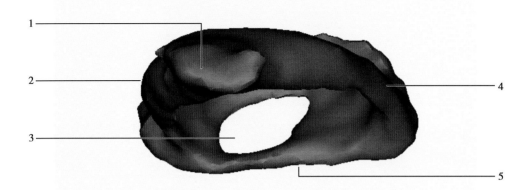

镫骨足板开窗（右）（鼓岬观）
1. 镫骨小头 2. 后脚 3. 镫骨足板骨质部分缺失 4. 前脚 5. 足板下缘

（二）镫骨足板脱位

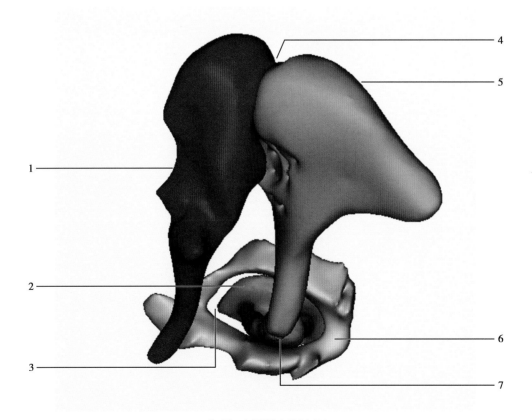

镫骨足板脱位（外侧观）
1. 锤骨 2. 陷入前庭的镫骨足板 3. 前庭窗 4. 锤砧关节 5. 砧骨 6. 前庭窗龛 7. 砧镫关节

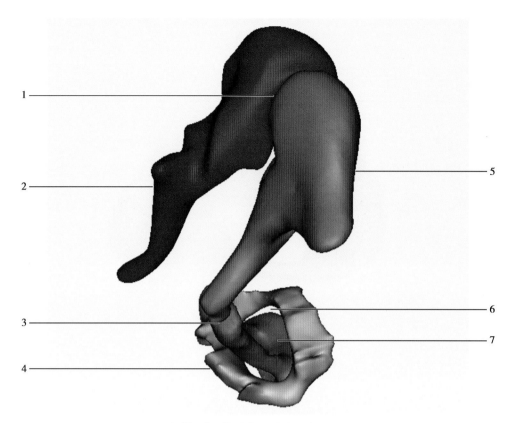

镫骨足板脱位（中耳乳突手术位观）

1. 锤砧关节　2. 锤骨　3. 砧镫关节　4. 前庭窗龛　5. 砧骨　6. 前庭窗　7. 陷入前庭的镫骨足板

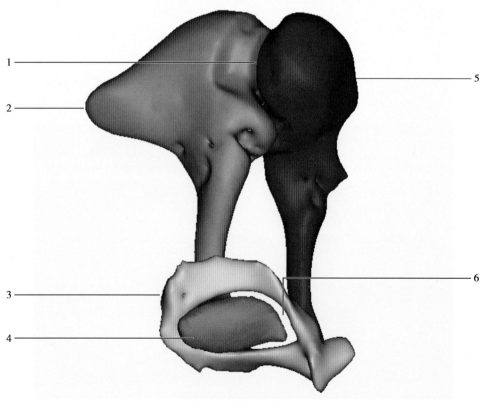

镫骨足板脱位（内侧观）

1. 锤砧关节　2. 砧骨　3. 前庭窗龛　4. 陷入前庭的镫骨足板　5. 锤骨　6. 前庭窗

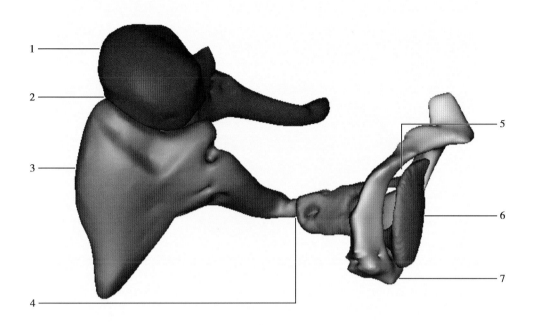

镫骨足板脱位（颅中窝观）

1. 锤骨　2. 锤砧关节　3. 砧骨　4. 砧镫关节　5. 前庭窗　6. 陷入前庭的镫骨足板　7. 前庭窗龛

（三）镫骨足板碎裂

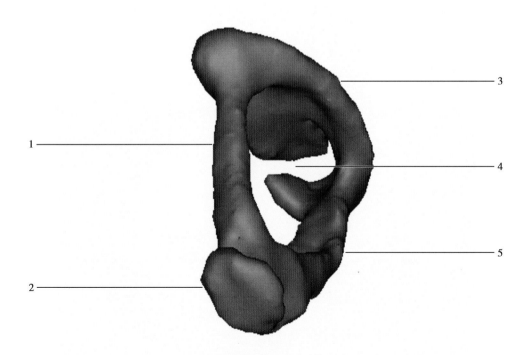

镫骨足板碎裂（手术位观）

1. 前脚　2. 镫骨头　3. 底板上缘　4. 足板裂隙　5. 后脚

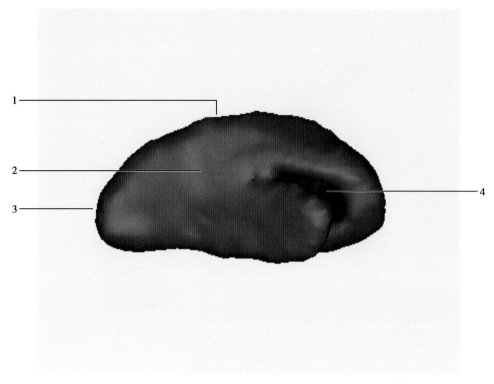

镫骨足板碎裂（内侧观）
1.足板上缘 2.足板 3.足板前缘 4.足板裂隙

四、半规管开窗

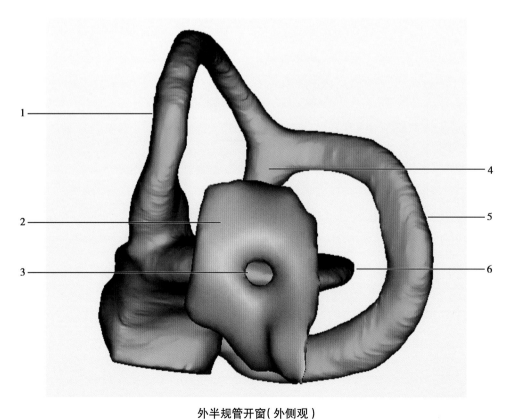

外半规管开窗（外侧观）
1.前半规管 2.骨质 3.半规管骨质缺失处 4.总脚 5.后半规管 6.外半规管

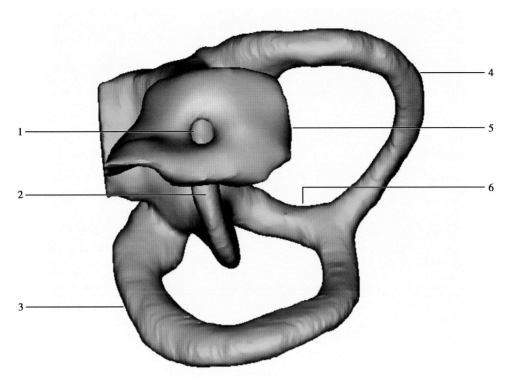

外半规管开窗(中耳乳突手术位观)
1. 半规管骨质缺失处　2. 外半规管　3. 后半规管　4. 前半规管　5. 骨质　6. 总脚

五、耳 蜗 开 窗

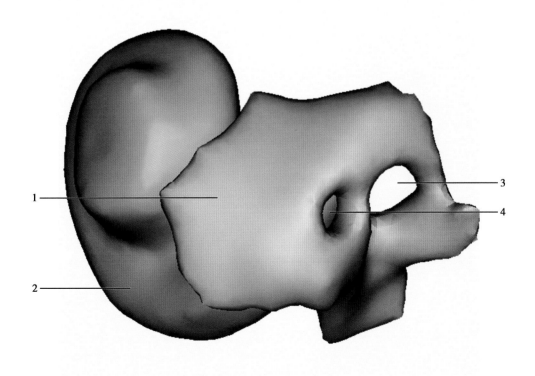

耳蜗开窗(外侧观)
1. 鼓岬骨质　2. 耳蜗底周　3. 圆窗　4. 鼓岬骨质缺失处

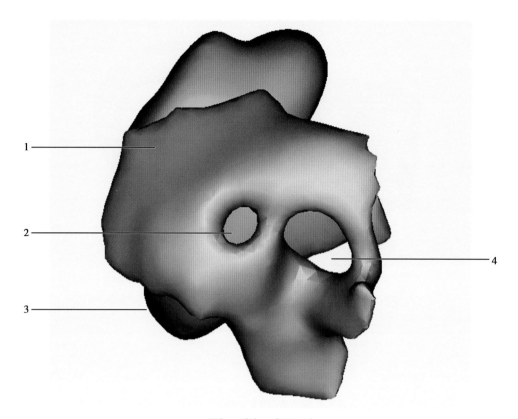

耳蜗开窗（手术位观）
1. 鼓岬骨质　2. 鼓岬骨质缺失处　3. 耳蜗底周　4. 圆窗

六、面神经骨管开窗

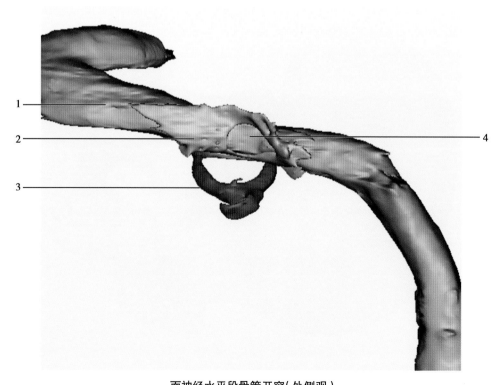

面神经水平段骨管开窗（外侧观）
1. 面神经水平段　2. 骨管　3. 镫骨　4. 裸露面神经

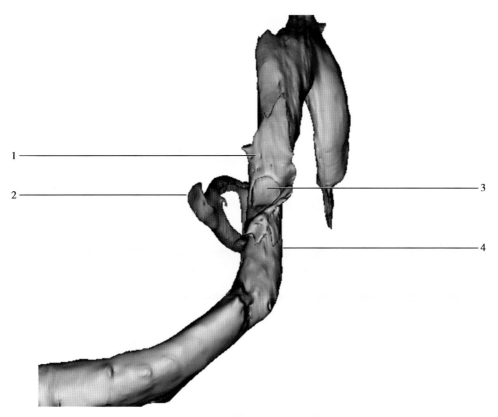

面神经水平段骨管开窗（中耳手术位观）
1. 骨管　2. 镫骨　3. 裸露面神经　4. 面神经水平段

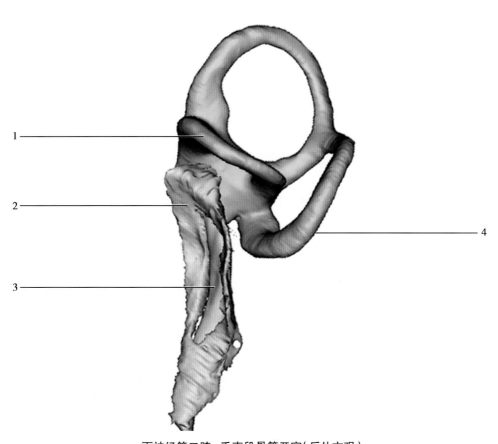

面神经第二膝 - 垂直段骨管开窗（后外方观）
1. 外半规管　2. 骨管　3. 裸露面神经　4. 后半规管

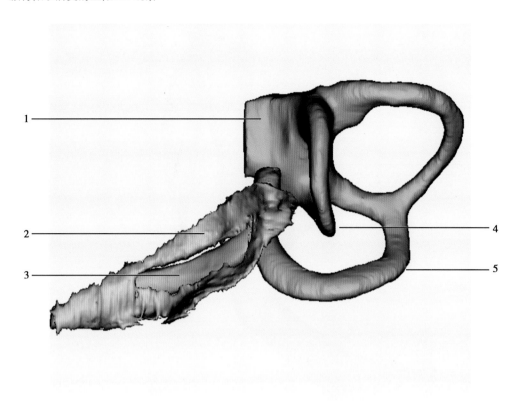

面神经第二膝 - 垂直段骨管开窗（中耳手术位观）
1. 前庭　2. 骨管　3. 裸露面神经　4. 外半规管　5. 后半规管

第四章　颞骨显微CT与常规高分辨率CT的比较

第一节　显微CT与高分辨率CT所示颞骨二维结构的比较

本节选取部分层面就正常颞骨在高分辨率CT（high resolution computed tomography，HRCT）与显微CT下的自身结构进行对照、比较。所示结构均为右侧。有关颞骨高分辨率CT扫描方法，可参见其他参考书。

一、水　平　位

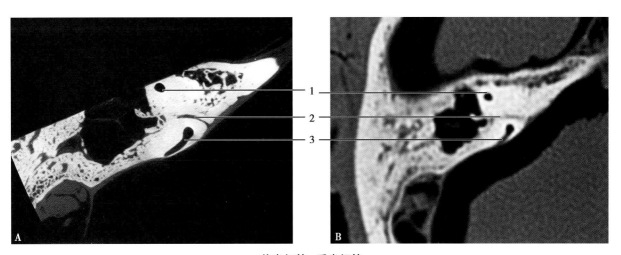

前半规管-后半规管

A. 显微CT　　B. HRCT

1. 前半规管　2. 岩乳管　3. 后半规管

※在HRCT图像上似有后半规管裂

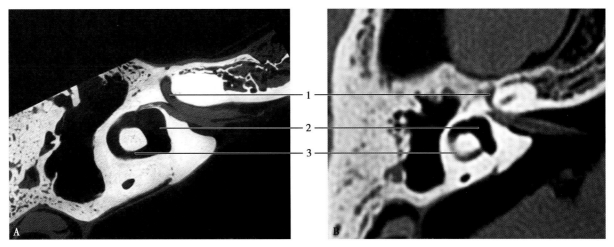

外半规管-面神经迷路段

A. 显微CT　　B. HRCT

1. 面神经迷路段　2. 前庭　3. 外半规管

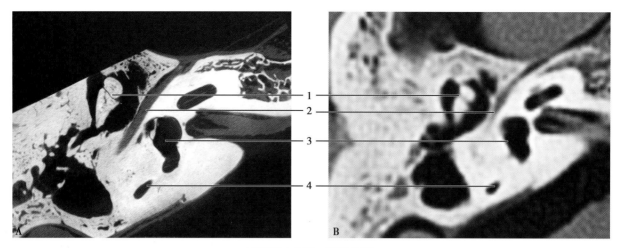

面神经水平段 - 锤砧关节

A. 显微 CT　B. HRCT

1. 锤砧关节　2. 面神经水平段　3. 前庭　4. 后半规管

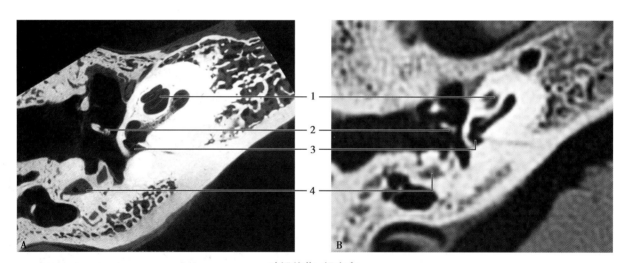

砧镫关节 - 蜗窗龛

A. 显微 CT　B. HRCT

1. 耳蜗　2. 砧镫关节　3. 蜗窗龛　4. 面神经垂直段

显微 CT 较为清晰的显示砧镫关节

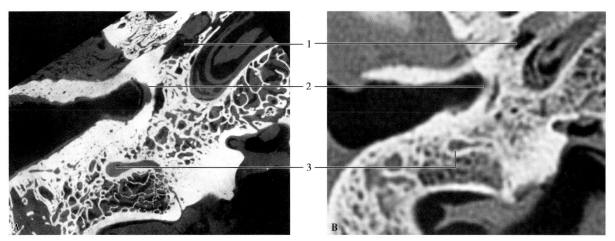

鼓沟 - 咽鼓管
A. 显微 CT　B. HRCT
1. 咽鼓管　2. 鼓沟　3. 面神经垂直段

二、冠 状 位

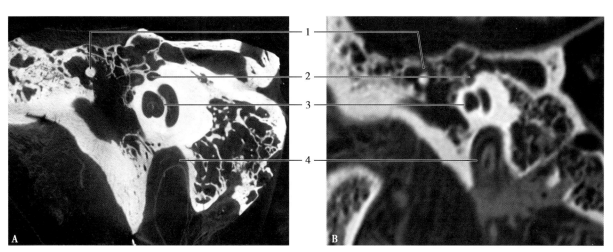

面神经迷路段 - 锤骨头
A. 显微 CT　B. HRCT
1. 锤骨头　2. 面神经迷路段　3. 耳蜗　4. 颈动脉管

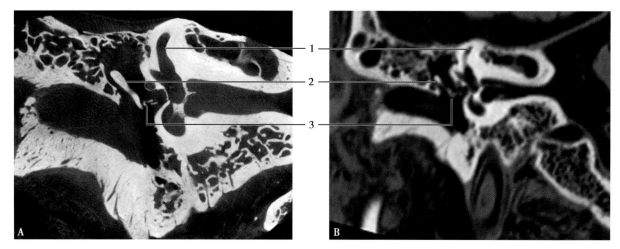

砧骨长脚 - 砧镫关节

A. 显微CT　B. HRCT

1. 前半规管　2. 砧骨长脚　3. 砧镫关节

显微CT较为清晰的显示砧镫关节、镫骨足板

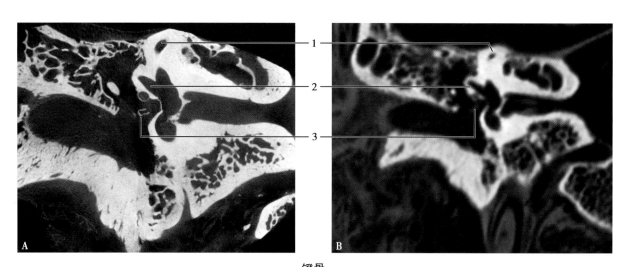

镫骨

A. 显微CT　B. HRCT

1. 前半规管　2. 外半规管　3. 镫骨

显微CT清晰显示镫骨

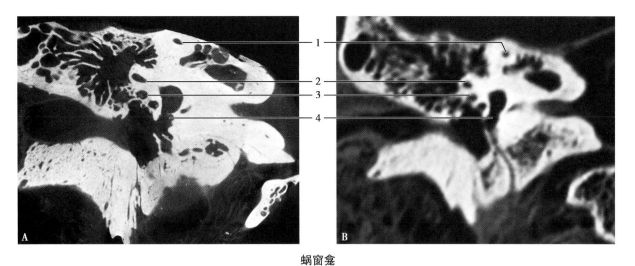

蜗窗龛

A. 显微 CT　B. HRCT

1. 总脚　2. 外半规管　3. 面神经水平段　4. 蜗窗龛

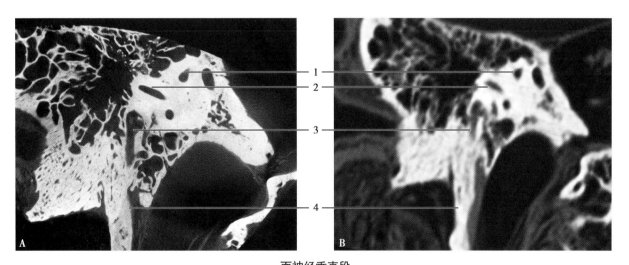

面神经垂直段

A. 显微 CT　B. HRCT

1. 总脚　2. 外半规管　3. 面神经垂直段　4. 茎突

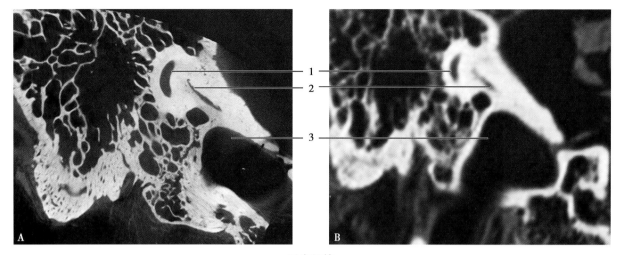

后半规管

A. 显微 CT　B. HRCT

1. 后半规管　2. 前庭水管　3. 颈静脉窝

三、矢　状　位

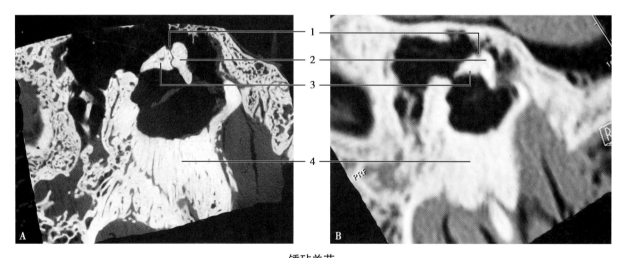

锤砧关节

A. 显微 CT　B. HRCT

1. 锤砧关节　2. 锤骨　3. 砧骨　4. 外耳道底壁

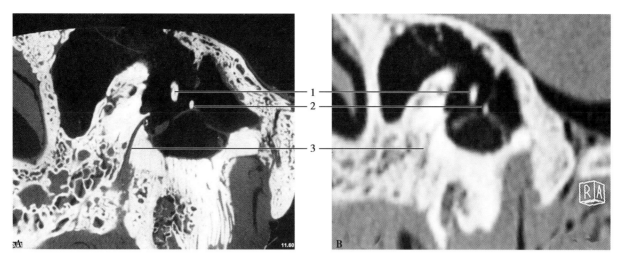

砧骨长脚 - 鼓索神经

A. 显微 CT B. HRCT

1. 砧骨长脚 2. 锤骨柄 3. 鼓索神经小管

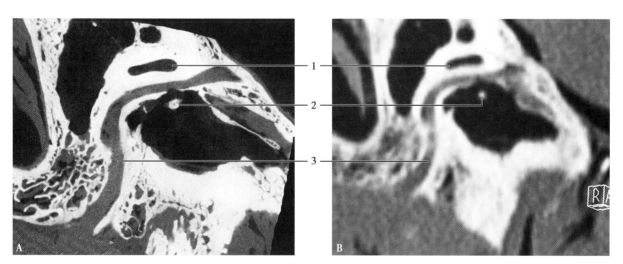

镫骨头 - 面神经

A. 显微 CT B. HRCT

1. 外半规管 2. 镫骨头 3. 面神经

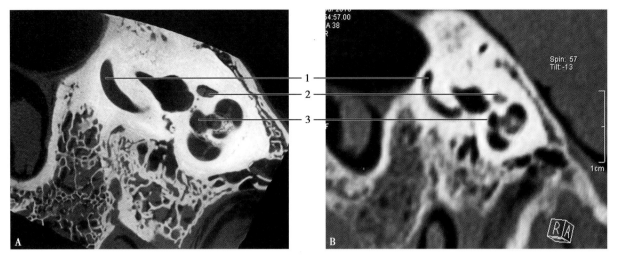

蜗神经 - 内耳道底上区

A. 显微 CT　B. HRCT

1. 后半规管　2. 内耳道底上区　3. 蜗神经

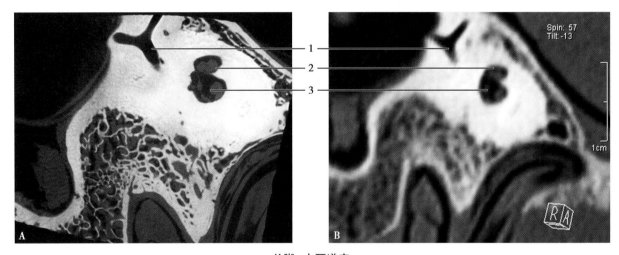

总脚 - 内耳道底

A. 显微 CT　B. HRCT

1. 总脚　2. 内耳道底上区　3. 内耳道底下区

在 HRCT 图像上似有后半规管裂

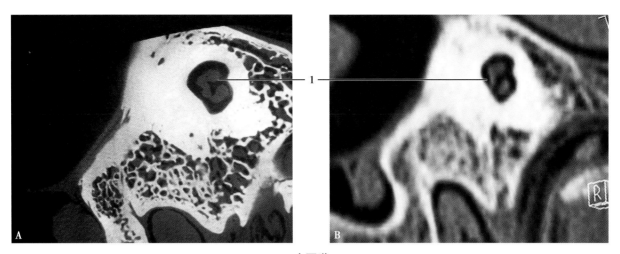

内耳道
A. 显微 CT　B. HRCT
1. 内耳道

第二节 显微 CT 与高分辨率 CT 对颞骨微小病变扫描的比较

　　颞骨微小病变是耳科较为常见的疾病之一，但常规高分辨率 CT 扫描对其诊断仍有较大的局限性，这就可能影响到术前方案的制定、术后效果的预判。显微 CT 扫描技术如能在临床得以应用，将极大提高临床诊断水平。除特殊标记，所示结构均为左侧。

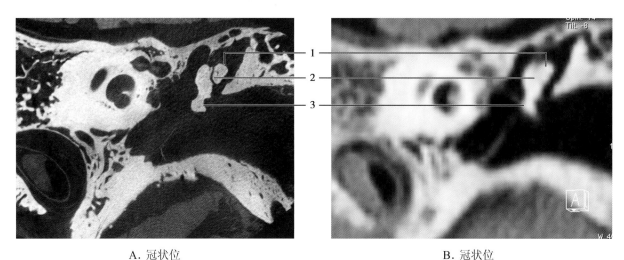

A. 冠状位　　　　　　　　　　　　　　　　B. 冠状位

锤砧关节脱位

A. 显微 CT　B. HRCT

1. 砧骨　2. 锤砧关节缝隙　3. 锤骨

在显微 CT 图像上锤砧关节缝隙加大

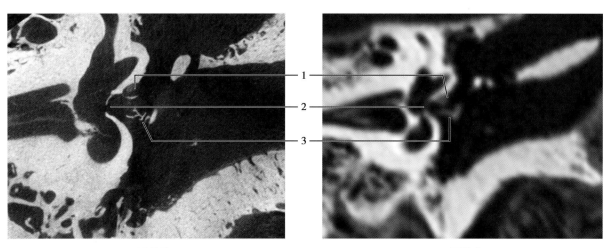

A. 冠状位　　　　　　　　　　　　　　　　B. 冠状位

面神经水平段骨管、镫骨足板开窗 - 砧镫关节脱位

A. 显微 CT　B. HRCT

1. 面神经水平段骨管外侧壁开窗　2. 镫骨足板开窗　3. 扩大的砧镫关节缝隙

在显微 CT 图像上能清晰观察到三种微小病变

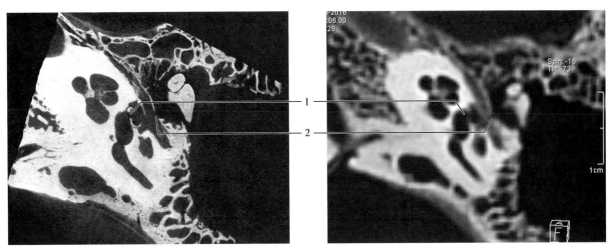

A. 水平位   B. 水平位

面神经水平段骨管、镫骨足板开窗

A. 显微 CT   B. HRCT

1. 面神经水平段骨管外侧壁开窗   2. 镫骨足板开窗

在显微 CT 图像上镫骨足板穿孔清晰可见

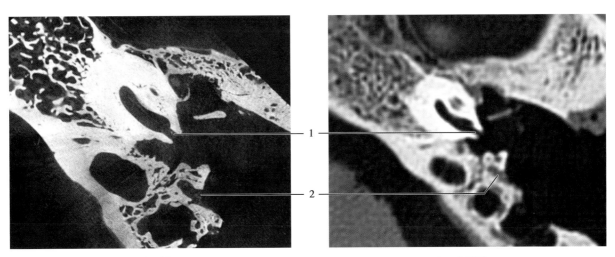

A. 水平位   B. 水平位

耳蜗、面神经垂直段骨管开窗

A. 显微 CT   B. HRCT

1. 耳蜗底周开窗   2. 面神经垂直段骨管外侧壁开窗

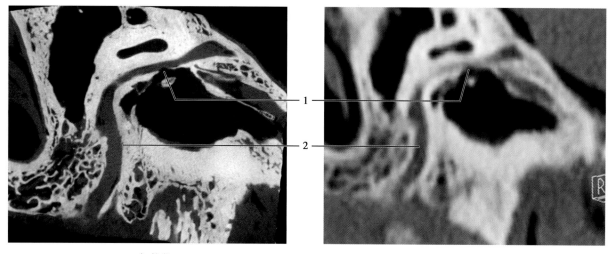

A. 矢状位　　　　　　　　　　　　　　　　B. 矢状位

面神经水平段骨管开窗（右）

A. 显微 CT　　B. HRCT

1. 面神经水平段骨管下壁开窗　2. 面神经垂直段

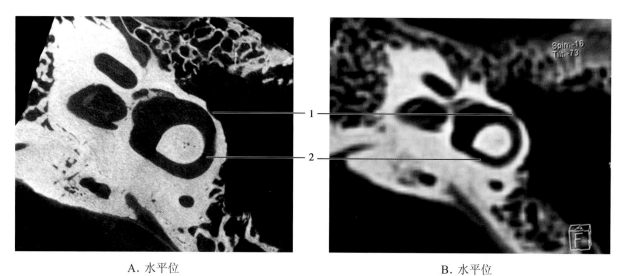

A. 水平位　　　　　　　　　　　　　　　　B. 水平位

外半规管磨薄

A. 显微 CT　　B. HRCT

1. 外半规管磨薄　2. 外半规管

在显微 CT 图像上外半规管骨壁尚完整

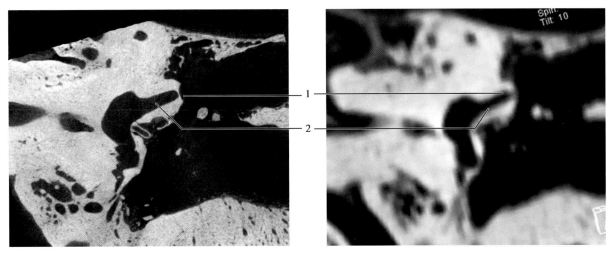

A. 冠状位   B. 冠状位

外半规管磨薄
A. 显微CT   B. HRCT
1. 外半规管磨薄   2. 外半规管
在显微CT图像上外半规管骨壁尚完整

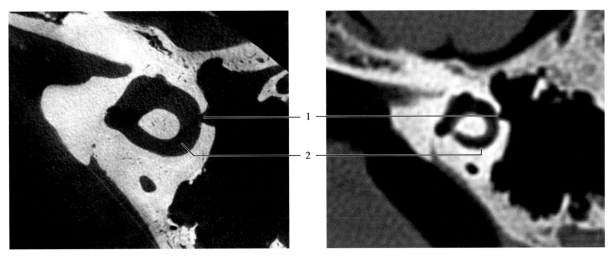

A. 水平位   B. 水平位

外半规管开窗
A. 显微CT   B. HRCT
1. 外半规管开窗   2. 外半规管

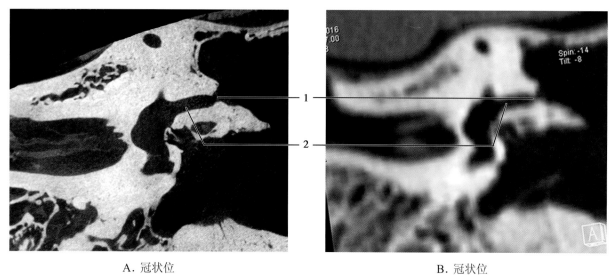

A. 冠状位　　　　　　　　　　　　　　B. 冠状位

外半规管开窗
A. 显微 CT　　B. HRCT
1. 外半规管开窗　　2. 外半规管

第三节　颞骨显微 CT 扫描的优势与不足

　　显微 CT 因其分辨率接近组织学,且无需切片,不破坏观察对象的内部结构,可反复扫描等特点,在颞骨内面神经、中耳、耳蜗三维结构重建,鼓索神经小管、半规管裂及镫骨结构观察及测量等方面取得令人鼓舞的效果,颞骨显微 CT 所示图像也是认识常规高分辨率颞骨 CT 图像、精细颞骨结构的基础,同时也为颞骨教学、科学研究提供了一条崭新路径。但是,也正是显微 CT 的高分辨率,其对扫描对象的体积有严格要求,一般都在数厘米(直径)之下,这就可能造成部分结构无法重建。不然,如增大体积,将降低其分辨率,达不到相关研究需要。但我们相信,随着科学技术的进步,这项技术在不远的将来能应用于临床实践之中,造福于社会。

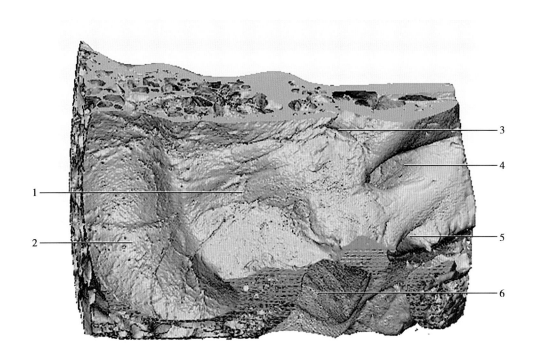

颞骨岩部后面三维结构重建
1. 内淋巴囊裂隙　2. 乙状窦沟　3. 岩乳管外口　4. 内耳门　5. 颈静脉孔神经部　6. 颈静脉窝